Manuela Milesi

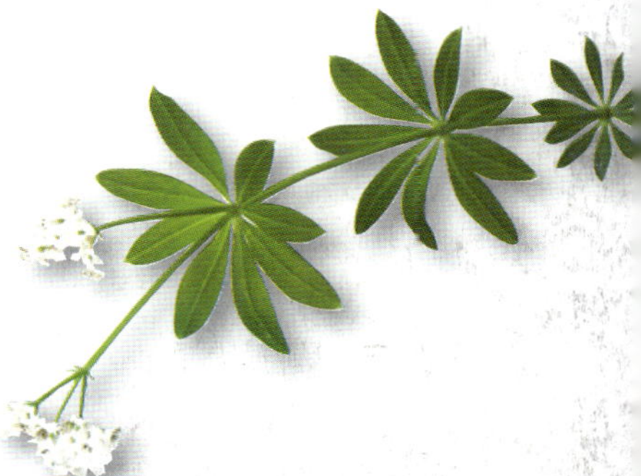

Heilpflanzen vor unserer Haustür

Heilkundiges, Kulinarisches und Kurioses von unseren Wiesen und Wäldern

LAVORI VERLAG, Freiburg i. Br. · 2016

ISBN: 978-3-935737-69-2

Inhaltsverzeichnis

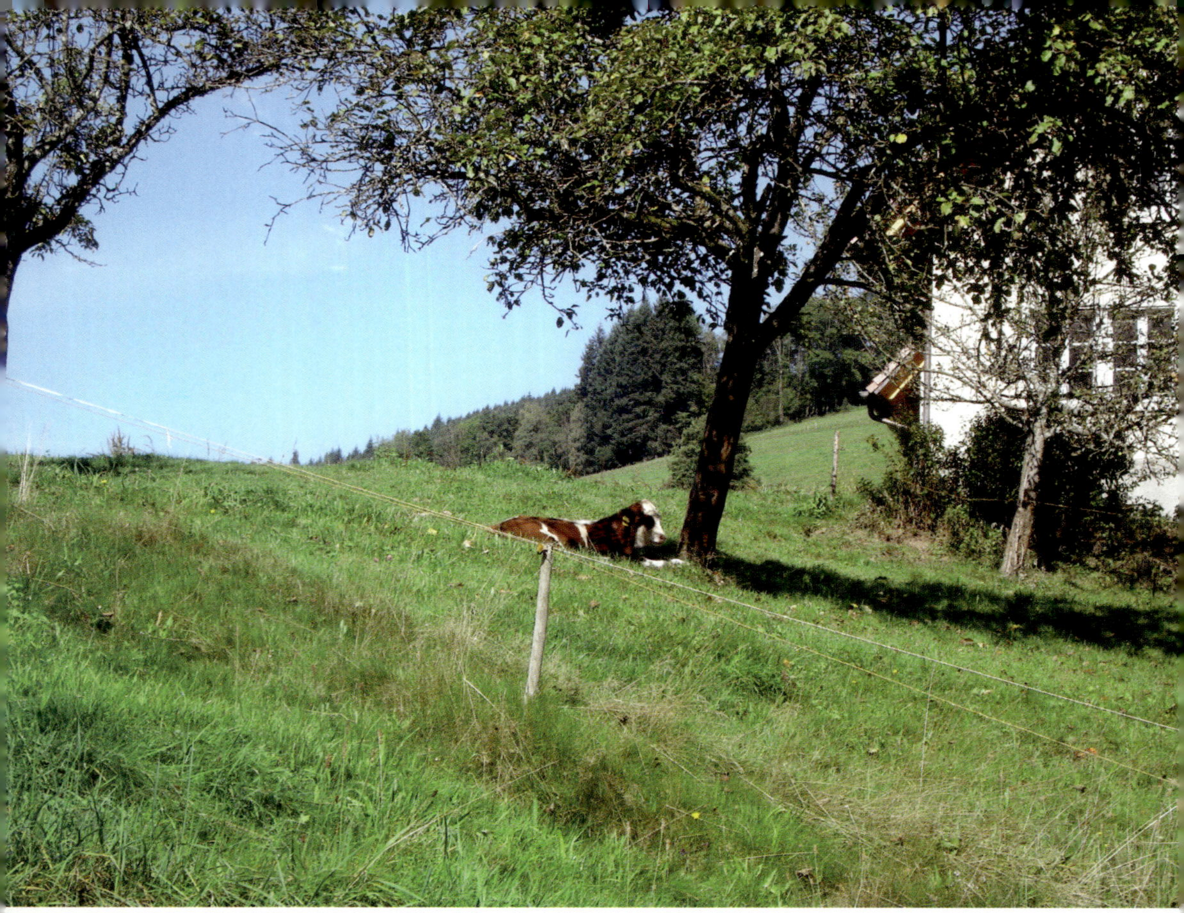
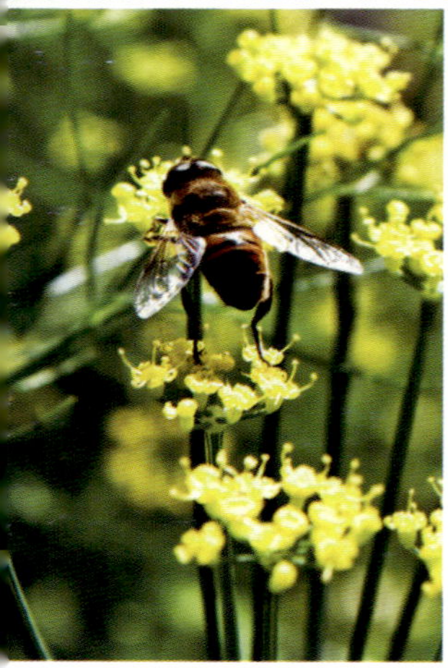
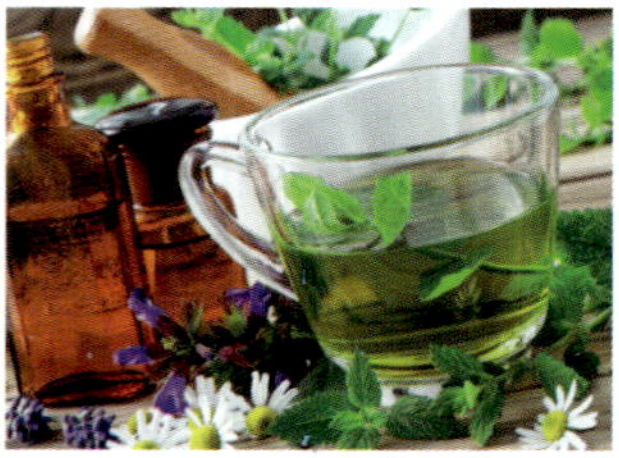
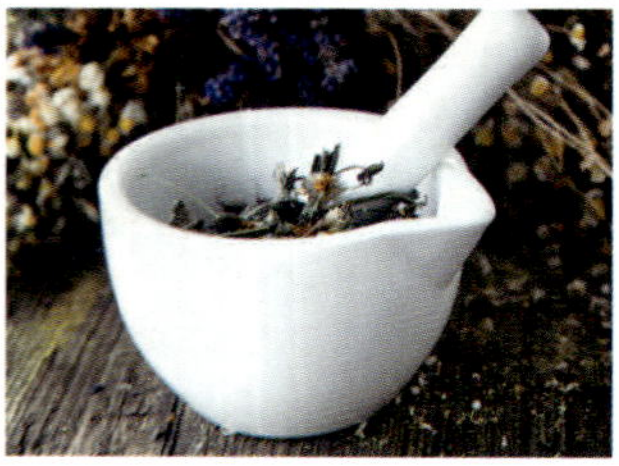
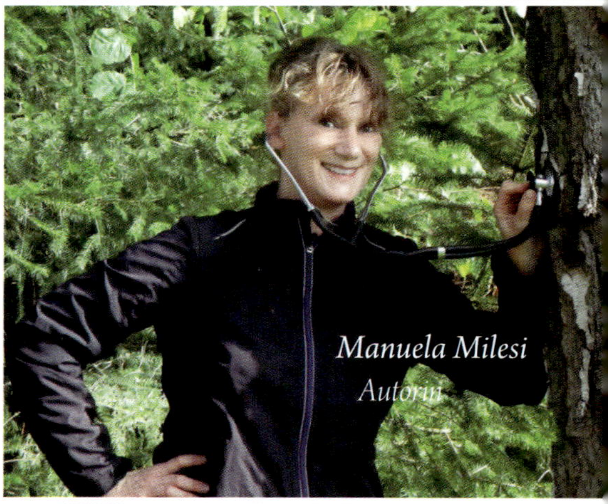
Manuela Milesi
Autorin
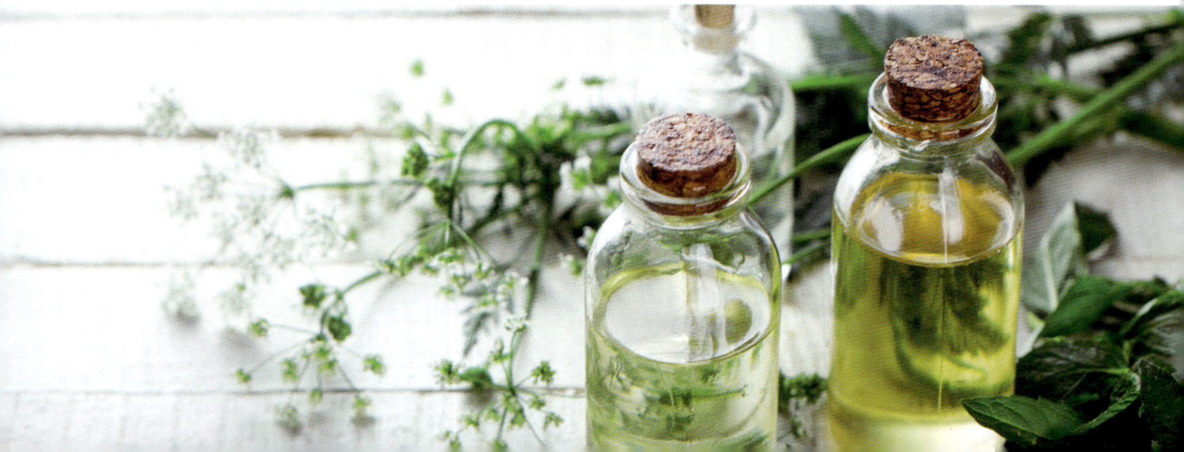

Für die *Simonswälder* und alle *anderen interessierten Leser*

In diesem Buch lernen Sie unsere gewöhnlichen Wald- und Wiesenblumen als heimische Heilpflanzen kennen. Sie erfahren, welche Heilkräfte sich in den sogenannten „Unkräutern" verbergen.

Sie können mit Hilfe dieses Buches Ihre Hausapotheke ergänzen und in Eigenverantwortung diversen „Zipperlein" und Unpäßlichkeiten des Alltags im Vorfeld entgegentreten. Bereichern und ergänzen Sie Ihre Hausapotheke und Ihren Speiseplan mit den Schätzen der Natur, die vor Ihrer eigenen Haustür wachsen und gedeihen.

Nicht gegen jede Krankheit ist ein Kraut gewachsen, aber es hat sich erwiesen, dass die seit Jahrtausenden praktizierenden Heilmethoden der Volksmedizin neben der modernen Medizin keineswegs ihre Berechtigung verloren haben.

Altbewährte, durch Generationen überlieferte Rezepturen treffen auf moderne, schulmedizinisch anerkannte und wissenschaftlich belegte Anwendungen.
Die ausgewählten Rezepte sind bewußt praxisnah gehalten und dadurch für Sie leicht umzusetzen.

Freuen Sie sich über die Begegnung mit unseren heimischen Heilpflanzen und lesen Sie welch' heilendes Potential unsere Heimat für Sie bereithält.

Manuela Milesi
2016

I. Ein kurzer Einblick in die *Geschichte der Heilkunde*

Von Marie-Theres Merbold · Apotheke Simonswald

Das Heilen mit Pflanzen ist so alt wie die Menschheit selbst.
Menschen aller Kulturen in allen Regionen der Welt benutzten und benutzen Pflanzen zur Linderung und Vorbeugung gesundheitlicher Probleme.
Selbst Tiere machen sich die gesundheitsfördernden Effekte gewisser Pflanzen zunutze, indem sie bei Erkrankungen bestimmte Pflanzen fressen, die sie ansonsten eher meiden. So hat man beobachtet, daß Schimpansen bei Wurmbefall des Darmes die haarigen Blätter eines bestimmten Strauches unzerkaut schlucken. Dies fördert die schnelle Ausscheidung der Würmer.

Auch die Pflanze selbst wehrt sich mit ihren vielen verschiedenen Pflanzeninhaltsstoffen gegen schädlichen Mikroorganismen und Fressfeinde.

Bereits 4 000 v. Chr. setzten die Ägypter Kräuter und Pflanzen für die Behandlung von Wunden und Geschwüren ein. 3 000 v. Chr. war es auch in der traditionellen chinesischen Heilkunst üblich, aus Kräutern und Pflanzen Tees zuzubereiten, die hauptsächlich für ihre vitalisierende Wirkung geschätzt wurden.

In seinem Werk „De materia medica" beschreibt der griechische Arzt Dioskurides (1.Jh. n. Chr.) Pflanzen, die Körper und Geist nützlich sein sollen. Dabei geht er als erster systematisch vor und beschreibt Aussehen, Herkunft, medizinische Eigenschaften sowie Anwendungsgebiete und Lagerung einer jeden Pflanze. Sein Werk prägte die Pflanzen-und Drogenkunde bis in die Neuzeit hinein.

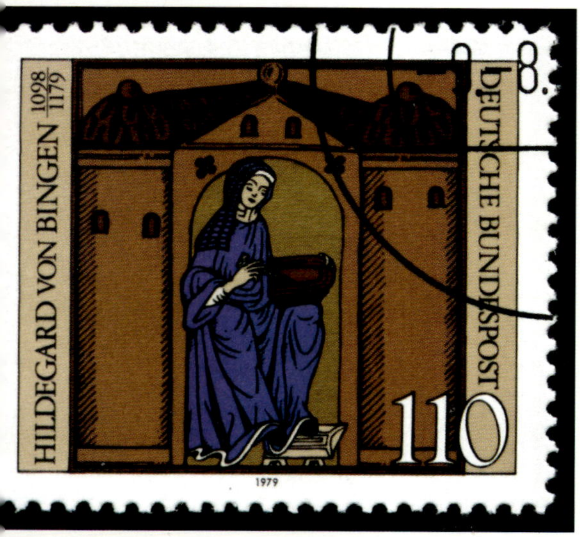

Mit Beginn des Mittelalters im europäischen Raum spielten Klostergärten eine wesentliche Rolle bei der Erweiterung und Überlieferung des Wissens über Pflanzen und deren Heilwirkung.

Eine der bekanntesten Persönlichkeiten dieser Zeit ist die Benediktinerin Hildegard von Bingen (1098-1177n.Chr.) Sie beschäftigte sich neben der Natur und der Heilkunst auch mit der Ethik, Musik und der Kosmologie und wirkte sehr erfolgreich als Seelsorgerin und Beraterin. Ihre Bücher über Kräuter und Pflanzen, über das Entstehen und die Behandlung von Krankheiten, erlangten große Popularität.

Der Arzt und Alchemist Paracelsus (1493-1541) vertrat die Ansicht, daß eine Pflanze, die Ähnlichkeit zu einem menschlichen Organ besitzt, dieses zu heilen vermag. So setzte er den Augentrost, dessen Blüte dem menschlichen Auge ähnelt, bei Augenentzündungen ein. Der gelbe Saft des Schöllkrautes sollte bei Gelbsucht helfen.

Die Mönche in den Klöstern sammelten Werke antiker Autoren über Pflanzen- und Heilmittelkunde, vervielfältigten sie und bauten auf diesem Wissen auf. Sie verfassten eigene Abhandlungen, und zwischen den Klöstern entstand ein reger Austausch von Büchern, Pflanzen, Präparaten und Samen. Auf diese Weise und über den Fernhandel gelangten etliche südeuropäische und orientalische Gewächse in den mitteleuropäischen und nordalpinen Raum. Dort ermöglichte eine geschützte Lage innerhalb oder entlang der Klostermauern deren Kultivierung und damit die vertiefte Kenntnis vormals fremdländischer Pflanzen wie z.B. Fenchel oder Liebstöckel.

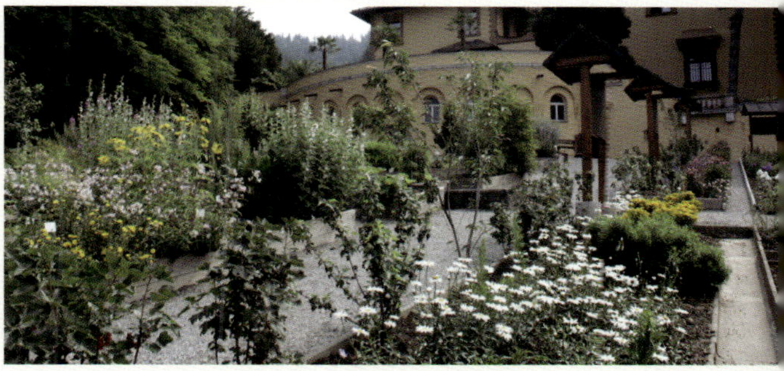

Klostergarten St. Lioba, Freiburg-Günterstal

Durch die europäischen Klostergärten des Mittelalters wurde das Wissen der Pflanzenheilkunde bis heute weitergegeben. Traditionelle Heilpflanzen wurden mit christlichen Namen versehen, wie z. B. das Johanniskraut. Im 19. Jahrhundert machte sich Sebastian Kneipp (1821-1897) mit seinen Naturheilverfahren einen Namen. Er setzte die mild wirkenden Heilpflanzen zur Therapie ein.
Ebenfalls bis heute populär ist der Schweizer Pfarrer Johann Künzle (1857 – 1945). Neben zahlreichen Publikationen über die Pflanzenheilkunde hielt er Vorträge und zog einen Kräuterhandel auf. Sein Buch „Chrut und Uchrut" ist ein Standardwerk der Phytomedizin.

Viele synthetisch hergestellte Arzneimittel haben ihren Ursprung in pflanzlichen Ausgangsstoffen. Zu den bekanntesten gehört das Aspirin, dessen Wirkstoff Acetylsalicylsäure über Jahrhunderte aus der Rinde des Weidenbaums oder dem Mädesüß (Spierstaude) gewonnen wurde.

Auch wenn nicht gegen jede Krankheit ein Kraut gewachsen ist, hat sich doch inzwischen erwiesen, dass die seit Jahrtausenden praktizierten natürlichen Heilmethoden neben der modernen Medizin keineswegs ihre Berechtigung verloren haben.
Vor allem bei leichteren Beschwerden und zur Vorbeugung kann das überlieferte Wissen um die Heilkraft der Pflanzen mit Erfolg eingesetzt werden: Erkältungen, Nervosität, Verdauungsstörungen und Hauterkrankungen können ebenso mit Heilkräutern behandelt werden, wie sich die Heilung von Verletzungen fördern oder das Immunsystem stärken lässt. Dass man dabei die vorgegebene Dosierung und Anwendungsdauer einhält, sollte selbstverständlich sein.

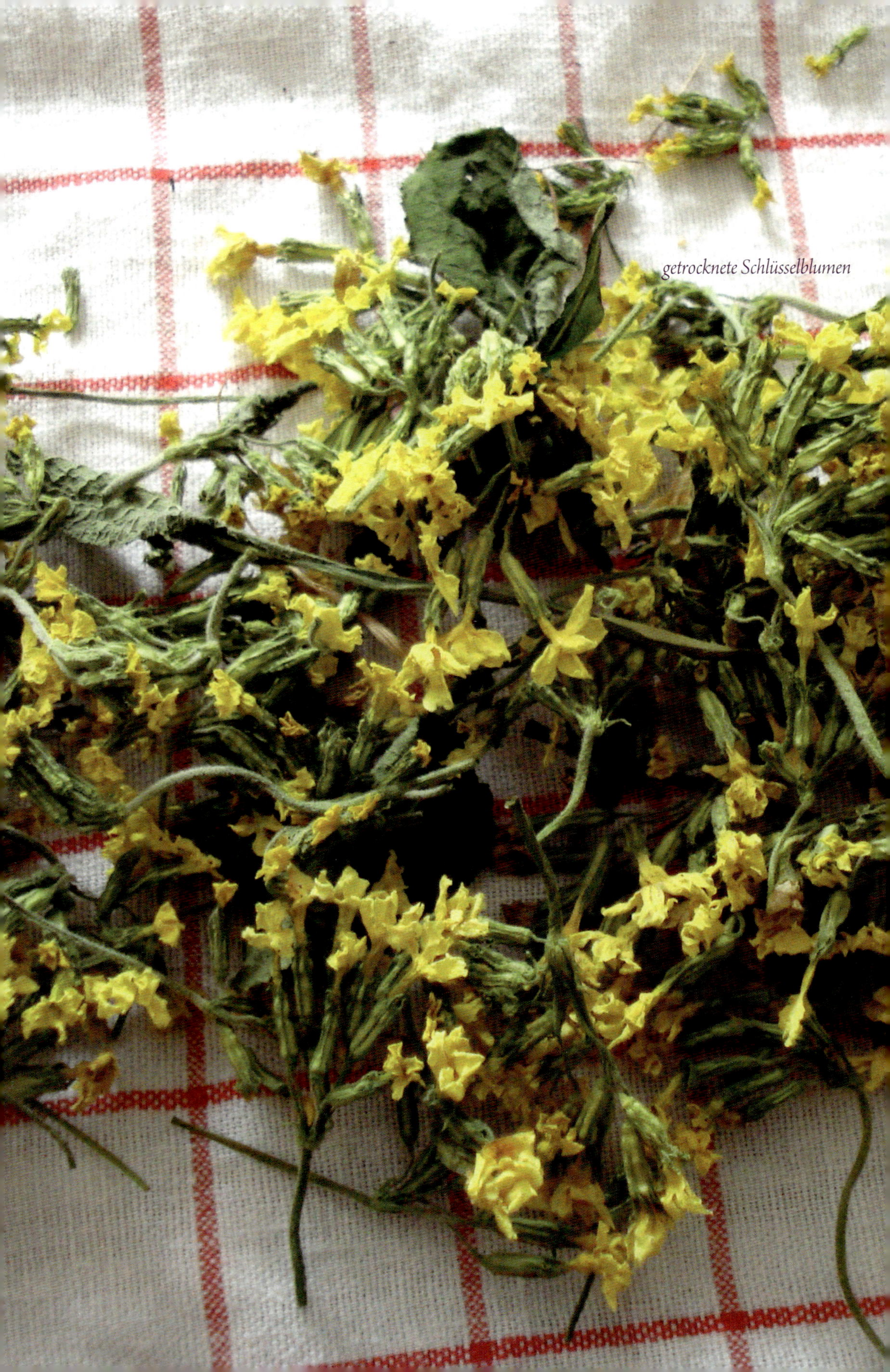
getrocknete Schlüsselblumen

II. Über den Umgang mit Heilpflanzen

Einblick in die Inhaltsstoffe

Das Zusammenspiel der Inhaltsstoffe macht eine

Pflanze zur Heilpflanze

Pflanzen haben über Jahrmillionen gelernt, ihre große Palette an hocheffizienten Wirkstoffen für sich nutzbar zu machen. Diese sogenannten sekundären Pflanzenstoffe dienen der Pflanze zur Arterhaltung und Wachstumsregulation, zum Aufbau des pflanzeneigenen Immunsystems, als Insektenlockmittel (Farbstoffe) oder zur Abwehr von Schädlingen, Krankheiten, zu viel Sonne und Staub und als Waffe gegen pflanzliche Konkurrenten. Als Duft – und Geschmacksstoffe beeinflussen sekundäre Pflanzenstoffe die Nahrungsauswahl des Menschen, in der Pharmazie dienen sie als Basis für zahlreiche Arzneimittel.
Sekundäre Pflanzenstoffe kommen im Gegensatz zu den primären Pflanzenstoffen meist nur in geringen Mengen vor. Sie bestehen aus zahlreichen chemisch sehr unterschiedlichen Verbindungen und üben in der Regel pharmakologische Wirkungen aus.
Zu den primären Pflanzenstoffen gehören Kohlenhydrate inklusive der Ballaststoffe, Proteine und Fette. Sie sind am Energiestoffwechsel und am Aufbau der Zellen beteiligt. Beim Menschen wirken sie, mit Ausnahme der Ballaststoffe, als Nährstoffe.

Nachstehend erhalten Sie einen kleinen Einblick in das bislang erforschte Gesamtsystem Pflanze mit seinen komplexen Prozessen.

Ätherische Öle

In der Heilpflanzenkunde arbeitet man nicht mit reinen ätherischen Ölen*, sondern mit Pflanzen die ätherische Öle enthalten, den Aromaika.

Sie entfalten ihren Duft und ihre Wirkung bei Verletzung des Pflanzengewebes. Ihre Hauptfunktion ist es, die Pflanze bei Witterungseinflüssen, wie z. B. UV-Strahlen, vor Verdunstung zu schützen.

Heilpflanzen mit ätherischen Ölen bedienen auch für uns Menschen ein großes Anwendungsgebiet: sie wirken desinfizierend und keimwidrig, durchblutungsfördernd, krampflösend, blähungswidrig und harntreibend. Auf den Wiesen im Elz- und Simonswäldertal finden Sie einige dieser wildduftenden Exemplare.

** Reine ätherische Öle gewinnt man durch Wasserdampfdestillation oder CO^2-Extraktion und dürfen therapeutisch nur von ausgebildeten Aromatherapeuten dem „Patienten" verabreicht werden.*

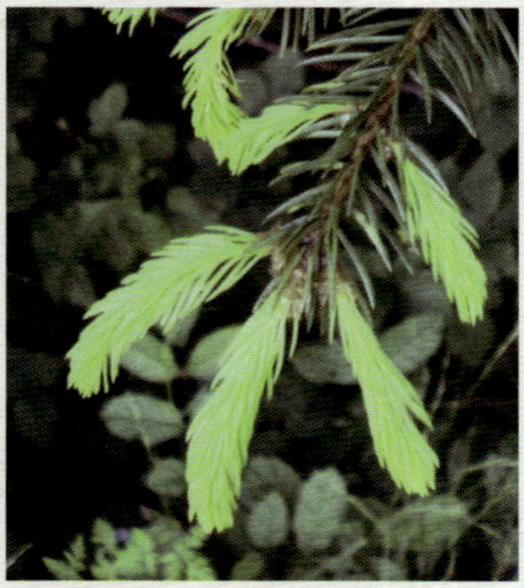

Fichtennadeln

Alkaloide transportieren und speichern in der Pflanze Stickstoff. Sie greifen in chemische Prozesse ein und haben eine ausgeprägte Gift- aber auch Heilwirkung auf das Nervensystem bei Mensch und Tier. Der chemische Aufbau von Alkaloid-Pflanzen ähnelt den Neurotransmittern im menschlichen Körper. Alkaloide gehören zu den stärksten Pflanzengiften. In unseren Höhenlagen ist z.B. der Rote Fingerhut als Giftpflanze häufig vertreten.

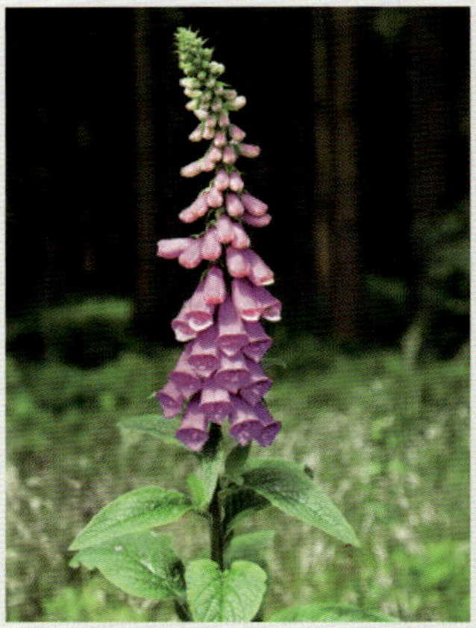

Roter Fingerhut

Bitterstoffe dienen der Pflanze als Fraßschutz und lassen im Menschen „die Säfte fließen", sie regen die Galleprodution an und fördern die Verdauung. Chemisch betrachtet gehören Bitterstoffe drei verschiedenen Gruppen an: den Glycosiden, Isoprenoiden und Alkaloiden.

Cumarine fördern das Wurzelwachstum der Pflanze. Der typische „Waldmeistergeruch" entfaltet sich bei Verletzung bzw. Welkung des Krauts. In der Heilpflanzenkunde werden cumarinhalige Kräuter zur Schmerzlinderung und Entzündungshemmung eingesetzt.

Flavonoide finden sich mit wenigen Ausnahmen an sonnenbestrahlten Pflanzenteilen und Sie erkennen sie an den meist gelben Blütenfarben (flavo=gelb).

Flavonoide unterstützen die die Pflanze beim Einfangen von Sonnenlicht und bewahren sie auch vor zu viel UV-Einstrahlung. Zu den Flavonoiden gehören die **Anthocyane.** Das sind wasserlösliche Pflanzenfarbstoffe, die Blüten und Früchten die rote, violette, blaue oder blauschwarze Färbung geben. Die dunklen Pflanzenfarbstoffe binden freie Radikale, die bei oxidativem Streß entstehen und sind für die Vermehrung der Pflanze verantwortlich, indem sie Insekten und andere Tiere anlocken. Beim Menschen werden den Anthocyanen entzündungshemmende und gefäßschützende Wirkungen zugeschrieben.

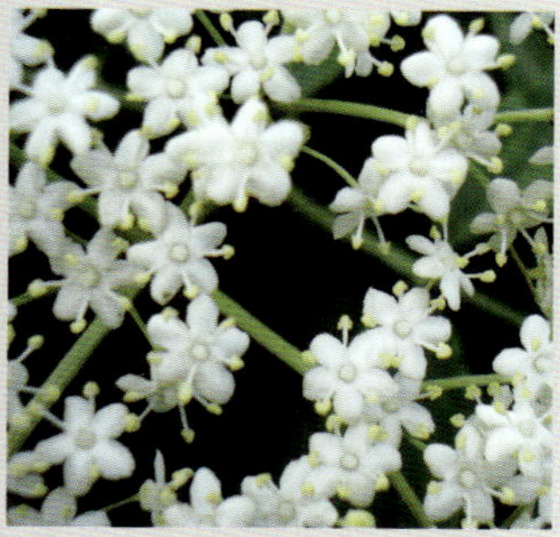

Holunder

Gerbstoffe haben für die Pflanze eine Abgrenzfunktion: Nach innen fungieren sie als Fäulnisschutz und verhindern das Eindringen von zu viel Nässe. nach außen hin kontrollieren Gerbstoffe den Feuchtigkeitsverlust. Ähnliches bewirken sie auch im menschlichen Körper. Dort wirken sie durch einen chemischen Vorgang zusammenziehend, antibakteriell, antivital und giftneutralisierend. Gerbstoffe reagieren mit den Eiweissen der Schleimhäute und bilden unlösliche Verbindungen. Im Mund führt das z.B. zu einem typischen stumpfen, trockenen Gefühl. Im Magen-Darm-Trakt kommt es durch Gerbstoffe zu einer Verdichtung der Oberfläche, die das Eindringen von giftigen Substanzen und Krankheitserregern erschwert. In hoher Konzentration eingesetzt, wandeln sie tierische Haut in Leder um, sie gerben es. Daraus leitet sich auch der Name ab.

Glycoside dienen der Pflanze als nächtlicher Speicher für Zucker. Als Glycosid bezeichnet man eine bestimmte Bindungsform und hat keine Aussage über eine Wirkung. Glycoside sind das Endprodukt im Entgiftungsprozess einer Pflanze und bestehen aus einem Zuckeranteil und einem Nichtzuckeranteil. Der Nichtzuckeranteil bestimmt die Wirkungsweise, die von uns Menschen vielfältig genutzt werden kann. Trotz des enthaltenen Zuckers schmecken Glycoside bitter und sind häufig giftig.

Salicylate beeinflussen den pflanzlichen Stoffwechsel und regen zur Wärmebildung an indem sie die Temperatur der Pflanze erhöhen. Dadurch wird einem potentiellen Befall von Viren, Bakterien und Pilzen vorgebeugt. Pflanzen, die in hohem Maße Salicin enthalten, wachsen im Feuchten. Wir Menschen nutzen Salicin um Schmerzen und Fieber zu lindern.

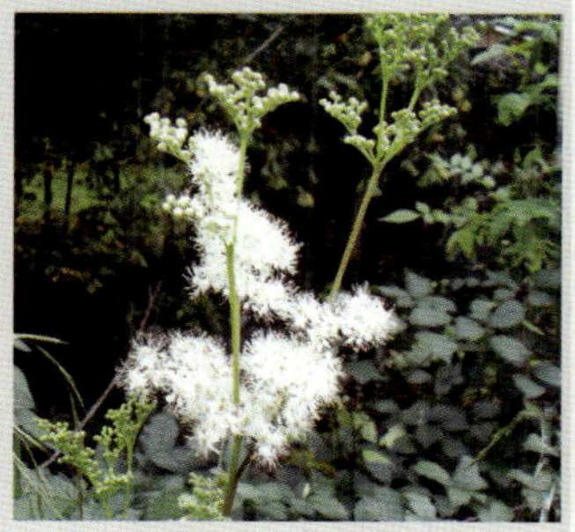

Mädesüß

Saponine haben antimikrobielle Eigenschaften und wirken seifenähnlich (lat. sapo=Seife). Besonders saponinhaltige Kräuter wie Rosskastanie oder Seifenkraut wurden früher zum Waschen verwendet. In der Heilkunde gebraucht man Saponine als Schleimlöser bei Husten, als venenunterstützende oder harntreibende Mittel.

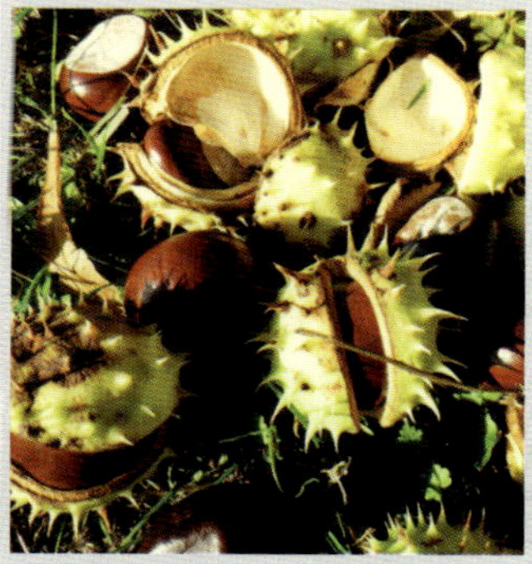

Rosskastanie

Schleimstoffe bieten Samen optimale Wachstumsbedingungen indem sie Wasser binden oder als Reservespeicherzugute kommen. Im menschlichen Körper legen sie einen Schutzfilm über Haut und Schleimhaut und wirken damit reiz- und entzündungshemmend.

Kamille

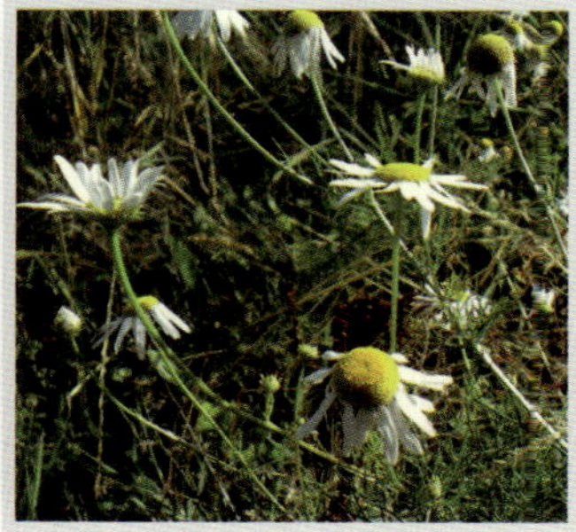

Grundsätzliches Wissen aneignen

Sag mir wo die Blumen sind – *erkennen und sammeln*

Das Sammeln auf unseren Matten und in den Wäldern

Der Anblick einer leuchtend blühenden Löwenzahnwiese läßt einen in Verzückung geraten. Das geistige Auge sieht Kühe weiden im Sonnenschein und lachende Kinder gelbe Sträuße pflücken. In Wirklichkeit ist das die Auswirkung für eine übermäßige Düngung und hat mit einer artenreichen Wiese nicht mehr viel zu tun, denn die meisten Wiesenkräuter vertragen eine häufige Düngung nicht. Wildpflanzen zeichnen sich dadurch aus, dass sie ohne die Pflege des Menschen gedeihen. Auf bewirtschaftetem Grünland gibt es also nicht viel zu holen.

Geben Sie daher naturbelassenen Wiesen ohne Düngung, den sogenannten Magerwiesen mit ihrer Artenvielfalt, den Vorzug. In unseren Tälern sind einige zu finden ohne in abgelegene Regionen wandern zu müssen. Denken Sie an die vielen kleinen Bachläufe, Waldränder, Hänge, Kahlschläge, Brachland oder den kleinen Feldstreifen hinterm Haus.

Vermeiden Sie stark frequentierte „Gassi-Gehstrecken". Auch Kurgast-Flaniermeilen wie der „Staubfreie Weg" in Simonswald in seiner ganzen Länge sind ungeeignet, zumal es dort nichts gibt, was Sie in saubereren Gegenden nicht auch kriegen können.

Und bitte wildern Sie nicht in ausgewiesenen Naturschutzgebieten.

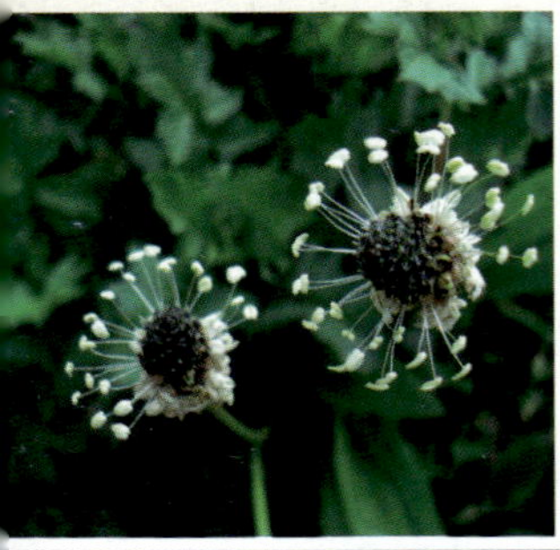

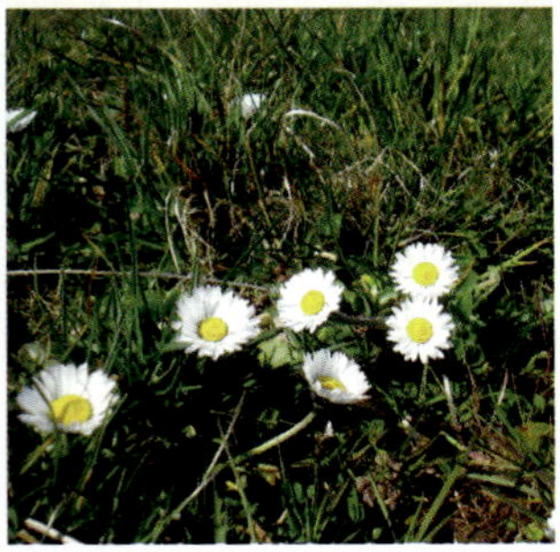

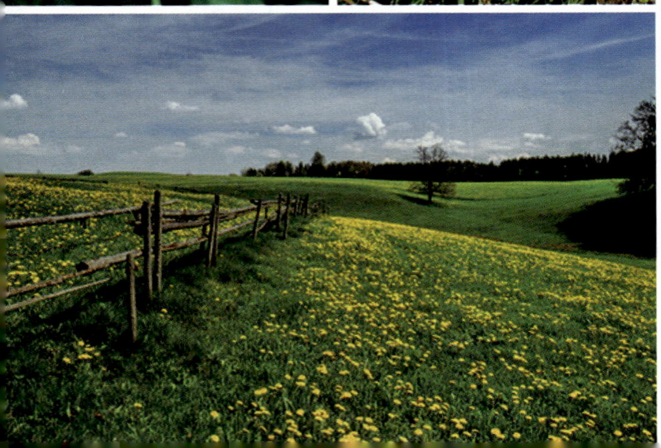

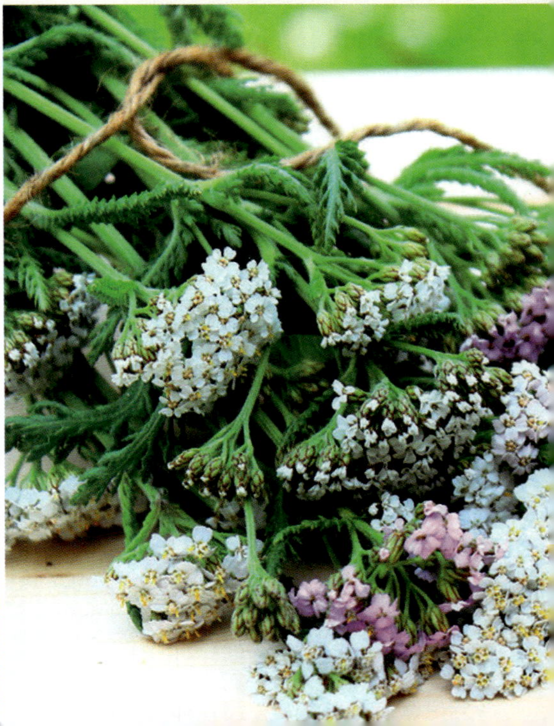

Das Grün um einen herum erkennen, benennen und sammeln – beobachten Sie gut!

Zum Erkennen von Pflanzen ist viel Übung notwendig, denn es gibt Pflanzen, die einander sehr ähneln aber völlig verschiedene Wirkungen besitzen.
Sogar das gleiche Heilkraut kann unterschiedlich ausgeprägt sein. Je nach geographischer Kondition, Wetterlage oder Einfall des Sonnenlichts können Aussehen, Größenwachstum und Inhaltsstoffe (und damit die Wirkung) wechseln.
Aus der Nähe betrachtet gleicht kein Brombeerblatt dem anderen. Löwenzahn, der im Schatten gedeiht, hat eine andere Blattstruktur als seine Brüder in sonniger Lage.
Vergleichen Sie es mit der eigenen Verwandtschaft, bei der die Familienmitglieder auch ganz unterschiedliche Eigenschaften aufweisen.
In Bezug auf die Heilpflanzen ergibt sich daraus, dass Wildpflanzensammler über sehr gute botanische Kenntnisse und eine exakte Wahrnehmung verfügen müssen.

Bärlauch, Herbstzeitlose oder doch Maiglöckchen?

Man darf an dieser Stelle die eifrigen Bärlauchsammler darauf hinweisen, jedes Blatt einzeln anzufassen und zu pflücken und auf große Mäh-Aktionen zu verzichten. Die Verwechslung mit der ähnlich aussehenden, hochgiftigen Herbstzeitlose oder des ebenfalls "ungesunden" jungen Aronstabes ist naheliegender als Sie annehmen.
Natürlich ist Ihnen bekannt, dass der Bärlauch einen charakteristischen Duft in sich trägt. Wenn Sie sich ausschließlich auf Ihr Riechorgan verlassen, könnten Sie eines Tages "vor die Nase gestoßen werden", denn hat man einmal den Knoblauchgeruch des Bärlauchs an den Fingern, überträgt sich dieser auf jede Pflanze, die man damit anfasst und somit auch auf die erwähnten Doppelgänger. Zwar sind "nur" sehr wenige Wildpflanzen wirklich lebensbedrohlich giftig, aber Sie wären nicht die erste Person, die statt des Bärlauches den fast gleich aussehenden Aronstab erwischt.
Das allerorten erwähnte Maiglöckchen ist farblich von dunklerem Grün und wächst zu einem späteren Zeitpunkt.
http://www.br.de/fernsehen/bayerisches-fernsehen/sendungen/gesundheit/themenuebersicht/ernaehrung/ baerlauch-verwechselung-herbstzeitlose-aronstab-maigleockchen100.html

Deshalb: Bei Unsicherheiten beziehen Sie Ihre Kräuter aus der Apotheke oder einer Gärtnerei. Oder informieren Sie sich bei kräuterkundigen Personen, besuchen Sie ein Kräuterseminar und legen Sie sich ein Bestimmungsbuch zu, welches Sie auf Ihren Ausflügen begleitet.

Sammeln Sie so, als wären Sie nie dagewesen

→ Sammeln Sie bei Ihren Streifzügen über unsere Wiesen und Wälder nur schöne saubere Pflanzen und gerade soviel, wie Sie für ein Jahr benötigen. Ziehen Sie nicht mit Sichel und Sense über die Felder, sondern pflücken Sie die Pflanze mit der Hand und nur die Teile, die Sie verwenden möchten. Wenn Sie nahezu den gesamten Bestand abgrasen, kann sich die Pflanze schwer wieder versamen. Sie brauchen weniger als Sie denken!

→ Reißen Sie nicht an harten, zähen Stängeln herum, sondern benutzen Sie eine Schere oder ein Messer, um nicht die Wurzel herauszuziehen.

→ Auf offenen Wiesen ist die Mitnahme eines „großen Handstraußes" erlaubt, eingezäunte Gelände dürfen Sie für diesen Zweck nicht betreten.

→ Betreten Sie keine Wiesen, auf denen das Gras Wadenhöhe erreicht hat. Das Gras kann sich ab dieser Höhe nach dem Betreten nicht mehr aufrichten und somit auch nicht mehr gut abgemäht werden. Sammeln Sie entlang der Wiesenränder.

→ Ernten Sie nicht in stehenden oder langsam fließenden Gewässern bei Viehweiden. Dort können sich Parasiten aufhalten, die durch den Kot von Schafen und Rindern ins Wasser gelangen, sich an die Pflanzen haften und unter Umständen in den menschlichen Organismus gelangen. Der von der Presse als Monster dargestellte Kleine Leberegel (Dicrocoelium dendriticum) findet aufgrund seines Zyklus äußerst selten den Weg in die menschlichen Gallengänge, nämlich nur dann, wenn Sie Unmengen von Ameisen, die als Wirt dienen, verschlucken würden.

→ In seltenen Fällen können bodennahe Beeren durch den Fuchsbandwurm befallen sein. Lesen Sie hierzu bitte das entsprechende Kapitel.

→ Für das Ausgraben von Wurzeln empfiehlt sich ein Wurzelstecher oder ein Hirschgeweih.

→ Lassen Sie immer einen Teil der Wurzel im Boden, sodass die Pflanze im Frühjahr erneut austreiben kann. Stellen Sie sicher, dass der verbleibende Hohlraum wieder mit Erde aufgefüllt wird, bevor Sie die Stelle verlassen. Idealerweise sollte die Sammelstelle so aussehen als wären Sie nie dagewesen.

→ Für den Transport sind Stoffbeutel oder Körbchen den Plastiktüten vorzuziehen. In Plastik eingepackt, bildet die Pflanze Kondenswasser, Eiweiß zersetzt sich und die Wirkkraft geht verloren.

Erntewetter

Grundsätzlich ist der günstigste Erntezeitpunkt während einer längeren Schönwetterperiode. Nach tagelangem Regen lohnt es sich, zwei Sonnentage abzuwarten, um der Pflanze die Erhöhung des Wirkstoffgehalts zu ermöglichen. Feuchtes Wetter ist auch aus Sicht der Haltbarmachung nicht zu empfehlen.

Der Tagesrhythmus ist sonnenabhängig

Die Inhaltsstoffe der Pflanzen unterliegen sowohl jahreszeitlichen, als auch tageszeitlichen Schwankungen. Das äußert sich z. B. in den „Öffnungszeiten" der Blütenköpfe oder in den Stoffwechselhöhepunkten.

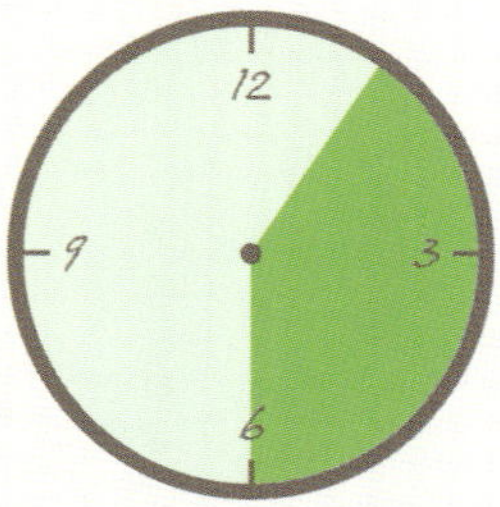

Blütenkräuter werden bei voller Entfaltung der Blüte geerntet. Einige Blütenkräuter öffnen und schließen ihre Blüten zu festgelegten Tageszeiten oder wenden ihr „Gesicht" immer der Sonne zu (Huflattich, Gänseblümchen). Bei bedecktem Himmel bleibt oft auch das Gänseblümchen geschlossen.

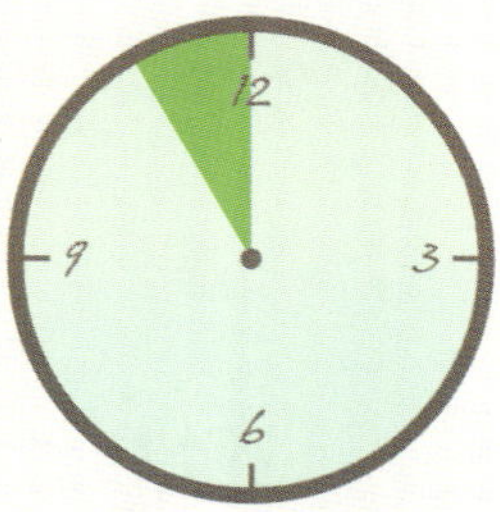

Samen und Blattkräuter, die ätherische Öle enthalten (Rossminze, Schafgarbe, Kamille), haben um die Mittagszeit ihren höchsten Ölgehalt. Die Ölbildung wird zwar durch heißes, sonniges Wetter gefördert, aber die hohen Mittagstemperaturen führen gleichzeitig zu Verdunstungsverlusten. Deshalb werden diese Pflanzen zwischen 10:00 und 11:00 Uhr geerntet oder man wartet einen bewölkten Tag ab.

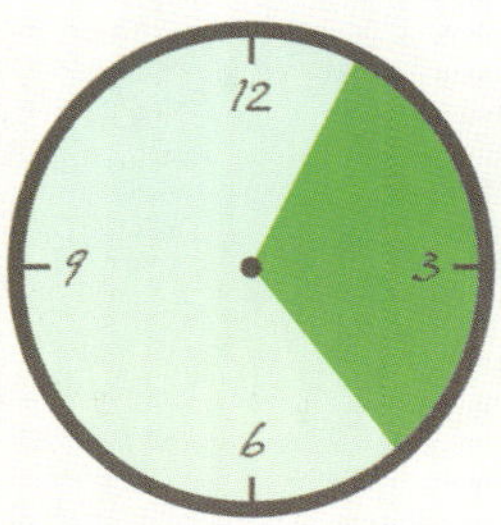

Bitterstoffpflanzen wie das Tausendgüldenkraut und Flavonoidpflanzen (Birke, Goldrute) sind nachmittags am gehaltvollsten.

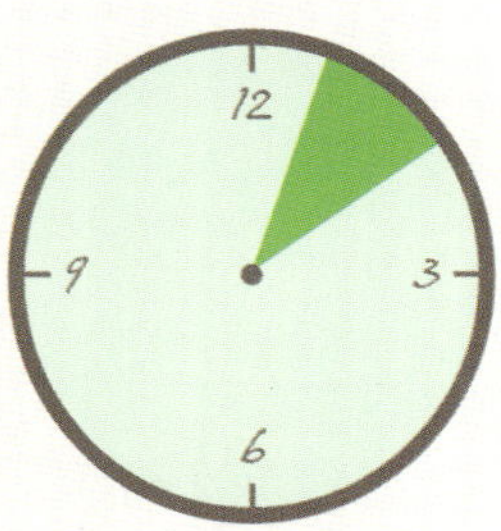

Früchte (Holunderbeeren, Heidelbeeren) werden am frühen Nachmittag geerntet.

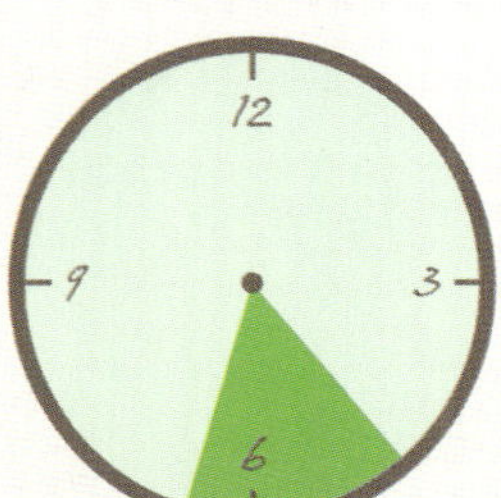

Bei ***Wurzelkräutern*** (Beinwell, Löwenzahn) müssen Sie früh auf der Matte stehen. Vor Sonnenaufgang ist der Wirkstoffgehalt in der Wurzel noch nicht in die oberen Pflanzenteile hinaufgeströmt und damit am höchsten.

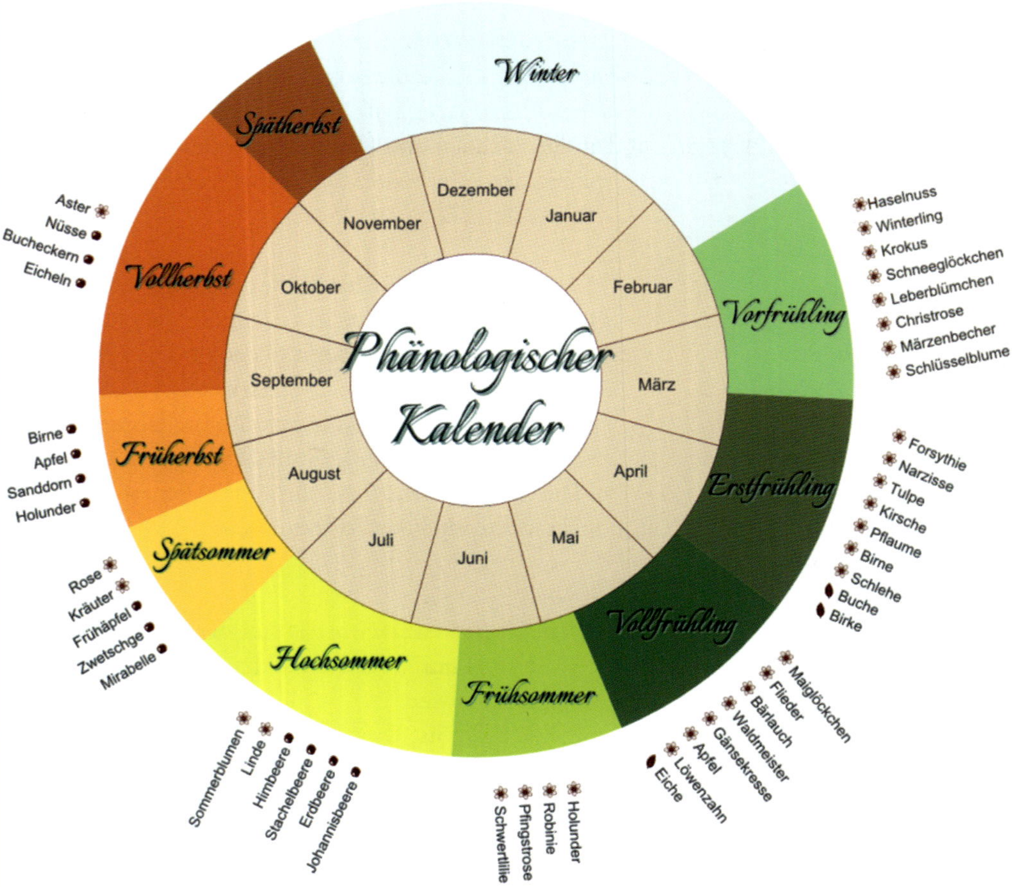

Der phänologische Kalender

Der Phänologische Kalender zeigt die zehn Jahreszeiten der Natur.
Das Wort Phänologie ist dem Griechischen entlehnt und bedeutet in wörtlicher Übersetzung „Lehre von den Erscheinungen".

Bild: mit freundlicher Genehmigung von Markus Söth, www.lilienwegsoeth.de

Anmerkungen zum Fuchsbandwurm

Was haben das Ungeheuer von Loch Ness und der Fuchsbandwurm gemeinsam?
Sie sind Sommerlochfüller der Medien.
Der Fuchsbandwurm, so glaubte man früher, würde durch den Genuß roher Beeren übertragen. Heute weiß man, dass ein Haustier, nämlich der Hund als Hauptüberträger gilt.
Die überstürzten und inzwischen überholten Warnungen, die durch die Presse gingen, stützten sich auf eine „theoretische Vermutung", äußert ein Infektionsmediziner vom Uniklinikum Ulm in der *„Münchner Medizinischen Wochenschrift"*. Es gäbe keine Belege dafür, sich beim Verzehr von Waldbeeren mit dem Fuchsbandwurm (Echinokokkus multilocularis) zu infizieren. Die Entwarnung dagegen ist durch Register und Studie wissenschaftlich begründet (evidenzbasiert).

2007, Nr. 29–30, S.18

Im Universitätsklinikum in Ulm befindet sich der deutsche Stützpunkt des Europäischen Echinokokkose-Registers. Hier werden alle von Ärzten gemeldeten und gesicherten Fälle von Erkrankungen des Menschen durch den Fuchsbandwurm dokumentiert. Der Arzt gibt bei der Registrierung Auskunft über die Diagnostik der Krankheit, über die befallenen Organe (meist die Leber) sowie die Behandlung. Die Patienten werden dabei nach ihren bisherigen Wohnorten, beruflicher Tätigkeit und Haustieren gefragt. Es zeigte sich, dass die meisten Echinokokkosefälle in den seit langem dafür bekannten Gebieten vorkommen: der Schwäbischen Alb, der Alb-Donau-Region, in Oberschwaben und dem Allgäu. Reisen dorthin gelten nicht als riskant, weil man die Wurmeier wahrscheinlich immer wieder aufnehmen muss, ehe es zur Erkrankung kommt. Allerdings sei der Hund und ferner auch die Katze ein guter Wirt für den Fuchsbandwurm, deshalb müssen Hunde und freilaufende Katzen alle drei Monate entwurmt werden.
Im übrigen Deutschland würden sich nur Einzelfälle im Abstand von mehreren Jahren finden, heißt es im Robert-Koch-Institut in Berlin. Das Risiko, sich die Fuchsbandwurmkrankheit zu holen, ist nach einer Studie des Robert-Koch-Instituts deutlich höher bei Personen, die in der Landwirtschaft tätig sind oder Umgang mit Hunden haben. Ein Zusammenhang mit dem Sammeln und Essen von Wildbeeren oder -pilzen ergab sich nicht.

„Epidemiologischen Bulletin" Nr. 15/2006

Die Antwort, warum sich die Angst vor dem winzigen Fuchsbandwurm so hartnäckig aufrecht hält, wenn selbst in medizinischen Lexika stets der Hund als Zwischenwirt genannt wird, weiß ein Mitglied des Bundesinstituts für Risikobewertung und weist auf die heutige Risiko-Industrie hin, an der außer den Medien auch die Verbraucherzentralen und die Wissenschaft beteiligt sei. Eine Vertreterin des Bundesverbandes der Verbraucherzentralen meint, dass Warnungen eben schneller beim Verbraucher ankommen würden als Entwarnungen.

Für den Sammler ist wichtig, vor dem Genuß von Beeren und Wildkräutern und nach Haustierkontakt die Hände zu waschen, um potentielle Wurmeier zu eliminieren.

Sachgerechte Aufbereitung und Konservierungsmöglichkeiten

Um eine Heilpflanze anzuwenden, muss sie zuerst in eine geeignete Form gebracht, das heißt, zubereitet werden.
Jede Möglichkeit der Zubereitung vermag wichtige Eigenschaften der Pflanze zu vermitteln, aber keine wird allen Eigenschaften gerecht. Es gibt unterschiedliche Schwerpunkte, die in den folgenden Differenzierungen festgehalten sind.

Schonend trocknen – von der Heilpflanze zur Droge

Wildsammlungen von der Wiese unterliegen naturgemäß substanziellen Schwankungen, umso wichtiger ist deren Aufbewahrung.

Als Droge bezeichnete man die getrocknete Pflanze bzw. Pflanzenteile, die medizinisch verwendet werden.
Durch den Trocknungsvorgang wird der Pflanze Wasser entzogen und somit konserviert. Wichtig ist der Schutz vor Sonneneinstrahlung. Licht bleicht die Kräuter aus, nimmt die Farben- und Heilkraft. Durch ausgelöste chemische Prozesse werden die Inhaltsstoffe verändert. Das Trocknen ist mit entscheidend dafür, wieviele Heilstoffe in der Pflanze erhalten bleiben. Schnelles Trocknen verhindert die Zersetzungsarbeit der Pflanzenenzyme.

Bereiten Sie also Ihre Ernteschätze zuhause auf einem sauberen Geschirrtuch großzügig aus und lassen Sie sie im Schatten trocknen.

Benötigen Sie medizinisch die **Blätter**, so streifen Sie diese vom Stängel ab, das selbe gilt auch für die **Blüten**. So wandern die Wirkstoffe nicht in den Stängel zurück. Wird das **blühende Kraut*** verwendet, so können Sie die Pflanzen auch locker gebündelt als Kräutersträuße an einem luftigen, schattigen Ort aufhängen.
Pflanzen mit Pflanzenschleimen müssen einzeln Blatt für Blatt, Blüte neben Blüte sorgfältig getrocknet werden, da sie zum Schimmeln neigen.
Oberirdische Pflanzenteile werden nicht gewaschen. Sie würden an Aroma und Wirkstoffen verlieren, denken Sie an den „Blütenstaub" auf den Holunderblüten. Nur **Wurzeln** bürsten Sie kurz unter fließend kaltem Wasser ab, schneiden sie klein, fädeln sie auf einen Bindfaden und hängen sie zum Trocknen auf.

Falls Sie einen Dörrapparat besitzen, so darf die Temperatur 40°C nicht überschreiten. Bei höheren Temperaturen „verduften" die ätherischen Öle, die das Aroma und die Wirkung vieler Kräuter bestimmen.

Durchschnittliche Trocknungszeit:

Blüten	**bis 8 Tage**
Blätter	**bis 6 Tage**
Wurzeln	**über 6 Tage**

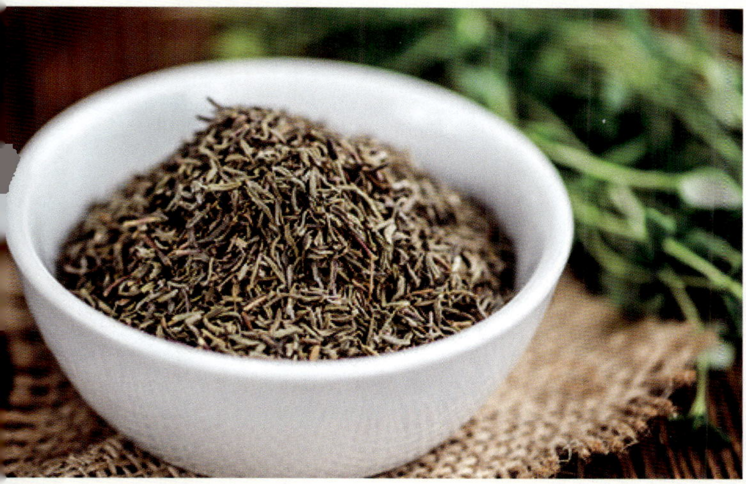

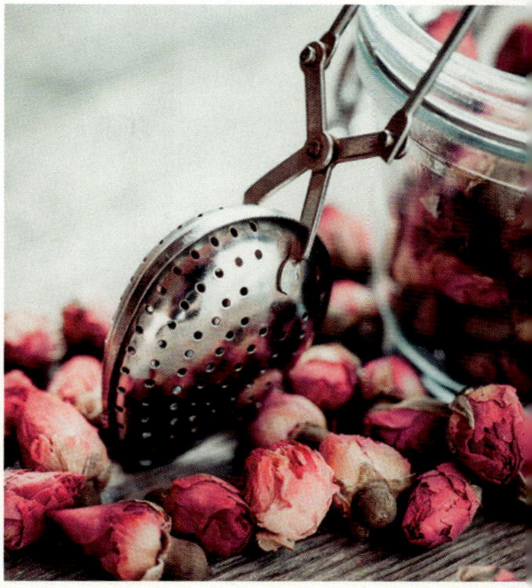

Wenn Blüten und Blätter „knistern und rascheln", die Stängel beim Abbrechen „knacken", so ist der optimale Trocknungsgrad erreicht. Jetzt füllen Sie die Pflanzen locker und **unzerkleinert** in ein dunkles Schraubglas, eine Blechdose oder in ein gut schließendes Porzellangefäß. Bei Bruchstellen an Blättern oder Blüten gehen wertvolle Inhaltsstoffe verloren, achten Sie bitte darauf.
Beschriften Sie das Gefäß mit Namen und Datum und stellen Sie sie an einen dunklen kühlen Ort. So können die Kräuter ohne nennenswerte Wirkstoffverluste zwei Jahre aufbewahrt werden. Danach sollten Sie getrocknete Pflanzen nicht mehr für Heilzwecke verwenden. Geben Sie die Reste ins Badewasser oder auf den Kompost.

**Unter dem Kraut versteht man die gesamten oberirdischen Pflanzenteile mit Blüte, Blatt und Stängel.*

Wäßrige Auszüge („Tee")

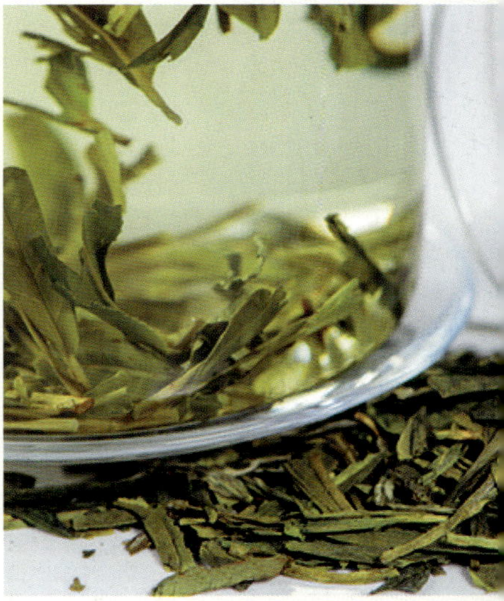

„Tee" ist der landläufige Begriff für einen wäßrigen Pflanzenauszug.
Die Art der Teezubereitung ist maßgebend für die Freisetzung der heilsamen Inhaltsstoffe der Kräuter. Voraussetzung hierfür ist eine einwandfreie Ware. Heiltees mit medizinischem Wert müssen den Richtlinien des DAB (Deutsches Arzneibuch) entsprechen und werden über Apotheken vertrieben. Filterbeutel-Tees aus dem Supermarkt weisen oft kein Gehalt an Wirkstoffen auf, und wenn, dann weit unter dem erforderlichen Mindestgehalt. So dienen die „Staubbeutel" allenfalls dem Genuß aber keineswegs zu Heilzwecken. Aufgrund der weicheren Zellstruktur bedürfen Heiltees aus getrockneten Pflanzen in der Regel einer längeren Ziehzeit als die des frischen Krauts.

Da Sie Ihre selbstgesammelten Kräuter vorschriftsmäßig als Ganzblattware aufbewahrt haben, kommt Ihnen jetzt der volle Wirkstoffgehalt zugute.
Erst unmittelbar vor dem Genuß schneiden Sie die Kräuter in kleinste Teile oder zerbröseln sie zwischen den Fingern.

Die hier vorgegebenen Dosierungen sind allgemein gültige Vorgaben:

1gr = 2 Tl (Teelöffel) getrocknete, stark zerkleinerte Blätter oder
1gr = 3 Tl getrocknete, stark zerkleinerte Blütenköpfe
1 gr getrocknete Kräuter entsprechen 3gr des frische Krauts
1 Tasse = 150 ml

Wenn nicht anders angegeben, verwenden Sie für 1 Tasse 2 Tl getrocknetes Kraut (Droge) oder 1Tl frisches Kraut.

Alkoholische Auszüge (Tinkturen, Extrakte, Essenzen)

Tinkturen werden aus **getrockneten Pflanzen** durch Extraktion mit Alkohol hergestellt. Das Extraktionsmittel ist meist 96%iger unvergällter Weingeist in unterschiedlicher Verdünnung. Das Verhältnis von Droge zu Tinktur ist meistens 1:5 (ein Teil Droge zu fünf Teilen Alkohol).

Im Vergleich zu rein wäßrigen Auszügen, also Tee, werden durch den Alkohol höhere Anteile an Pflanzeninhaltsstoffen wie Saponine, einige Bitterstoffe, Alkaloide und ätherische Öle extrahiert. Aber auch lipophile (fettlösliche) Bestandteile wie Flavonoide und Carotinoide sind durch verdünnten Alkohol extrahierbar.

Alkoholauszüge oder Auszüge mit anderen Lösungsmitteln aus **Frischpflanzen** nennen sich Extrakte oder Essenzen.
Sie sind vom Prinzip mit der Tinktur vergleichbar, nur dass hier die Auswahl des frischen Pflanzenmaterials an jahreszeitabhängige und lokale Verfügbarkeit geknüpft ist. Extrakte sind konzentrierter als Tinkturen. Das Verhältnis von Pflanze zu Extraktionsmittel reicht von 1:2 bis 5:1. Mit Extrakten kann eine große Menge an Wirkstoffen pro Dosis verabreicht werden. Hochstandartisierte Arzneipflanzenpräparate in Form von Kapseln oder Dragees enthalten meistens Trockenextrakte.

70 %iger Alkohol gilt als Standardauszugsmittel für viele pflanzliche Drogen. Diese Konzentration deckt ein breites Spektrum an löslichen Wirkstoffen ab und verhindert ein zu starkes Aufquellen der Zellwände. Je nach Pflanzenteilen und Wirkstoffen sind jedoch niedrigere Konzentrationen ausreichend, bei denen Sie auf die Wodkaflasche im Discounter zurück greifen können, denn reiner unvergällter Weingeist ist auch eine Kostenfrage.
Falls Sie über einen Bekanntenkreis verfügen, der sich dienstlich oder urlaubsbedingt häufig im osteuropäischen Ausland oder in Italien aufhält, so bitten Sie doch um ein hochprozentiges alkoholisches Mitbringsel.

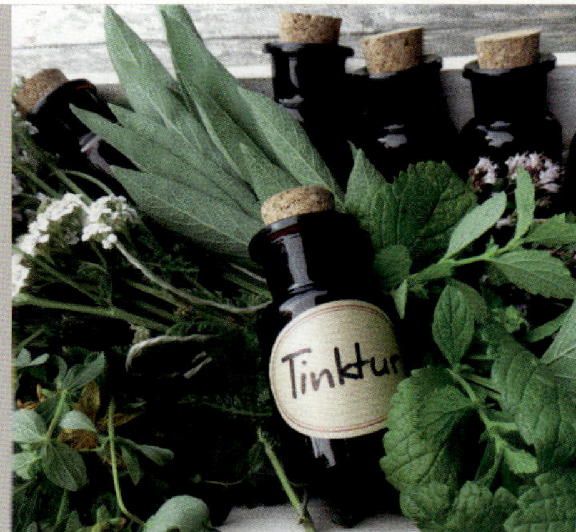

Für eine optimale Tinktur mit hoher Wirkstoffausbeute sind folgende Faktoren entscheidend*:

→ Alkoholkonzentration
→ Dauer der Extraktion
→ Zerkleinerungsgrad der Pflanzendrogen
→ Temperatur während der Extraktion
→ Bewegung (Rühren)

**nach Rudi Beiser*

Hinsichtlich Wirkstoffgruppen empfiehlt die Pflanzenexpertin und Buchautorin Ursel Bühring folgende Konzentrationen:

→ Schleimstoffe, Glycoside, Saponine, Alkaloide: ca. 20–40 %vol.
→ Bitterstoffe, Gerbstoffe, Cumarine, Flavonoide, Scharfstoffe: ca. 30–50 %vol.
→ Ätherische Öle: 50–70 %vol.

Grob unterschieden: → Blüten, Blätter: 30–55 %vol.
→ Wurzeln/verholzte Teile: 55–70 %vol.

Alternativ können Sie Mischungen aus Weingeist, Glycerin und Wasser, z. B. im Verhältnis 50:20:30 bereiten.

Smoothies verlangen nach einem High-End-Mixer

Zur Herstellung von wirklich sanft-sämigen Smoothies aus Wildkräutern ist ein Standardmixer weniger geeignet. Auch den im TV viel gepriesene „Smoothie-Maker“ können Sie für solche Zwecke vergessen, genauso wie das in vielen Haushalten gegenwärtige Mixwunder mit Kochfunktion einer Staubsaugerfirma. Beide Geräte können hier nicht mithalten und taugen lediglich als Shaker, also als Vermischer der Zutaten.

Sinn der Sache ist, dass die Zellen faser- und zellulosereichen Pflanzenmaterials durch turboschnelle Umdrehungen (mindestens 28000 Umdrehungen pro Minute, Standardmixer haben ca. 8000 bis 10000) erfasst, aufgespalten und somit zellgängig gemacht werden.
Sie erleben so die volle Verfügbarkeit der Nährstoffe, allen voran das Chlorophyll und nicht zuletzt auch den puren Geschmack der Kräuter ohne auf unzerkleinerten Pflanzenresten herumkauen zu müssen.

Die Frage, ob der Mensch selbst nicht in der Lage ist, ein Aufschließen der Pflanzenzellen zu erreichen, beispielsweise durch gründliches Kauen oder durch die Arbeit der Verdauungsenzyme, ist gerechtfertigt.
Dazu hat die „Mutter aller grünen Smoothies“, die Nahrungsexpertin und Gesundheitsaktivistin Victoria Boutenko, folgende Erklärung parat: *„Ein großer Teil des Chlorophylls in den*

Pflanzen ist von Zellulose umgeben, die der Mensch auch durch intensivstes Kauen nicht wirksam aufschließen und später verdauen kann"... „Auch beim Genuß eines frischen Salates gehen uns also ganz viele Vitalstoffe verloren." (Buch Victoria Boutenko: *„Green for Life"*).

Bevor Sie sich einen High-End-Mixer zulegen, testen Sie zunächst verschiedene Varianten von grünen Smoothies in Ihrem normalen Haushaltsmixer. Und informieren Sie sich über erprobte, abwechslungsreiche Rezepte. Einen leuchtend grünen, cremig-sanften und wohlschmeckenden Smoothie müssen Sie erstmal hinkriegen. Ein Griff in die falsche Obst,- Gemüse- oder Kräuterecke kann geschmacklich fatale Folgen nach sich ziehen, welche alle guten Vorsätze, sich „ab sofort was Gutes zu tun", schnell vergessen lässt. Die „Müllermilch" lauert im Kühlschrank und in Ihrem Unterbewusstsein und holt Sie schnell wieder auf den durch die Nahrungsmittelindustrie geprägten Gaumen der Tatsachen zurück.
Erfahrene Smoothiegurus empfehlen den Mixer, neudeutsch „Blender", mit Vornamen „Vita" und Nachnamen „Mix". Für diesen Ferrari unter den Highendblendern legen Sie einen dreistelligen Eurobetrag im oberen Bereich hin. Sie können damit auch cremige Suppen zubereiten, die allein durch die entstehende Hitze während des Mixens in einen kochend heißen Zustand versetzt werden. Ihnen stehen unzählige Einsatzmöglichkeiten zur Verfügung.

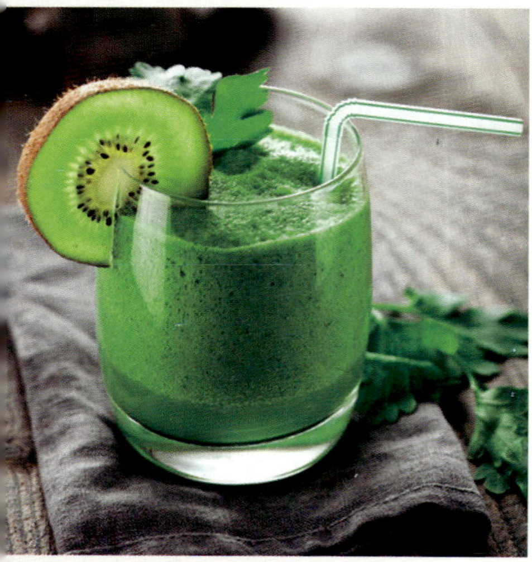

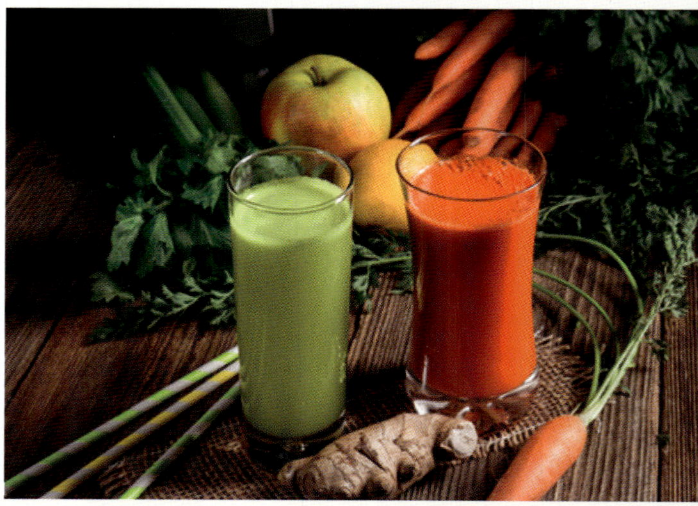

Frischpflanzensäfte sind Medizin

Frischpflanzensäfte sind im Gegensatz zu den trendigen Smoothies noch nicht in der Mitte der Gesellschaft angekommen. Dabei ist ihre Heilkraft enorm. Sie erfordern eine minimale Verdauungsarbeit und die Nährstoffe können sehr schnell ins Blut gelangen. Dies ist besonders für Menschen wichtig, die an akutem Nährstoffmangel leiden und deren Verdauungsapparat angeschlagen ist.
Frischpflanzensäfte beinhalten nahezu die ganze Pflanzenkraft und sind vielen anderen Anwendungen überlegen. Der Saft wird in geringer Menge kurmäßig eingenommen und ist der Hauptbestandteil der meisten sogenannten Frühjahrskuren.

Ein großer Teil der Wirkung einer Frischsaft-Kur beruht auf dem Chlorophyll- und Phytohormonreichtum der Brennnessel und den Bitterstoffen im Löwenzahn. Beide sind Basispflanzen und sollten in keiner Saftzubereitung fehlen.
Das Blattgrün (Chlorophyll) der Pflanzen versorgt uns mit Lebensenergie. Seit jeher gelten Salate, frisch gepresste grüne Säfte und heutzutage auch grüne Nahrungsergänzungsmittel als die potentesten Chlorophyllquellen.
Eine Frischsaftkur ist blutreinigend, unterstützt Ausscheidungscrgane wie Nieren und Blase, fördert die Tätigkeit von Magen, Darm und Verdauungsdrüsen Sie wirkt stoffwechselanregend, abwehrstärkend, antirheumatisch und durch die Vielfalt der Pflanzeninhaltssoffe, allgemein revitalisierend. Der Körper erhält wichtige Mineralien und Vitamine.

Ölauszüge

Wesentlich für die Herstellung erstklassiger Auszugsöle ist die hohe Qualität des ausgesuchten Pflanzenöls (= fettes Öl). Fette Öle sollten rückstandsgeprüft und aus kontrolliert biologischem Anbau stammen.
Ölauszüge lösen lipophile (fettlösliche) Wirkstoffe der Pflanzen, insbesondere Carotinoide, ätherische Öle und Phytosterole.

Für den Ölauszug sind drei Faktoren wesentlich*:
→ **Dauer der Extraktion**
→ **Zerkleinerungsgrad der Pflanze**
→ **Temperatur**
→ **Bewegung (Rühren)**
** nach Rudi Beiser*

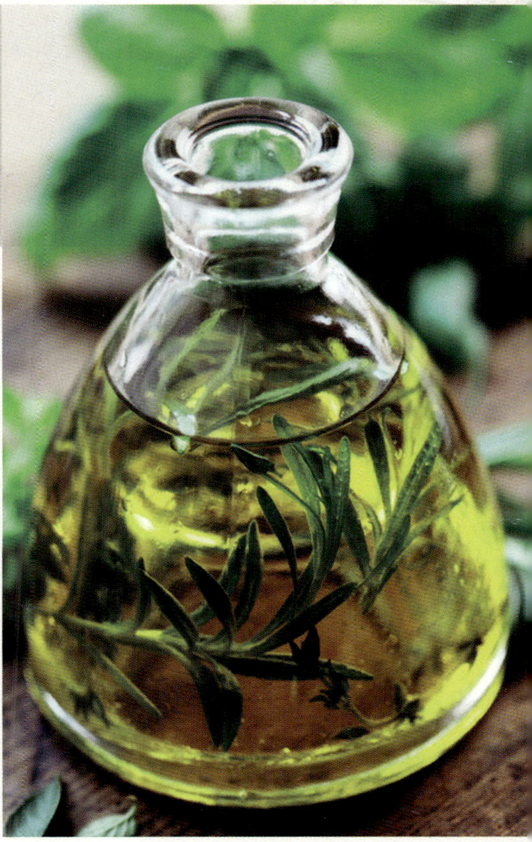

Lange Auszugszeit zerstört die Inhaltsstoffe

Die Dauer der Extraktion und die Temperatur stehen in einem Wechselverhältnis: je wärmer die Auszugstemperatur, desto kürzer ist die benötigte Extraktionszeit.
In Öl gehen Zersetzungsprozesse schneller vonstatten als in alkoholischen Tinkturen, daher muss ein Kompromiss gefunden werden zwischen ausreichender Extraktion der Inhaltsstoffe und einem möglichst geringen Grad an Zersetzung. Durch die Extraktion entsteht nach kurzer Zeit, nach Expertenaussagen in 9 Tagen, ein Konzentrationsgleichgewicht an Wirkstoffen in der Pflanze und im Öl. Es macht also keinen Sinn, den Ansatz wochenlang stehen zu lassen. Die vielerorts angegebenen langen Auszugszeiten von

mehreren Wochen können nach dem derzeitigen Wissensstand der Fachliteratur nicht unterstrichen werden. Viel wichtiger ist, dass der Ansatz zweimal täglich durch Schütteln bewegt wird. Durch das Bewegen des Ansatzes wird frisches, noch nicht mit Pflanzenwirkstoffen gesättigtes Öl um das Auszugsgut gespült.

Michael Heldmaier,Lebensmittelchemiker, beobachtete, dass Olivenölauszüge nach 7–14 Tagen bei 65 °C Auszugszeit ranzig wurden.

In: Michael Heldmaier: Phytochemische Charakterisierung öliger Extrakte aus pflanzlichen Drogen. Dissertation. Hamburg, 2007.

Angelehnt an die Beobachtungen Heldmaiers machte der Dozent an der Freiburger Heilpflanzenschule und Buchautor Rudi Beiser folgenden Test:
Er setzte im Hochsommer drei verschlossene Glasgefäße mit der gleichen Menge Olivenöl der prallen Sonne aus.
Die Temperatur des Öls betrug 65°C.
In Glas 1 befand sich nur Olivenöl, es wurde nach vier Tagen ranzig.
Glas 2 beinhaltete Ringelblumen, der Ansatz blieb drei Wochen stabil.
Das dritte Glas, welches Rosmarin enthielt, blieb länger als drei Wochen unbeschadet.
Der Test besagt, dass die antioxidative Wirkung der Pflanzeninhaltsstoffe das durch die hohe Aussentemperatur gestresste Öl stabil hält und ihre eigentliche Funktion, nämlich das Öl mit ihren Wirkstoffen zu bereichern, verloren geht.
Schonender sind daher moderate Auszugstemperatur und keine direkte Sonneneinstrahlung.
Leider ist diesbezüglich viel traditonelles Wissen heute überholt und sollte, wie in diesem Fall, modernen Erkenntnissen angepasst werden.

Zum Ausziehen eignen sich „strapazierfähige" Öle aus Samen (Sonnenblumen-, Mandel- Sesam- und Distelöl) und bedingt auch aus Früchten (Olivenöl). Berücksichtigen Sie hier bitte die Eigengerüche von Sesam- und Olivenöl.

Zur Luxuskategorie zählt das Jojobaöl, welches chemisch gesehen ein flüssiges Wachs ist. Jojobaöl ist ausserordentlich resistent gegenüber oxidativen Prozessen. Dementsprechend eignet es sich zur Stabilisierung anderer Öle, die dadurch deutlich länger haltbar bleiben.

Öle mit mehrfach ungesättigten Fettsäuren wie Nachtkerzen- Borretsch- oder Wildrosenöl zersetzen sich bei Licht und Wärme und sind daher als Auszugsöle nicht tauglich.
Pur auf die Haut aufgetragen, können sie bei exzessiver Sonneneinstrahlung Pigmentflecken oder die sogenannte „Mallorca-Akne" auslösen.
Diese kostbaren Öle mischt man sparsam in oben genannte sonnenstabile Öle für die Pflege problematischer Haut.

Salben und Balsame

„Salbe kochen" vermittelt Erinnerungen an Grimm's Märchen, wo in einer düsteren Küche eine bucklige Hex' Zauberformeln murmelnd obskure Zutaten in einen Kessel mit gefährlich waberndem Gebräu hinein wirft. Dabei ist das „Brauen“ der vorgestellten Salben in diesem Buch wahrlich kein Hexenwerk und die Rezepte verlangen auch nicht nach Krötenaugen oder Biberschwänzen. Trotzdem wird das „Nachkochen“ für Sie eine spannende Sache werden und einfacher herzustellen sein als Grießbrei.
Sie brauchen nur wenige Zutaten dafür.
Selbstverständlich dürfen Sie sich aber gern kostümieren, wenn es dem Zwecke dienlich sein soll.

Eine **Salbe** besteht aus festen fetten und öligen Zutaten, die mittels Wärmezufuhr in eine streichfähigen Konsistenz gebracht werden.
Aufgrund des fehlenden Wasseranteils ist die Gefahr der Keimbesiedelung und Schimmelbildung praktisch nicht vorhanden. Bei kühler und trockener Lagerung sind diese Produkte aus eigener Erfahrung weit über zwei Jahre haltbar.

Balsame im eigentlichen Sinne sind aromatische Sekrete, die bei Verletzung der Rinde von manchen Bäumen ausgeschieden werden (Harz). Der Begriff „Balsam“, wie er häufiger genutzt wird, ist ein pastöses Gemisch aus medizinisch wirksamen Ölen, Fetten und Wachsen und dient zusammen mit einer guten Portion Zuwendung als Einreibemittel der Linderung körperlicher und seelischer Befindlichkeiten.

Durch die Einarbeitung Ihrer selbstproduzierten Ölauszüge, Tinkturen und/oder dem Zusatz ätherischer Öle kreieren Sie ein wertvolles Heilmittel.

Bienenwachs + Ölauszug = Salbe

Kokosfett oder Kakaobutter
+ Ölauszug
+ Bienen- oder Wollwachs*
+ optional wäßrige Flüssigkeit

= Balsam

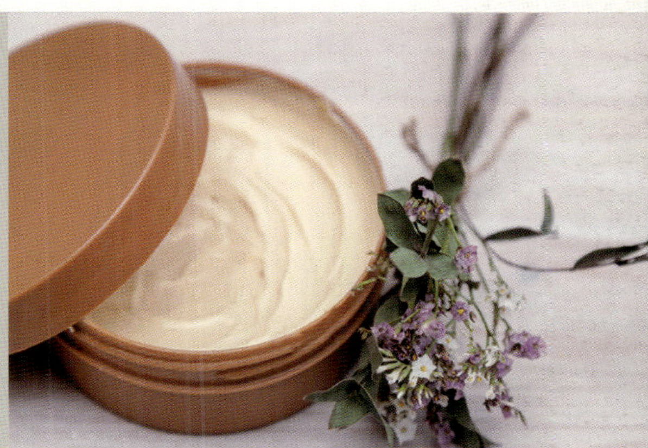

**Wollwachs (Lanolin anhydrid) ist ein Sekret der Talgdrüsen des Schafes und wird bei der Wollverarbeitung gewonnen. Es besitzt sehr gute hautpflegende und weichmachende Eigenschaften und beschleunigt die Wundheilung. Sie erhalten Wollwachs in der Apotheke. Verlangen Sie nach pestizidfreier Ware.*

Anmerkung zur Verwendung von Vaseline und Melkfett als Salbengrundlage

Vaseline und Melkfett entstehen auf Erdölbasis. Erd- und Mineralölprodukte sind kostengünstig, sehr leicht zu verarbeiten und verfügen über eine lange Haltbarkeit. Dass Mineralölprodukte so gut wie keine Allergien auslösen, steht auch in dem Zusammenhang, dass sie aufgrund ihrer Molekulargröße auf der Hautoberfläche verweilen und dort eine Art Schutzfilm bilden, der die Haut abdichtet. So wird ein Wasserverlust nach außen unterbunden und die Haut fühlt sich weich an.
Diese Abdichtung der Haut stellt ein Problem dar. Die natürlichen Regenerationsprozesse der Haut werden langsam und träge. Unter der Schutzschicht der Mineralöle bleibt die Haut genauso trocken und das Spannungsgefühl stellt sich nach einer gewissen Zeit wieder ein („Labello-Effekt").
Da Mineralöle nicht tief genug in die Hautschichten eindringen können, sind sie zudem ungeeignet, Wirkstoffe zu transportieren. Mit Vaseline pflegen Sie Ihr ledernes Motorrad-Outfit oder schmieren im Winter die Türgummis Ihres Autos. Für Pflegeprodukte mit einer echten Heilwirkung scheiden sie damit aus.

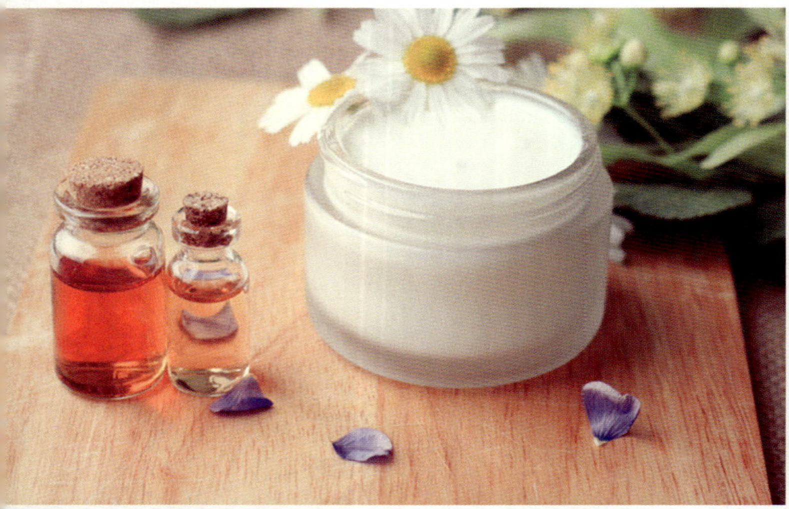

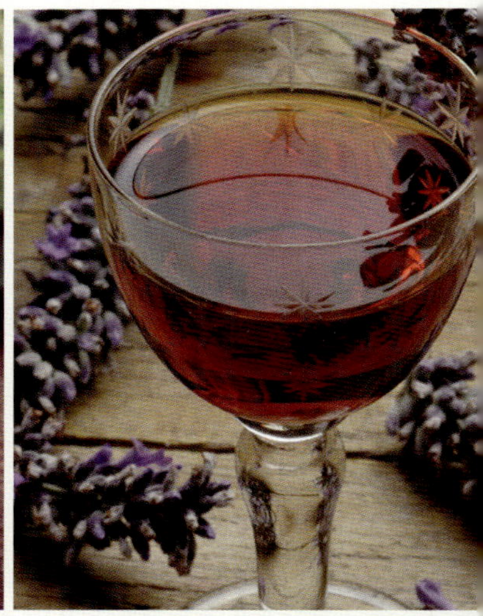

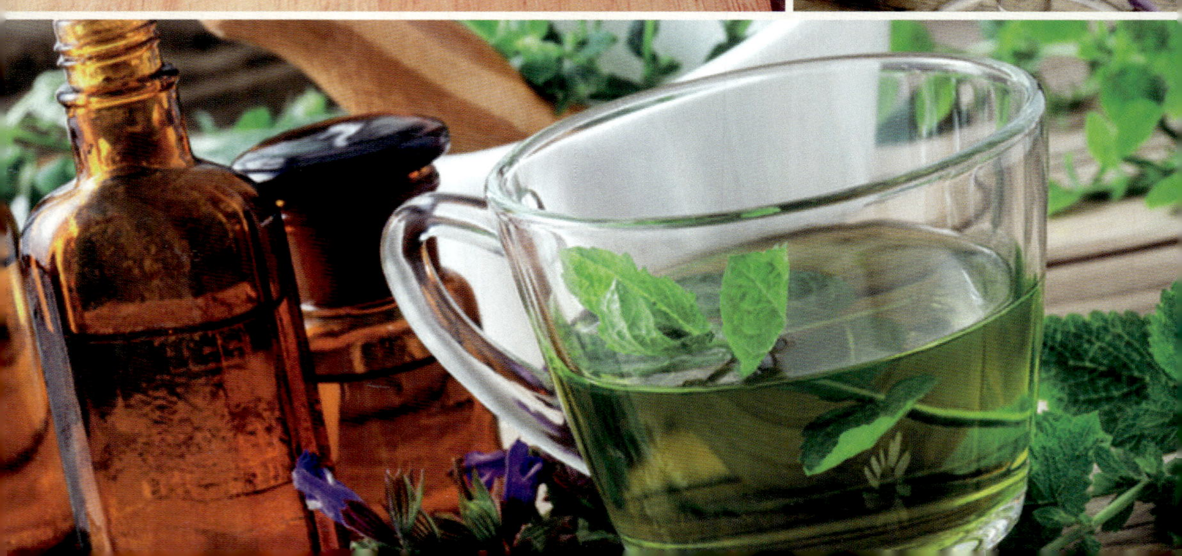

Medizinalwein und Likör

„Es ist ein Brauch von alters her: Wer Sorgen hat, hat auch Likör."

Wein, Schnaps und Likör können, wenn man die entsprechenden Heilkräuter zufügt, tatsächlich eine heilende Wirkung entfalten.
Schon in der Bibel steht geschrieben, dass der Wein sowohl Gott als auch den Menschen erheitere.
Der Genuss von Heilweinen und -schnäpsen blickt auf eine lange Tradition zurück. Die Erzeugung alkoholischer Auszüge oder Abkochungen von Kräutern und Gewürzen mit Wein waren über Jahrtausende die gängige Methode zur Zubereitung von Arznei und spielen auch heute noch in der Volksmedizin eine Rolle.

Vor allem in Klöstern wurden vielseitige Rezepturen entwickelt, die bis heute Berühmtheit erlangen.
Liköre wie der „Chartreuse" beispielsweise, bestehend aus 130 Heilkräutern, wird von den Kartäusermönchen heute noch in der Großen Kartause nahe Grenoble produziert und in alle Welt verschickt.

Theriak und Bitterelixiere

Beim Theriak handelt es sich um eine geheimnisvolle Allheil - Kräutermixtur aus dem Altertum, welches von Leibärzten der damaligen Herrscher zu Bewahrung gegen feindliche Giftanschläge, Schlangenbisse und zur Verlängerung des Lebens „erfunden" wurde.
Der Theriak bestand aus bis zu 300 abenteuerlichen Inhaltsstoffen, in der Hauptsache Opium, Meerzwiebel und Schlangenfleisch. Das wichtigste Handelszentrum war Venedig, weshalb wird er auch „Theriak venezian" genannt wird. Im Mittelalter war der Theriak ein Wundergebräu gegen Pest und Syphilis mit wechselnden Kräutern, aber immer mit Opium, Engelwurz, Baldrian und Karottensamen. Es gibt noch wenige überlieferte Originalrezepte, die teilweise stark von einander abweichen.
In der Naturheilkunde wird Theriak noch heute als Stärkungsmittel eingesetzt. Er ist als eine Art Paste (Electuarium) oder als Pulvermischung (Pulvis) von verschiedenen Firmen in Apotheken erhältlich, allerdings mit stark entschärften, gesetzeskonformen Zutaten.
Der Unterschied zwischen Theriak, Schwedenkräuteransätzen, Melissengeistern oder anderen Bittern besteht in der Zusammensetzung der Zutaten. Als Gemeinsamkeit der Elixiere findet man bitterstoffhaltige, beruhigende, krampflösende und stoffwechselanregende Heilpflanzen, die die Verdauung fördern und bestehende „Altlasten" aus dem Körper befördern.

III. Heilpflanzen im Portrait:

→ **mit Informationen zur Botanik**

→ **den wichtigsten Inhaltsstoffen und deren Wirkung in den verwendeten Pflanzenteilen, wissenschaftlich belegt nach Kommission E mit Gegenanzeigen und Nebenwirkungen**

→ **Indikationen in der Erfahrungsheilkunde**

→ **Rezepturen aus der Phytotherapie, Volksmedizin und persönlicher Erfahrung**

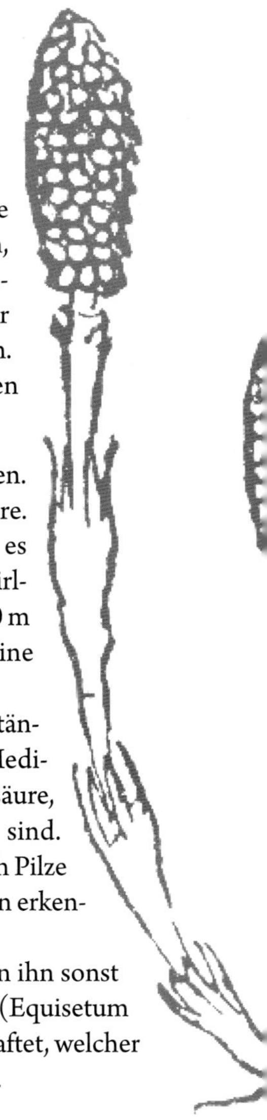

Ackerschachtelhalm *(Equisetum arvense)*

Der Ackerschachtelhalm gehört zur Familie der Schachtelhalmgewächse (Equisetaceae) und wird bis zu 60cm hoch. Man findet ihn auf Äckern, an Weg- und Waldrändern und mit hoher Wahrscheinlichkeit als Unkraut in Ihrem Garten auf feuchtem, lehmigem Boden. Er ist ein treuer Geselle und wenn er dort mal Fuß fasst, bleibt er Ihnen auf ewig erhalten. Nutzen Sie seine Anwesenheit und entdecken Sie die vielen positiven Eigenschaften der Pflanze.

Der Ackerschachtelhalm ist blütenlos und vermehrt sich durch Sporen. Im zeitigen Frühjahr sprießen braun-rote Stängel mit einer Sporenähre. Nach dem Ausstreuen der Sporen sterben die Frühjahrstriebe ab und es entspringt der harte, vierkantige grüne Stängel mit ebenfalls grünen quirlständigen Seitentrieben. Seine weitverzweigten Wurzeln reichen bis 1,60 m tief in den Boden und nehmen viel Wasser auf, deshalb ist er auch eine Zeigerpflanze für Staunässe.
Seine Namensgebung weist auf die aus Gliedern zusammengesetzten Stängeln hin, deren Verbindungsstellen ineinander verschachtelt sind. Medizinisch verwendet werden die oberirdischen Teile, die reich an Kieselsäure, Flavonoiden und Mineralien wie Kalium, Calcium und Mangan sind. Pflücken Sie die oberen 10 cm im Frühsommer, denn später können sich Pilze an seinen Trieben ansiedeln, die Sie an braunen Punkten an den Ästchen erkennen.
Beachten Sie bitte die Merkmale des Ackerschachtelhalms, Sie können ihn sonst leicht mit seinem unbekömmlichen Bruder, dem Sumpfschachtelhalm (Equisetum palustre) verwechseln, an den sich ein alkaloidproduzierender Pilz anhaftet, welcher zumindest bei Weidetieren gesundheitlichen Schaden anrichten kann.

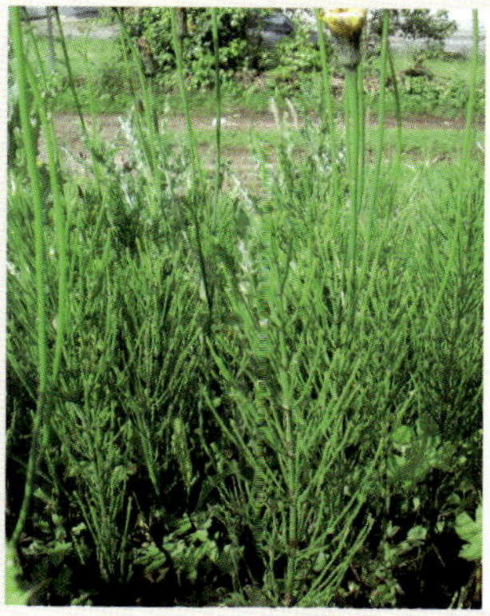
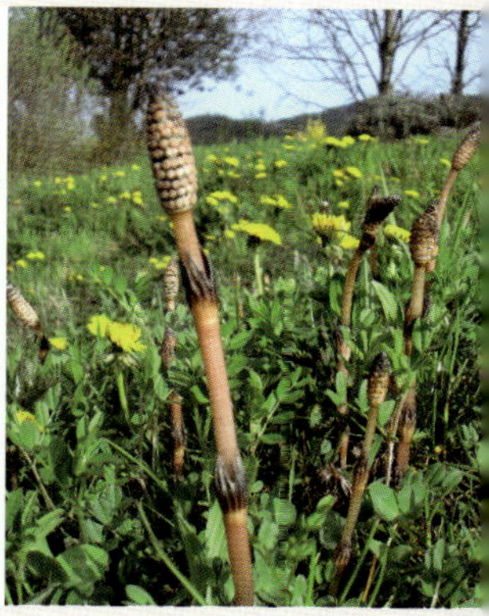

Der Zwerg, der mal ein Baum war

Der Ackerschachtelhalm ist ein Gewächs aus uralter Zeit. Schon in der Karbonzeit haben riesige Schachtelhalmwälder die Erde bedeckt und sich im Laufe der Jahrmillionen zu Steinkohle gewandelt. Betrachtet man die geschmeidige Bauart, so erinnert sie an ein Tannenbäumchen, biegsam und zäh.
Das lateinische „Equisetum" bedeutet „Pferdeschwanz", „arvense" beschreibt den Standort, den Acker. Der Stängel mit den vielen dünnen Nebentrieben wird auch mit dem buschigen Schwanz von Katze oder Fuchs verglichen, daher die Volksnamen Katzenwedel und Fuchsschweif.
Als es noch kein Scheuermittel gab, putzte und polierte man diverse Oberflächen wie Zinnkannen und Kupfertöpfe mit einem Büschel Ackerschachtelhalm blitzblank, weshalb er auch Zinnkraut genannt wird.

Indikationen nach Kommission E:
Durchspülungstherapie bei bakteriellen und entzündlichen Erkrankungen der ableitenden Harnwege, Nierengrieß (innere Anwendung), posttraumatisches (nach Unfällen, Operationen) und statisches (langes Stehen) Ödem, begleitend bei schlecht heilenden Wunden (äußere Anwendung).

Gegenanzeigen:
Ödeme infolge eingeschränkter Herz- und Nierentätigkeit bei innerer Anwendung, bei äußerer Anwendung keine bekannt.

Nebenwirkungen: Keine bekannt

Erfahrungsheilkundliche Anwendungen:
„Alle über Vierzigjährigen sollten sich zur Gewohnheit machen, täglich eine Tasse Ackerschachtelhalmtee zu trinken, denn dadurch verschwinden alle Rheuma-, Gicht- und Nervenschmerzen", behauptete der Schweizer Kräuterpfarrer Johann Künzle Anfang des 20. Jahrhunderts. Sein Allgäuer Kollege Sebastian Kneipp blies ins selbe Horn: *„Das hält die Gefäße geschmeidig und beugt dem Gedächtnisschwund vor."*

In der Tat sind der hohe Anteil an Kieselsäure und anderen Mineralien auf vielfältige Weise nutzbar. Kieselsäure aktiviert den Stoffwechsel von Knorpel und Knochen, baut Haut und Haare auf.
Leistungssportler profitieren von der positiven Wirkung auf Bänder und Sehnen. Ackerschachtelhalm fördert die Wasserausscheidung im Gewebe, ohne wesentlich Natrium- und Kaliumionen auszuspülen. Es kommt also zu keiner Elektrolytverschiebung im Blut. Er spielt deshalb eine wichtige Rolle zur Blutreinigung, bei Katharren der Harnwege und stoffwechselbedingt geschwollenen Beinen.

Auch zur Behandlung kosmetischer Problemchen, zur Anregung des Hautstoffwechsels und Straffung des Bindegewebes beispielsweise, eignet sich der Ackerschachtelhalm, indem er sanft das Wasser aus dem Körper schleust.
Sogar den Kulturpflanzen in Ihrem Garten können Sie Gutes tun, indem Sie ein Spritzmittel zur Vorbeugung gegen diverse Pilzerkrankungen herstellen.

Rezepturen & erlebtes Wissen

Tee zur Durchspülung bei Harnwegsinfekten

2 El Kraut kalt aufsetzen, 30min köcheln und abgießen. Mehr Effektivität bringt das Einlegen von 6 El Kraut über Nacht in 1L kaltes Wasser, am nächsten Tag 30min köcheln und abseihen. Über den Tag verteilt trinken, dabei auf ausreichende Flüssigkeitszufuhr achten.

Der Ackerschachtelhalm ist ein stabiles Kraut, welches für die Herstellung eines Tees mit Wurzeln und Rinden verglichen werden kann. Um die Kieselsäure zu extrahieren, bereiten Sie eine Abkochung (Dekokt). Statt der üblichen 7 bis 10 Minuten wird der Ackerschachtelhalm 30 Minuten geköchelt.

Macht schönes Haar – stoffwechselfördernde Teekur

bei diffusem Haarausfall unbekannter Genese. Nach seelischem Schock, nach schwerer Erkrankung oder Operationen.

Innerlich:

Ackerschachtelhalm
Walnussblätter
Brennnesselblätter
Birkenblätter

zu gleichen Teilen mischen und heiß aufgießen, 30 min ziehen lassen und über 8 Wochen 4 Tassen täglich trinken.

Äußerlich:

Mit 40 ml Ackerschachtelhalm-Dekokt
40 ml Brennnesselessenz
20 ml Klettenwurzelöl und
ätherischem Rosmarinöl (Rosmarinus officinalis), 5 Tropfen

2 mal täglich in die Kopfhaut einmassieren.
Durch die wachstums- und durchblutungsfördernden Eigenschaften der Pflanzen wird der Haarwurzel Halt gegeben und die Regeneration des Haarbodens unterstützt.
Schließen Sie mit Ihrem Arzt eine eventuell bestehende hormonelle Grunderkrankung aus.

Kenianische Läuferbeine statt dünner Stelzen – Ackerschachtelhalm für Sportler

Das Unkraut ist zum Lifestyle-Piece aufgestiegen. Als Extrakt ist es als Nahrungsergänzungsmittel für Superfood-Gurus unverzichtbar und punktet vor allem im (Leistungs-) Sportbereich. Hier wird es während intensiver Trainingseinheiten zur Leistungssteigerung und schnelleren Regeneration eingenommen. Ackerschachtelhalmextrakte gibt es in flüssiger oder Kapselform und kann bei einer Firma aus dem Schwobeländle käuflich erworben werden.

Osteoporose-Vorbeugung

Je 30 gr Ackerschachtelhalm, Vogelmiere und Brennnesselkraut kalt aufsetzen, kurz aufkochen und 30 min ziehen lassen. 3 mal täglich über 12 Wochen 1 Tasse trinken. Hormonelle Erkrankung (Schilddrüse) müssen im Vorfeld ausgeschlossen werden.

Waldig-herbes Grüngetränk (grüner Smoothie)

1 Handvoll Ackerschachtelhalm
½ Galia-Melone
2 Stangen Sellerie mit Blättern
1 Handvoll Erdbeeren
1 Orange ohne Schale, aber mit ein paar Zesten
paar Spritzer Bio-Zitrone
1 kleines Stück Ingwer
100 ml Wasser oder Eiswürfel nach Geschmack

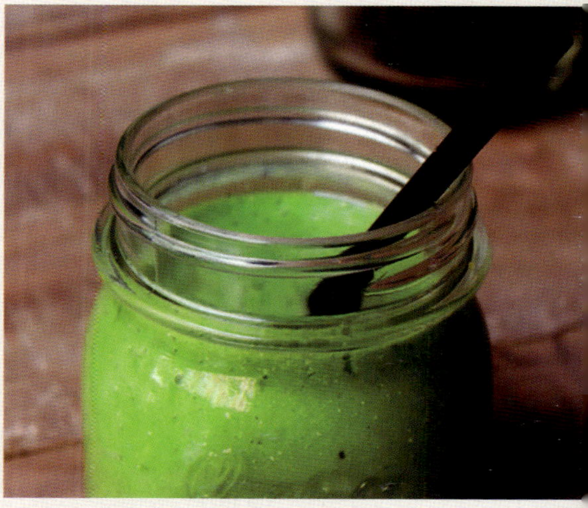

Alle Zutaten in den Mixer und sofort servieren.

Härter als Stahl: sanftes Messerwetzen dank Kieselsäure

Legen Sie lange Halme nebeneinander und rollen Sie ein paar Mal mit einem Wellholz darüber. Ziehen Sie jetzt das stumpfe Messer mehrmals von beiden Seiten über die Halme bis der Stahlabrieb deutlich auf den Stängeln zu erkennen ist. Ihr Messer ist nun scharf wie eine Rasierklinge.

Beinwell *(Symphitum officinale)*

Der Beinwell gehört zur Familie der Raublattgewächse (Boraginaceae) und ist eine mehrjährige, krautige Pflanze. Er ist auf nährstoffhaltigen, sonnig bis halbschattigen Wiesen mit tiefem humosem Boden zu finden und erreicht eine Wuchshöhe von einem Meter. Der aufrechte fleischige Stängel und die großen Laubblätter sind borstig behaart. Die glockenartigen Blüten des Beinwell sind violett bis weiß und haben ihre Blütezeit von Mai bis September. Sie werden gern von Hummeln besucht.

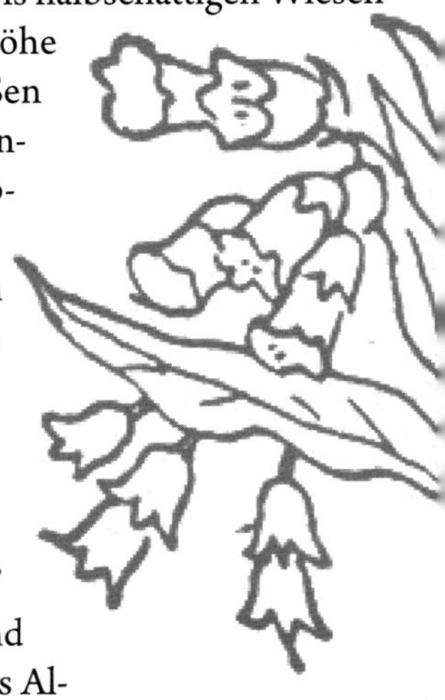

Der Wurzelstock kann sich bis zu 50 cm tief in den Boden graben und ist gut fingerdick. Er ist ummantelt von einer schwarzen schleimigen Rinde und ist im Kern weiß und fleischig. Die Wurzel wird im Frühjahr oder Herbst ausgegraben, die Blätter während der Blütezeit gepflückt.
Arzneilich wirksame Inhaltsstoffe sind sowohl in der Wurzel als auch in den Blättern vorhanden. Neben dem „Knochenwuchsmittel" Allantoin, das sich auch positiv auf die Wundheilung auswirkt, sind Schleimstoffe, Vitamine, Mineralien und Gerbstoffe vertreten. Das Alkaloid Pyrrolizidin, welches in Spuren in der ganzen Pflanze vorkommt, ist, in sehr großen Mengen verzehrt, lebertoxisch und krebserregend.

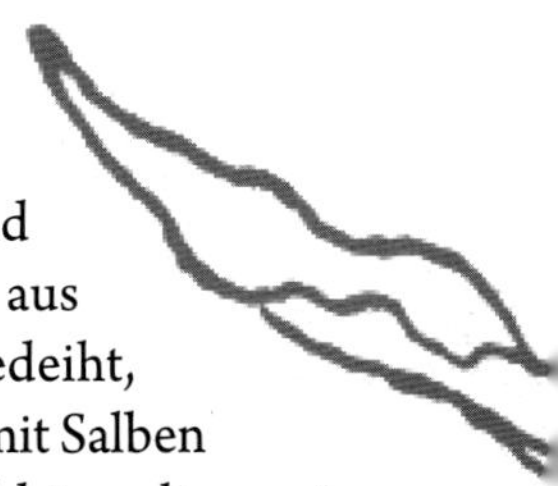

Der wilde Beinwell, in Ihrem Garten angepflanzt, ist anspruchslos und bedarf keinerlei „Behandlung". Sie können praktisch zusehen, wie aus einem kümmerlichen Stecken eine rasant wachsende Heilpflanze gedeiht, deren Wurzel ausreicht, um ein Drittel der Bevölkerung in Ihrem Ort mit Salben zu versorgen. Im folgenden Jahr kann es passieren, dass weitere Nachkömmlinge wie aus dem Nichts entstehen.

Der Knochenheiler

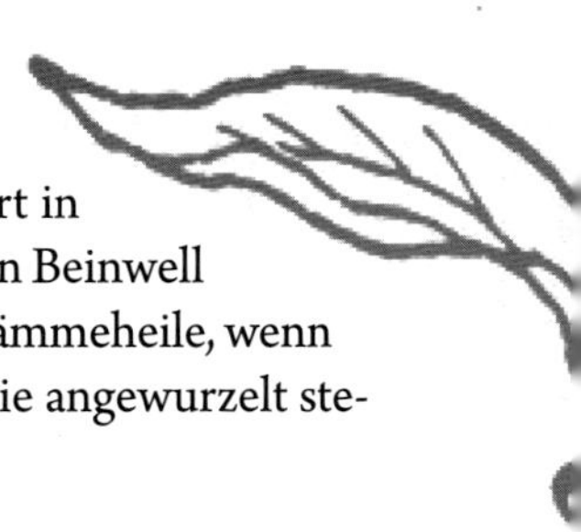

„Diä hämmir fräjer als de Sey zum Frässe gä" staunte der Landwirt in de Hasle, einem Simonswälder Ortsteil, als er die Erlaubnis gab, den Beinwell von seiner Hausmatte auszugraben. „Säller bruch ich zum Knochezämmeheile, wenn emol einer bricht", kriegte er zur Antwort. Er blieb immer noch wie angewurzelt stehen, nachdem die des Beinwells schon im Rucksack verschwand.
„Wenn i mol de Haxe brich, kummi zu dir".

Da wäre er gut bedient, denn bei dieser Pflanze ist der Name Programm: Das althochdeutsche Wort „Bein" bedeutet „Knochen, Gebein" und „well": „wallen, zusammenfügen". Daher stammt auch der Volksname „Wallwurz". Das griechische „symphein" = „zusammenwachsen" weist ebenfalls auf die wundheilenden Eigenschaften des Beinwell hin. Die Inhaltsstoffe Allantoin und Cholin sind spezialisiert für stumpfe Verletzungen und Frakturen (Brüche) und sorgen für einen raschen Rückgang von Schmerz und Schwellung.
Auch schlecht heilende Wunden haben keine guten Chancen dank der im Beinwell reichlich enthaltenen Schleim- und Gerbstoffe.

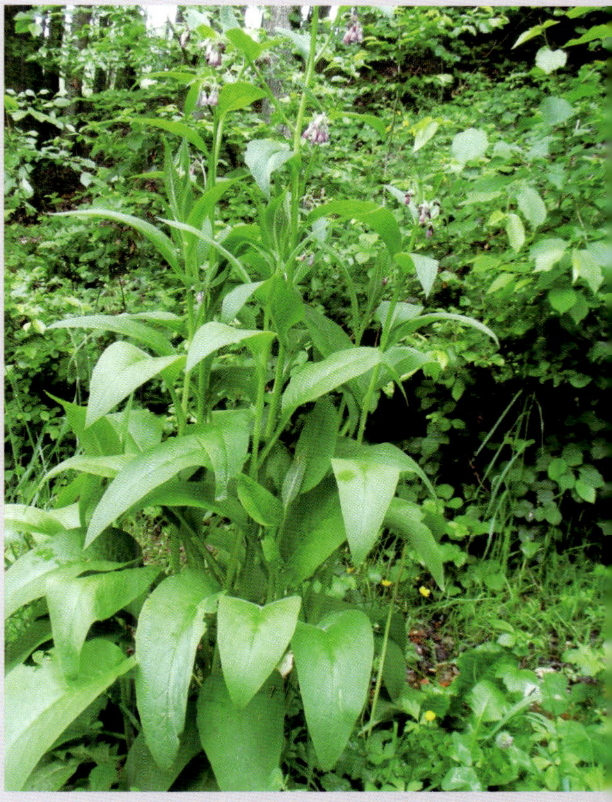

Indikationen nach Kommission E:
Prellungen, Zerrungen, Verstauchungen (äußere Anwendung).

Gegenanzeigen:
Wegen Spuren von leberschädigenden Pyrrolizidinalkaloiden Kinder unter 12 Jahren, Schwangerschaft und Stillzeit.

Nebenwirkungen: Keine bekannt

Erfahrungsheilkundliche Anwendungen:
„Der Beinwell lässt zusammenwachsen, was zusammenwachsen WILL".
Möchte man dem Ethnobotaniker Wolf-Dieter Storl Glauben schenken, sogar richtig und nicht krumm und schief. Vorzustellen wäre das. Im Falle eines Bruches kann das als Erste-Hilfe-Massnahme angesehen werden.
Das Wunderwuchsmittel im Beinwell ist das Allantoin. Dessen Heilkraft beschränkt sich nicht nur auf unsere „knochigen" Bestandteile, sondern auch auf das Hautgewebe. Allantoin fördert die Kallusbildung und die Regeneration von Gewebe und steigert die lokale Durchblutung. Es sorgt außerdem für eine Verflüssigung des Wundsekretes und dadurch zu einer verbesserten Granulation der Wunde. Die Kraft des Allantoin ist so stark, dass man von der Behandlung tiefer Wunden absieht. Es kann passieren, dass die obere Hautschicht schon verschlossen ist, bevor die Tiefe „nachziehen" kann. Zusammen mit Cholin werden Keime und Bakterien aus der Wundfläche befördert, die Hämatombildung durch bessere Durchblutung reduziert und mit Schleimstoffen die Zellneubildung und damit die Gewebsregeneration beschleunigt.

In der Sportmedizin wird die Pflanze besonders geschätzt. Ihre Wirkung wurde in zahlreichen Studien belegt.

Eine Studie wurde mit insgesamt 164 Patienten mit akuten Sprunggelenksdistorsionen (= verrenkungen) durchgeführt. Jeweils 82 Personen erhielten Beinwell- oder eine Salbe mit dem Wirkstoff Diclofenac.

Das Trauma durfte maximal sechs Stunden zurückliegen und mit keiner zusätzlichen medikamentösen oder physikalischen Therapie vorbehandelt sein. Die Behandlungsdauer betrug sechs bis acht Tage. Die Wirkungen der Beinwellsalbe gegenüber den Aufnahmebefunden der Medikation von Diclofenac waren signifikant überlegen.

Predel HG, Giannetti B, Koll R, Bulitta M, Staiger C: Efficacy of a Comfrey root extract ointment in comparison to a Diclofenac gel in the treatment of ankle distortions: Results of an observer-blind, randomized, multicenter study. Phytomedicine. 2005 Oct;12(10):707 ff.

Die früher geäußerte Empfehlung zur Begrenzung der zeitlichen Dauer der Anwendung (8 Wochen) ist nicht mehr aktuell.
Aufgrund der ausgezeichneten und recht schnell eintretenden Wirkungen dürfte eine längere Anwendung bei Sportverletzungen auch nicht erforderlich sein.

Siehe auch http://www.smgpch/smgp/homeindex/jahrestagungf/2009/abstract/wegener.html

Sind die Warnungen vor Beinwell gerechtfertigt?

Beinwell steht wegen seiner leberschädigenden Pyrrolizidinalkaloide (PA) im Verruf. Es wird sogar von Todesfällen berichtet. In Europa ist definitiv kein Fall bekannt, wo es durch pyrrolizidinalkaloidhaltige Pflanzen, (dazu zählt auch der Huflattich) zu irgendeiner Schädigung kam. Diese Substanz ist dann bedenklich, wenn sie isoliert in hohem Maße angewandt wird. Wissenschaftler taten dies und verabreichten sie in großem Stil Versuchstieren, die daraufhin logischerweise erkrankten. Da es aber schwer vorstellbar ist, dass ein (normaler) Mensch Beinwell in rauen Mengen konsumiert, ist es ziemlich unwahrscheinlich, sich mit dem Verzehr geschweige denn der äußeren Applikation von Beinwell gesundheitliche Probleme einzuhandeln.

Rezepturen & erlebtes Wissen

Tradition zeigt immer noch Wirkung: Beinwellbalsam

In Cremes und Salben lässt sich der Beinwell wunderbar verarbeiten.
Nicht nur die Wurzeln, auch die Blätter des Beinwell sollten Sie unbedingt in Ihre Tinkturen und Öle aufnehmen. Beinwellblätter enthalten den Wirkstoff Symphyto-Cynoglossin, welcher eine beim Auftragen leichte lokale Betäubung erzielt.

200 gr Beinwellölauszug
20 gr Bienenwachs oder 10 gr Bienenwachs und 10 gr Kakaobutter
50 gr Beinwelltinktur
ätherische Öle von Provence-Lavendel (Lavandin), 10 Tropfen und
Rosmarin (Rosmarinus officinalis), 10 Tropfen

Bienenwachs und/oder Kakaobutter im Wasserbad oder einem hitzefesten Glas auf der Herdplatte klar schmelzen, die Tinktur in einem separaten Gefäß erwärmen.
Das Öl in die Fettmischung hineingeben, kurz von Hand unterrühren und vom Herd ziehen. Mit Hilfe des elektrischen Qirls die Tinktur langsam unter Rühren dem flüssigen Fett zufügen und in mehreren Etappen bis zur Handwärme emulgieren. Die ätherischen Öle einrühren, in Salbendosen einfüllen und bis zum Gebrauch kühl aufbewahren.

Beinwellumschlag mit Wurzelpulver und Tee

Ein großes Stück getrocknete Wurzel mit kaltem Beinwelltee aus Blättern in der Küchenmaschine oder dem Mixer zu einer Paste rühren. Auf ein Geschirrtuch streichen und das schmerzende Gelenk damit umwickeln. Bei Überwärmung ein Kirschkernkissen, diesmal nicht aus dem Ofen, sondern aus dem Gefrierfach, darauf legen.

Geht durch Mark und Bein – „Kyttaplasma" von der Wiese

Dies ist die Hausmacher-Alternative zum „Kyttaplasma"-Präparat, der bekannten Paste gegen Entzündungen, Schwellungen und Schmerzen z. B. im Knie- oder Schulterbereich.
Im Originaltherapeutikum werden Beinwellwurzeln verarbeitet.
Diese Rezeptur besteht aus Rücksicht auf Ihr ästhetisches Empfinden aus Blättern. Wenn Sie jedoch problemlos in eine Schüssel schleimigen Wurzelbreis fassen können, dann verfahren Sie wie in der unten genannten Anleitung mit der gleichen Menge an Wurzeln und verlängerter Kochzeit bis 15 min.

350 gr Beinwellblätter
1 L Wasser
8 gr Xanthan transparent (hält die Masse zusammen, Verdickungsmittel)
optional ätherisches Öl (Pfefferminz, Cajeput oder Rosmarin), 12 Tropfen
Verbandmull oder Küchenpapier

Beinwellblätter grob hacken, mit dem Wasser aufsetzen, 5 min kochen und bis zur Abkühlung auf Handwärme auf der Herdplatte stehen lassen.
Durch ein Haarsieb filtern und den Sud auffangen und zur Seite stellen.
Mit dem Stabmixer die Blätter pürieren und je nach Konsistenz ca. 8 gr Xanthan transparent darüberstreuen und gleich unterrühren. Es soll eine gut streichfähige, nicht zu weiche Paste entstehen. Falls vorhanden, können Sie das ätherische Öl beigefügen. Die Masse eine halbe Stunde ruhen lassen. Den Blätterbrei für den sofortigen Gebrauch in ein Schraubglas füllen und im Kühlschrank lagern. Liegt kein akuter Fall vor, so können Sie die Paste hundertgrammweise einfrieren. Die Haltbarkeit beträgt 3 Monate.

Die kalte Paste 1 cm dick auf ein angefeuchtetes Stück Verbandmull oder Küchenpapier mit einem breiten Messer auftragen, auf die betroffene Körperstelle auflegen und mit einem Tuch abdecken. Gegebenenfalls mit einer Binde fixieren.

Den aufgefangenen Sud von der „Kytta-Plasma“-Rezeptur fein filtern (Kaffeefilter), 90 ml hochprozentigen Alkohol dazu geben und für die sofortige Verwendung in Flaschen füllen und im Kühlschrank aufbewahren. Oder in Eiswürfelbehälter einfrieren und bei Bedarf entnehmen.

Kalte Umschläge mit Beinwellprodukten werden bis zu 7 Stunden (über Nacht) angelegt. Warme Umschläge sollten Sie aufgrund des intensiveren Eindringens des Wirkstoffs nicht länger als zwei Stunden, dafür aber mehrmals am Tag, anlegen.

Hier tritt das Vermummungsverbot außer Kraft: Franzbranntwein mit Beinwell und scharfen Zutaten aus dem Gewürzregal

Alkoholische Einreibungen mit Beinwell, scharfen Gewürzen und ätherischen Ölen wirken bei Muskelverspannungen und –verhärtungen schmerzlindernd und durchblutungsfördernd.

Ein daumenlanges Stück frischen Ingwer und einen Apfelschnitz mit Schale raspeln. Beides mit 1 Tl Zimt in ein Schraubglas geben, mit 50 ml Beinwelltinktur und 100 ml hochprozentigem Schnaps auffüllen.

10 getrocknete Chilis mit Kernen und 10 getrocknete Nelkenblüten („Nägele“) in der elektischen Kaffeemühle pulverisieren.

Bevor Sie den Deckel öffnen, „bewaffnen“ Sie sich mit einer Sturmhaube oder einem Mund- und Nasenschutz. Das feingemahlene Pulver kommt Ihnen als scharfe Wolke entgegen und reizt Nasen- und Rachenschleimhäute, welches sich als heftige Nies- und Hustenattacke äußert. Wenn Sie sich gleichzeitig noch mit den Fingern ins Auge fassen, sind Sie gänzlich außer Gefecht gesetzt.

Mischen Sie das Pulver sofort unter die anderen Zutaten und pinseln Sie den verbleibenden Rest in der Kaffeemühle sorgfältig aus. Waschen Sie sich anschließend die Hände.

Alle Zutaten mindestens eine Woche auf dem Fenstersims durchziehen lassen. Täglich einmal schütteln. Nach Ablauf der Zeit in eine dunkle Flasche filtern und je 20 Tropfen ätherisches Öl von Lavendel und Rosmarin hineingeben.

Haarwachstumsförderndes „Leave in“* mit Beinwellblättern

Beinwell gibt dünnem, sprödem Haar – um es mit Werbeworten auszudrücken – Spannkraft, Volumen und leichte Kämmbarkeit. Der Obstessig schließt die Haarstruktur und so entsteht der Glanz.

1 Handvoll zerkleinerte Blätter mit 1 L Wasser 10 min köcheln, mit einem Schuß Obstessig in eine Plastikschüssel, in der Ihr Kopf hineinpaßt, abgießen und erkalten lassen.
Nach der Wäsche mit einem milden Shampoo, die Haare mit samt dem Kopf ein paar Sekunden in die Schüssel tauchen und den Rest der Spülung über dem Kopf ausschütten.
Dieses Manöver klappt einwandfrei knieend vor dem Badewannenrand.

Beinwell reinigt und durchblutet die Kopfhaut, regt das Wachstum der Haare an und lässt sogar neues sprießen. Voraussetzung hierfür ist natürlich eine intakte Wurzel und keine hormonellen Erkrankungen (bitte klären Sie das im Vorfeld mit Ihrem Arzt). Nach Aussagen Betroffener soll nach 6 Wochen bei zweitägiger Haarwäsche bereits ein deutlich sichtbarer Erfolg zu sehen sein.
Sollte Ihr Shampoo zähflüssig sein, „strecken" Sie es mit einem Schluck starkem kaltem Beinwelltee, so haben Sie zusätzliche Wirkstoffe.

**„Leave in" (engl.) heißt „drinnen oder drauf lassen" bedeutet eine Haarspülung, die im Haar verbleibt.*

Wellness für Gartenpflanzen: Beinwelljauche

Ein paar Handvoll Blätter grob zerkleinern, mit Wasser in einen Eimer geben und verschließen. 2 Wochen in der Sonne stehen lassen. Wenn die Brühe schäumt und riecht, hat eine Zersetzung stattgefunden und kann nach der Zurückbildung des Schaumes eingesetzt werden. Düngen Sie mit einer Verdünnung von 1:10 (1 Teil Jauche: 10 Teile Wasser) bis 1:20 jene Pflanzen, die für ihr Wachstum intensiv Nährstoffe aus dem Boden ziehen, z.B. ihre Tomaten, Kürbisse, Himbeeren und Rosen.

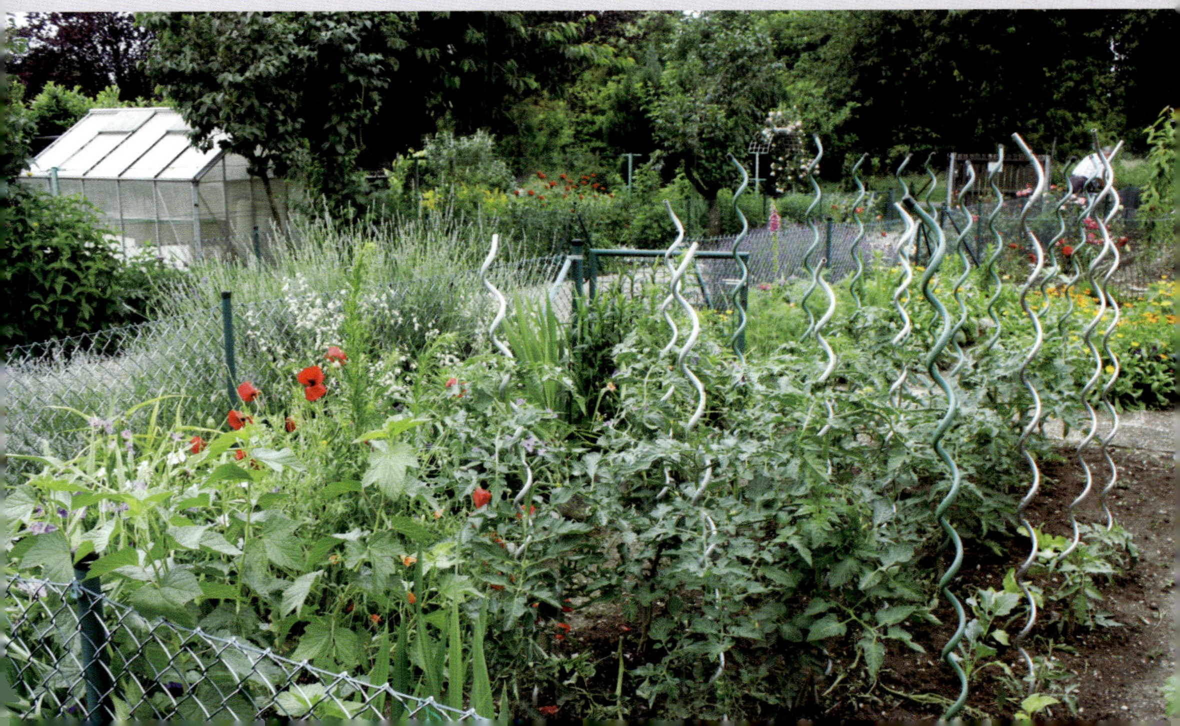

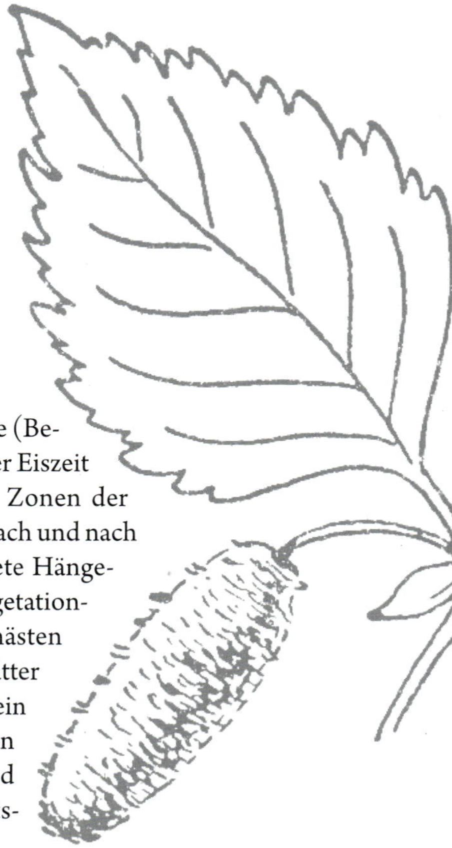

Birke, Hängebirke

(Betula pendula)

Die Birke stammt aus der Gattung der Birkengewächse (Betulaceae) und ist eine Pionierpflanze, die sich nach der Eiszeit als Erstansiedlerin in den gemäßigten und kühlen Zonen der Nordhalbkugel verbreitet hat und anderen Pflanzen nach und nach Lebensraum bot. Die in unserer Gegend beheimatete Hänge- oder Weißbirke kündet im Frühjahr das Ende der vegetationsarmen Zeit an. Auf ihren überhängenden Seitenästen nehmen leuchtend hellgrüne, rhombenförmigen Blätter mit gezähntem Rand Gestalt an. Birkenblätter sind ein wissenschaftlich gesichertes Heilmittel und deren Wirkung wird vorwiegend den Flavonoiden und Saponinen zugeschrieben. Weitere wichtige Inhaltsstoffe sind Zucker, Harze und ätherisches Öl.

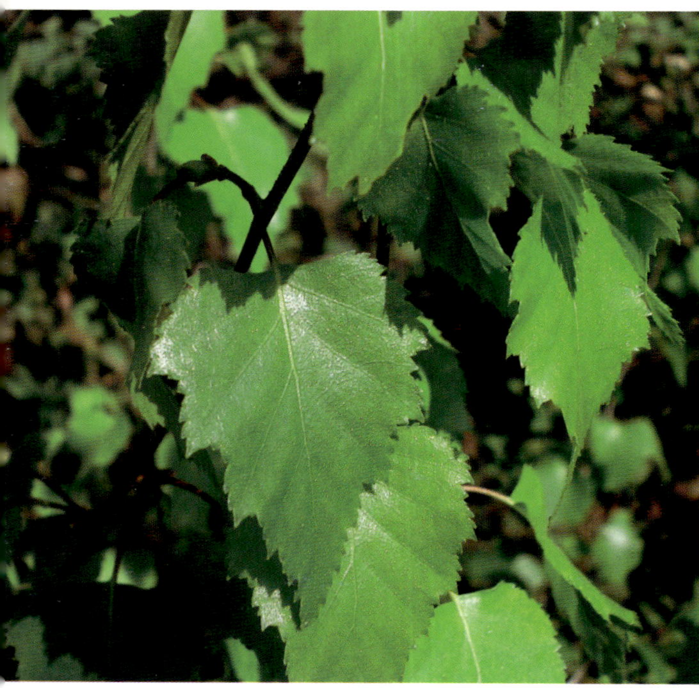

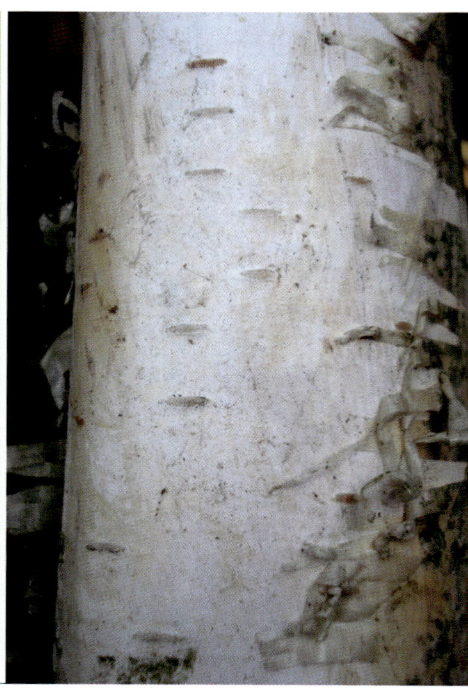

Birken sind zwittrig, die männlichen, walzenförmigen Kätzchen, die über den weiblichen sitzen, übergeben im Frühjahr Tausende Pollen dem Wind zur Bestäubung.
Die Birke erreicht eine Höhe bis 25 Meter. Ihr schlanker, heller Stamm ist das unmittelbar ins Auge springende äußere Merkmal. Durch die weiße Farbe des Stammes wird ihr optisch alle Schwere und Dunkelheit genommen.
Die charakteristische, luftgepolsterte Rinde schält sich in horizontale Streifen ab, um sich danach in eine schwarze, steinharte Borke zu verwandeln. Die Birkenrinde wurde um 1500 als Schreibpapier erwähnt und deutsche Soldaten schrieben bis zum Ende des Ersten Weltkrieges „Birkenbriefe" in die Heimat.
Ihre Bewurzelung passt sich den Bodenverhältnissen am Standort an. Dabei sind an erster Stelle die Wasserführung, die Belüftung und die Wärmeverhältnisse entscheidend.
Die Birke duldet um sich herum kaum Flora. Sie entzieht dem Boden Nährstoffe und nur wenige Pflanzen finden in ihrer Nähe einen geeigneten Standort.

Die „Braut des Waldes" ist leicht entflammbar

„Alles hat zu der Frühlingsfeier
schön geziert sich, wohin man schaut,
aber die Birke in zartem Schleier
ist die Zierlichste,
ist die Braut"

Johannes Trojan „Unsere deutschen Wälder"

Unsere Vorfahren sahen in der „Wälderbraut" nicht eine zukünftige Ehefrau aus unserem hochgelegenen Nachbarort, sondern die Verkörperung von Zartheit und Anmut, hervorgehoben durch ihre weiße Rinde.
Sie galt im deutschen Volksglauben als Symbol der Jugend und Fruchtbarkeit. Ein in der Nacht zum 1. Mai an das Haus des verehrten Mädchens gestellter Birkenzweig diente als ernsthaftes Zeichen der Liebe und als symbolischer Heiratsantrag. Auch bei kirchlichen Festen werden noch heute junge Birken als Schmuck aufgestellt.
Die Kelten verehrten „Birgit", die Lichtgebärerin. Sie läßt ab Maria Lichtmess die Tage länger und lichtvoller werden und mobilisiert ihre Säfte im Inneren für das bevorstehende Frühjahr.

Die Birke belebt und macht frisch. Zusammen mit Brennnessel und Löwenzahn werden Birkenblätter bei Frühjahrskuren gegen Gicht und Rheuma angewendet. Getrocknete Birkenblätter als Tee aufgegossen gelten als einer der besten Maßnahmen zur Erhöhung der Wasserausscheidung, ohne die Nieren zu reizen.

Betulin macht Furore bei Hauterkrankungen

Interessant für Menschen mit chronischen Hauterkrankungen dürfte das in der Birkenrinde befindliche Betulin sein. Betulin gibt dem Stamm die weiße Rinde und schützt ihn vor

Umwelteinflüssen. Es wurden in zahlreichen wissenschaftlichen Studien an der Universitäts-Hautklinik in Freiburg antientzündliche, antibakterielle und wundheilungsfördernde Wirkungen nachgewiesen, so dass sich der Einsatz bei Erkrankungen wie Schuppenflechte als sinnvoll erweist.

Einem deutschen Unternehmen, der „Birken AG" ist es gelungen, hochwertiges Betulin durch ein patentiertes Verfahren aus der Birkenrinde zu extrahieren und eine Emulsion herzustellen, die vollständig auf weitere Zusatzstoffe verzichtet.
Für Birkenpollenallergiker ist Betulin vollkommen unbedenklich, da die verantwortlichen Allergene der Birkenblüte nicht in der Birkenrinde enthalten sind.
Weitere Informationen: www.imlan.de

Indikationen nach Kommission E:
Begleitend bei rheumatischen Beschwerden, Durchspülungstherapie bei bakteriellen und entzündlichen Erkrankungen der ableitenden Harnwege und bei Nierengrieß.

Gegenanzeigen:
Keine Durchspülungstherapie bei Ödemen infolge Herz- und Niereninsuffizienz.

Nebenwirkungen: Keine bekannt

Erfahrungsheilkundliche Anwendungen:
Die vorrangige Eigenschaft der Birke ist es, durch eine Anregung der Nierenfunktion die Harnmenge zu erhöhen und damit Blase und Nieren durchzuspülen, denn nicht umsonst wird die Birke auch als „Nierenbaum" bezeichnet. Im Frühjahr produziert die Birke „Wasser", das sie über die Blätter abgibt, weshalb es an heißen Sommertagen angenehm ist, im Schatten einer Birke zu sitzen.

Rezepturen & erlebtes Wissen

Wenns „bisst uffm Kopf" hilft nicht immer nur Waschen: Birkenhaarwasser zur Durchblutung des Haarbodens und bei fettiger, juckender Kopfhaut

20 ml Birkenblättertinktur
20 ml Melissentinktur, falls vorhanden, sonst 10 Tropfen ätherisches Lavendelöl (Lavandula angustifolia),
10 ml Arnikatinktur
100 ml Hamameliswasser (Apotheke)
mischen und in eine dunkle Flasche füllen. Täglich in die Kopfhaut einmassieren.

Frühjahrsputz mit der Birkenblätter-Teekur bei Gicht

So wie Sie den Putzlappen in Ihren vier Wände schwingen, können Sie auch Ihr ureigenes Zuhause auf Vordermann bringen.

2 Tl zerkleinerte Birkenblätter mit 1 Tasse kochendem Wasser übergießen, 10 Minuten ziehen lassen und absieben.
Trinken Sie davon 3 mal täglich 1 Tasse.
Zusätzlich über den Tag verteilt mindestens 1 L dünnen Birkenblättertee, den Sie am Morgen schon zubereiten und in einer Thermoskanne warmhalten. Dafür übergießen Sie 1 El Birkenblätter und seihen sie nach 10 min ab.

Durch die Birkenblätter-Kur werden körpereigene Entgiftungsfunktionen angeregt, die im Bindegewebe und in den Gelenken angelagerten Stoffwechselendprodukte (im Volksmund „Schlacken") werden mobilisiert und ausgeschieden.
Achten Sie weiter auf zusätzliche Flüssigkeitszufuhr in Form stark verdünnter Saftschorlen oder warmem Wasser.

Frühlingskraft auf dem Butterbrot

Junge klebrige Blätter und Knospen kleinschneiden und als Brotbelag oder Salatbeigabe genießen.

So machen's die Finnen:
Birkensaft als Stärkungsmittel nach kräftezehrenden Krankheiten

Die Birke sammelt den Sommer hindurch Nährstoffe, die sie im Winter in Ihren Wurzeln speichert. Im zeitigen Frühjahr steigen diese als Saft hoch bis in das Geäst. Bei einem gesunden großen Baum können das bis zu 20 Liter am Tag sein. Diese Periode hält etwa vier Wochen an. Halten Sie Ihr Ohr an die Rinde und Sie können mit ein wenig Glück das Strömen des Saftes hören.
Der Saft des Birkenstammes enthält in verdünnten Mengen viele Mineralstoffe und Spurenelemente, darunter Kalzium, Magnesium, Natrium und Fruchtzucker und hat dadurch viele positive Gesundheitswirkungen.
Der Birkensaft wird nach der Schneeschmelze gewonnen, bevor die Blattknospen ausschlagen.

Der Stamm einer großen Birke wird einen Meter über dem Boden 5 cm tief angebohrt, ein dünner Schlauch hineingeschoben und der austretende klare Saft in einem Glasgefäß aufgefangen. Anschließend wird die „Wunde“ mit Baumharz und einem angespitzten Birkenholzpfropf verschlossen. Von diesem Saft trinkt der Finne täglich ein Schnapsglas voll.

Von Nachahmungen Ihrerseits ist abzuraten, denn unsachgemäßes Anstechen kann Birken derart beeinträchtigen, dass sie anschließend absterben. Daher ist diese Maßnahme nur Sachkundigen vorbehalten.

Wenn man auch ohne Orangenhaut gut riechen will: selbstgemachter sahniger Cellulite-Killer mit Sheabutter

Cellulite ist keine todbringende Krankheit, sondern weist „nur“ auf eine Bindegewebsschwäche unterschiedlicher Ursachen hin.
Die Erhebungen sind, vereinfacht gesagt, aufgeblähte Fettzellen, die dank des weiblichen Geschlechtshormons Östrogen, vom Bindegewebe nicht mehr in der Unterhaut festgehalten werden können.

90 gr Birkenölauszug
60 gr Sheabutter (raffiniert)
ätherische Öle von
Grapefruit (Citrus paradisi), 30 Tropfen
Wacholderbeere (Juniperus communis), 20 Tropfen
Zitrone (Citrus limonum), 30 Tropfen
Atlaszeder (Cedrus atlantica), 20 Tropfen

Den Birkenölauszug und die Sheabutter zusammen im Wasserbad unter Rühren solange erwärmen, bis die Butter gerade eben geschmolzen ist.

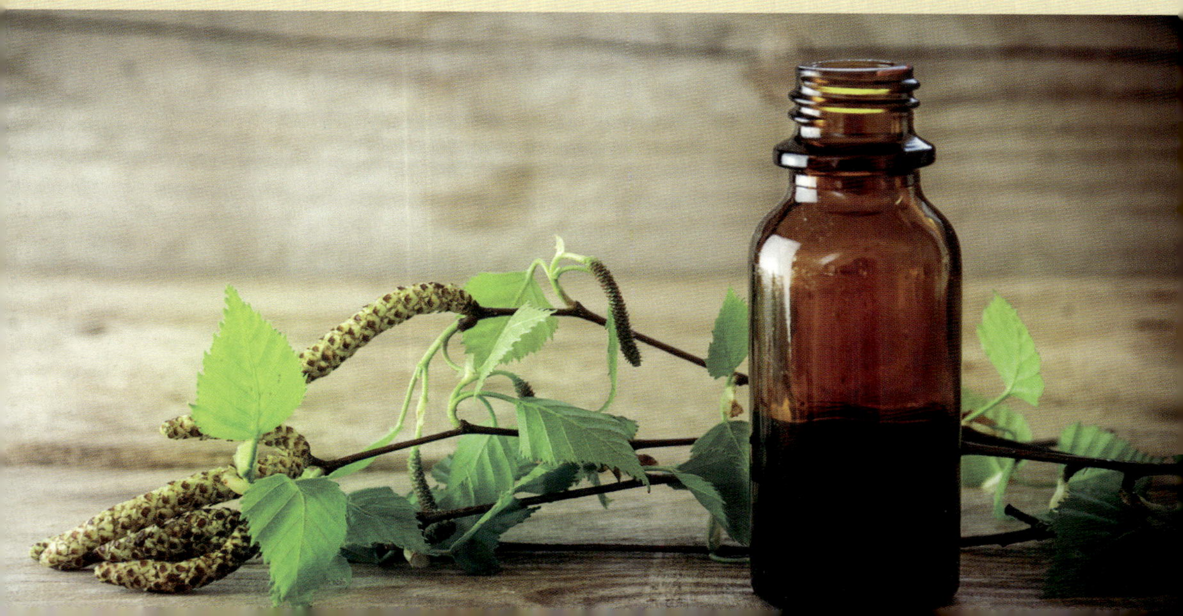

Vom Herd nehmen, mit dem elektrischen Quirl ein paar Minuten hochtourig rühren und für 30 min in den Kühlschrank stellen.
Anschließend kräftig aufschlagen, bis eine sahnige Konsistenz entsteht.
Die ätherischen Öle hinzufügen und für mindestens 2 Stunden im Kühlschrank ruhen lassen.
Noch einmal ein paar Minuten quirlen und in ein Schraubgefäß füllen.

Den Cellulite-Killer an Oberschenkeln und Gesäß von unten nach oben und von außen nach innen mindestens 2x täglich einmassieren bis der Topf leer ist.

Die aus der Frucht des Karitébaumes hergestellte Sheabutter ist ein wunderbares Pflegeprodukt für alle Hauttypen. Sie weist sehr viele Inhaltsstoffe auf, die fast ausschließlich heilende Wirkungen haben. Besonders zu erwähnen ist der hohe Anteil Ölsäure, Vitamin E, Beta-Karotin und Allantoin.
Der Eigengeruch der naturbelassenen Sheabutter ist gewöhnungsbedürftig und erinnert an Kuhstall. Empfindlichen Nasen wird daher empfohlen, die raffinierte Variante zu benutzen, wenngleich durch den Bearbeitungsprozeß ein Teil der Inhaltsstoffe eingebüßt wird.

Kraterlandschaften in sanfte Hügel verwandeln - Cellulite-Killer als Peeling

Geruchsneutrales Duschgel mit leicht abnehmbarem Verschluß
3 El Kaffeepulver pro 100 ml
pro 100 ml ätherische Öle von
Grapefruit (Citrus paradisi), 20 Tropfen
Wacholderbeere (Juniperus communis), 10 Tropfen
Zitrone (Citrus limonum), 20 Tropfen
Atlaszeder (Cedrus atlantica), 10 Tropfen

Duschgel, ätherische Öle und Kaffeepulver in einer Schüssel gründlich mischen und wieder zurück in die Duschgelflasche gießen. Vor Gebrauch kräftig schütteln und während des Duschens an Gesäß und Oberschenkel mit einem rauen Waschhandschuh anwenden.

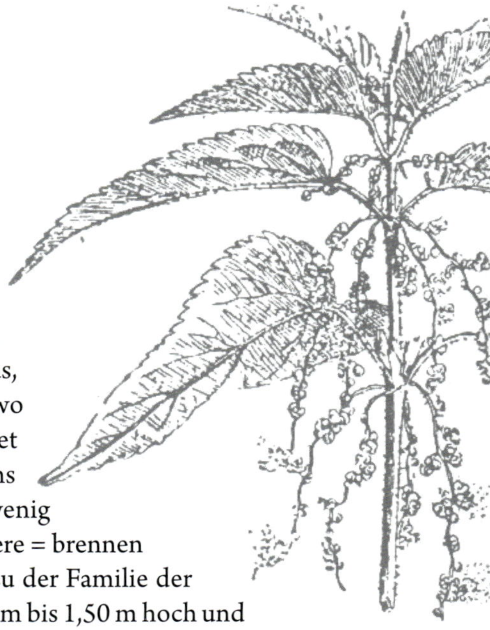

Brennnessel, Große

(Urtica dioica)

Die Brennnessel findet man überall auf der Welt. Ob in der Großstadt, auf dem Land, hinterm Haus, auf Schutt- und Schrottplätzen. Überall dort, wo der Mensch seine Spuren hinterlassen hat, breitet sie sich aus. Man könnte meinen, sie wächst uns hinterher und wird doch als Heilpflanze wenig beachtet. Die Große Brennnessel (Urtica, lat. urere = brennen / dioica, bot. diözisch = zweihäusig)) gehört zu der Familie der Brennnesselgewächse (Urticaceae). Sie wird 30 cm bis 1,50 m hoch und hat einem winterharten Wurzelstock. Eine Verwandte der mehrjährigen Großen Brennnessel ist die einjährige Kleine Brennnessel (Urtica urens), die nur 50 cm hoch wird. Bei beiden Arten verwendet man die oberirdischen Teile und die Wurzeln.

Die Große Brennnessel besitzt weibliche und männliche Blüten (zweihäusig). Die männlichen Pflanzen öffnen im Hochsommer ihre winzigen Blütenknöspchen schlagartig und lassen dabei Tausende Blütenpollen zum nächst stehenden Weibchen wehen. Nach einer erfolgreichen Befruchtung entstehen kleine Früchte, die man als „Samen" bezeichnet. Die Samen hängen rispenförmig vom Stängel herab.

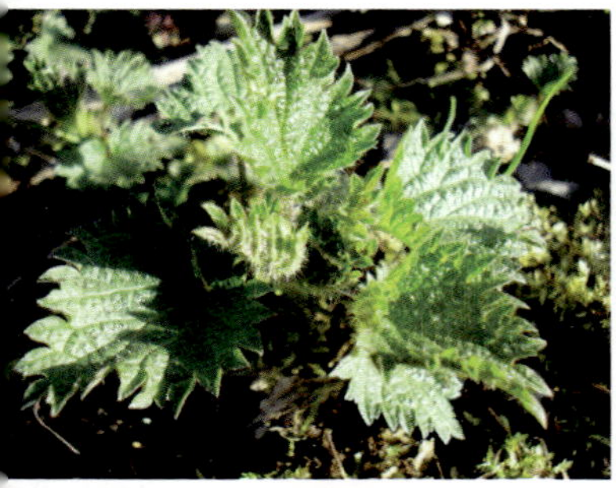

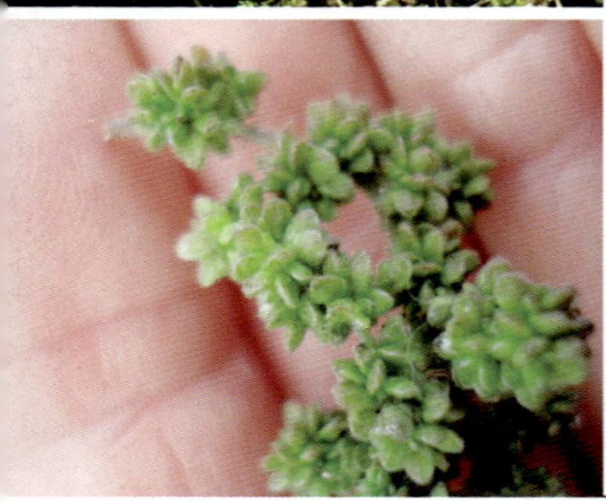

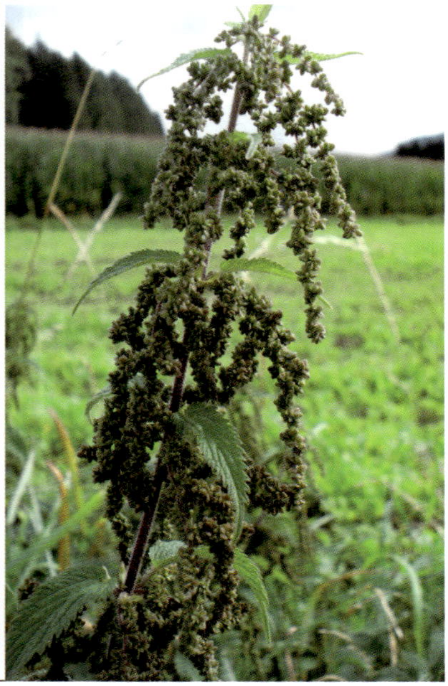

Blätter und Stängel sind überzogen mit Unmengen kleiner Brennhaare. Bei geringster Berührung brechen diese ab. Der abgebrochene Haarstumpf bohrt sich in die Haut des „Störenfrieds" und injiziert ein Gemisch aus Ameisensäure, Azetylcholin und Histamin, welches augenblicklich brennenden Juckreiz mit schmerzhaften Quaddeln auslösen kann. Brennnesseln brennen nicht, wenn man von unten nach oben an ihnen ent-

lang streicht. In dieser Richtung berührt, brechen die Spitzen der Brennhaare nicht ab. Sobald das Kraut im Korb landet, ist der wesentliche Teil der „Schärfe“ genommen. Sie können das gesammelte Kraut in einem Geschirrtuch hin und her rollen, sodass die Härchen abbrechen oder – um ganz auf Nummer Sicher zu gehen – blanchieren Sie das Kraut kurz.
Die wichtigsten Inhaltsstoffe der Brennnessel sind Mineralstoffe, vor allem Kieselsäure, Kalium und Calcium, Flavonoide und seltene ungesättigte Fettsäuren.

Die am leichtesten zu findende Heilpflanze

Die Brennnessel wächst dort wo die Natur und letztendlich auch der Mensch sie braucht. Ausgerechnet auf Schutt- und Müllhalden tut sich die als Unkraut betrachtete Heilpflanze hervor. Sie besiedelt übersäuerte, mit Stickstoff überdüngte Böden. Der aus dem Boden aufgenommene Stickstoff wird in der Pflanze in Eiweißverbindungen umgewandelt und so wirkt sich die Brennnessel heilend auf das Bodengeschehen und auf den Menschen, der sie nutzt. Die Brennnessel sollte als Standardgemüse in die heutige Ernährung mit einfließen. Sie ist ein hochwertiges, immer verfügbares und kostenloses Nahrungsergänzungsmittel.

„Sie sengt und brennt wie Donars Blitzstrahl."
Diese Erfahrung kennt jeder, der sich schonmal „in die Nesseln gesetzt hat". Von dieser Kraft ausgehend, nutzte man die Brennnessel als abwehrendes Mittel gegen Unheil jeglicher Art. Die Verbindung der Brennnessel mit dem Gewitter stammt aus der germanischen Mythologie. Sie war dem Gewittergott Donar gewidmet.
Um Blitzeinschläge zu verhindern, hing man Brennnesselbüschel unter das Dach. Die „Donnernessel" wächst mit Vorliebe an Orten mit erhöhter Erdstrahlung, also dort, wo auch gern der Blitz einschlägt.

Indikationen nach Kommission E:
Brennnesselkraut: Begleitend bei rheumatischen Beschwerden
(innere und äußere Anwendung).
Durchspülungstherapie bei entzündlichen Erkrankungen der ableitenden Harnwege
(innere Anwendung).
Vorbeugend und zur Behandlung von Nierengrieß (innere Anwendung).

Gegenanzeigen:
Ödeme infolge eingeschränkter Herz- und Nierentätigkeit.

Nebenwirkungen: Keine bekannt

Brennnesselwurzel: Miktionsbeschwerden bei Prostataadenom (Stadium I und II).

Gegenanzeige: Keine bekannt

Nebenwirkungen: Gelegentlich leichte Magen-Darm-Beschwerden.

Erfahrungsheilkundliche Anwendungen:
Nahezu jedes Organ profitiert von den positiven Eigenschaften der Brennnessel: das Immunsystem wird auf Vordermann gebracht, die Leber entlastet und das Blut gereinigt. Der Durchspüleffekt beschleunigt den Abtransport von Stoffwechselablagerungen in den Ausscheidungsorganen und Gelenken.
Herkömmliches kultivertes Gemüse verblasst gegen die enormen Mineralstoffmengen, die die Brennnessel hergibt. In 100 gr Brennnesselblättern ist ca. 6 mal mehr Calcium enthalten (700 mg) als z.B. Milch liefert und der Vitamin-C-Gehalt ist um ein vielfaches höher als der der Orange.
Die Mineralstoffe im Kraut sorgen für eine Durchspülung der Harnwege und Flavonoide erteilen Krankheitserregern Zutrittsverbot. Gerbstoffe und Phytosterole (Isolektine) erhöhen die Entleerung der Harnblase und wirken krampflösend und wachstumsverzögernd auf die Prostata und ausgleichend auf das Immunsystem.
Das Brennnesselkraut beschleunigt die Stoffwechselvorgänge im Organismus und gilt als Klassiker für sogenannte „Frühjahrskuren", was insbesondere von rheumageplagten Mitmenschen hoch geschätzt wird und die Einnahme nichtsteroidaler Antirheumatika (NSAR) eindämmen kann.

Glanz aufs Fell und Feuer in die Lenden

Um ihre alten und schwachen Pferde gewinnbringend zu veräußern, gaben ungarische Pferdehändler den Tieren Brennnesselsamen ins Futter. Die Auswirkungen waren spektakulär. Die Pferde wurden flink und beweglich, bekamen Glanz ins Fell und Feuer in die Augen und erzielten Höchstpreise beim Verkauf.

Brennnesselsamen kribbeln und brennen zweimal: beim Sammeln ohne Handschuhe und - wenn man einer Studie an der Universität in Texas vertraut – nach dessen Genuss auch südlich der männlichen Gürtellinie.
Gemäß dieser Studie hilft eine Mischung aus Grünem Hafer und Brennnesselsamen männlichen Probanden bezüglich ihrer sexuellen Aktivitäten auf die Sprünge. Angeblich hätte sich diese verzehnfacht!
Brandaktuell ist dieses Wissen nicht.
Dass Brennnesselsamen als „Lebenselixier" gelten, erkannte man schon vor 2000 Jahren. Dort wurden sie von dem griechischen Dichter Ovid als das beste Aphrodisiakum der Welt beschrieben.
Und der deutsche Mediziner Otto von Brunfels schrieb im 16. Jahrhundert: *„Wenn sie wollen eheliches Werck treiben, essen sie den samen mit zwiebeln und eys dotteren und Pfeffer".*

Die vitalitätssteigernde Wirkung der Samen war auch im Mittelalter derart stark, dass den Nonnen und Mönchen in den Klöstern der Verzehr verboten war.

Tatsächlich enthalten Brennnesselsamen hormonähnliche Substanzen, Vitamine und Mineralstoffe in geballter Form, die chronische Müdigkeit und Leistungsschwäche in Wohlgefallen auflösen. So soll bei stillenden Müttern die Milchbildung, bei Männern die Samenproduktion angeregt werden.

Auch nördlich der Gürtellinie werden die Samen aufgrund ihres einzigartigen Spektrum an Phytohormonen und anderen Inhaltsstoffen z. B. gegen Haarausfall oder vermindertem Haarwuchs erfolgreich eingesetzt.

Rezepturen & erlebtes Wissen

Frischsaft-Rheuma-Kur zur Aktivierung des Stoffwechsels

Bei degenerativen und entzündlich rheumatischen Erkrankungen veranlassen entzündungsfördernde Botenstoffe (Zytokine) in Knorpel und Gelenkflüssigkeit die Freisetzung knorpelabbauender Enzyme.
Den ungesättigten Fettsäuren und dem Inhaltsstoff Caffeoyläpfelsäure verdankt das Brennnesselkraut seinen entzündungshemmenden Effekt. Sie drosseln den Prozeß der Zytokinbildung und reduzieren damit deutlich Schmerz und Bewegungseinschränkung.

Tag 1 beginnen Sie mit 3 x 1 El Brennnesselsaft, jeweils 1:5 verdünnt mit Buttermilch oder Wasser.
Am Tag 3 erhöhen Sie die Dosis um 1 El.

Steigern Sie die Einnahme kontinuierlich jeden 3. Tag um 1 El bis Sie das Maximum von 10 El erreicht haben. Dann reduzieren Sie die Dosis wieder jeden 3. Tag um einen El.
Bei auftretenden Symptomen wie drastische Hautausschläge oder Durchfälle brechen Sie die Kur ab oder reduzieren zumindest die Saftmenge.

In einer Anwendungsbeobachtung in den Bereichen Urologie und Rheuma wurde 114 Patienten über 12 Wochen der Preßsaft aus frischem Brennnesselkraut verabreicht. Nach 6 Wochen werteten die Ärzte den klinischen Befund als deutlich verbessert aus, was seitens der Patienten bestätigt wurde. Nach 12 Wochen nahmen die Verbesserungen weiter und deutlich zu.

siehe auch: https://www.thieme-connect.de/ejournals/pdf/10.1055/s-0029-1242927.pdf

Langweilig, aber tauglich: Tee aus Brennnesselblättern

Bei Erkrankungen der Harnwege, Blasenreizung, zur Blutreinigung bei Hautunreinheiten, zum Ausschwemmen bei Rheuma und Gicht.

1 Handvoll Brennnesselblätter mit 1L Wasser übergießen, 10 min ziehen lassen und in eine Thermoskanne abseihen. Durch den Tag verteilt und mindestens 3 Wochen lang trinken.

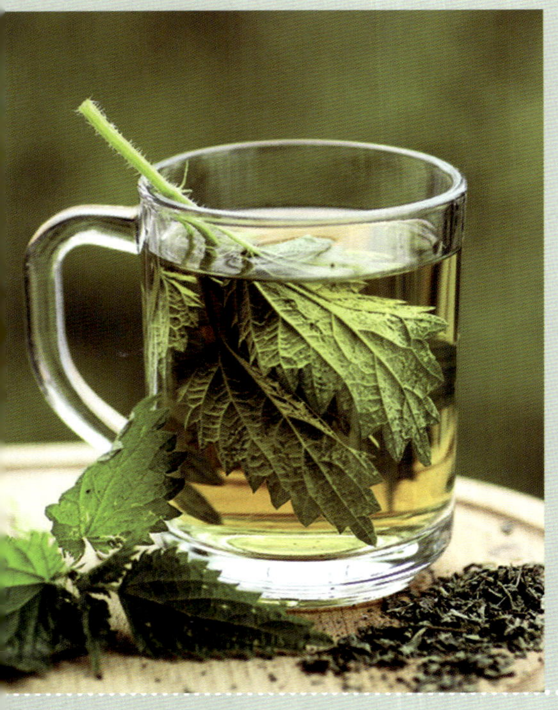

Haben Sie keine frischen Blätter zur Hand, so zerreiben Sie getrocknete Blätter zwischen den Fingern und geben 6 Tl auf 1 L Wasser. Der Ausschwemmerfolg funktioniert besser, wenn Sie zusätzlich auf weitere Flüssigkeitszufuhr achten.

Wohltuender Brennnesselwein bei Erschöpfung

Ein Weckglas mit 50 gr gemörserten Brennnesselsamen und einer Flasche badischem Weißwein füllen und verschließen. Auf dem Fenstersims 14 Tage mit gelegentlichem Schütteln stehen lassen und dann durch ein Sieb in die leere Weißweinflasche zurückgießen. Täglich bis zu 3 Lokörgläschen trinken. Im Kühlschrank hält sich der Wein mehrere Wochen.

Auch eine Idee der Unkrautvernichtung: Wurzeltee bei Prostatavergrößerung

Die Wurzel eignet sich zur Vorbeugung und Behandlung von Beschwerden bei beginnender gutartiger Prostatavergrößerung.
Die positive Wirkung ist durch fundierte und anerkannte Studien belegt.

Fangen Sie da an zu rupfen, wo es Sie am meisten stört, z.B. im Garten. Wahrscheinlich werden Sie Ihren Ihr Aktionsradius auf umliegende Gelände ausweiten müssen, denn für das folgende Rezept benötigen Sie eine beträchtliche Menge an Wurzeln. Wenn Ihnen das zu mühsam erscheint, erhalten Sie in der Apotheke auch Fertigpräparate, die über eine meist höhere Wirkstoffdosis verfügen als der Wurzeltee.

6 Tl getrocknete und pulverisierte Wurzeln in 1 L kaltem Wasser aufsetzen, 10 min kochen und außerhalb der Herdplatte nochmal 10 min ziehen lassen. In eine Thermoskanne abfüllen und über den Tag verteilt 3 Wochen lang trinken.

Brennessel? Spinat? Häggerlekrutt!

Sparen Sie synthetische Entzündungshemmer ein durch die tägliche Zufuhr von Brennnesselkraut.
Bereiten Sie 3 Wochen lang täglich aus 20 gr bis 100 gr jungem Brennnesselkraut (Blätter und Blüten, der Stängel kann weggelassen werden) einen „Spinat" zu: Das Brennnesselkraut

in wenig Butter kurz blanchieren, dass die Blätter eben zusammenfallen, salzen und pfeffern. Längeres Kochen zerstört den Wirkstoff.
Mit Brennnesselspinat gewährleisten Sie sich eine Rundumversorgung mit Vitalstoffen und ist folgedessen ein „must-eat". Sie können auch auf Vorrat kochen und portionsweise einfrieren.

Brennende Liebe: Nessel-Nocken

3 mittelgroße Kartoffeln kochen und durch eine Spätzlepresse passieren.
150 gr Brennesseln mit 1 feingeschnittenen Zwiebeln in Butter anschwitzen. Kartoffeln und den Brennnessel-Zwiebel-Mix mit einem Ei, 80 gr Mehl und einer guten Prise Salz und Pfeffer zu einem Teig verarbeiten. Aus dem Teig Nocken formen und in siedendem Salzwasser garziehen.
Mit geriebenem Parmesan und einem Salat servieren.

In Zeiten der Ansteckungsgefahr ein sinnvolles Getränk: Brennnesselsmoothie

Einen Apfel und eine gefrorene Banane mit 3 Tl getrockneten Brennnesseln und 150 ml Wasser in einen leistungsstarken Mixer geben und pürieren.
Sofort trinken.

Kopfwasser

50 ml Brennnesseltinktur
5 ml Klettenwurzelöl
ätherisches Lavendelöl (Lavandula angustifolia), 10 Tropfen
*50 ml echtes Rosenhydrolat**
40 ml hochprozentigen Alkohol.

Alle Zutaten mischen und täglich in die Kopfhaut einmassieren.

** Echtes Rosenhydrolat ist ein Nebenprodukt aus der Wasserdampf destillation des ätherischen Rosenöls und eignet sich für trockene empfindliche Haut. Darauf ist beim Kauf zu achten.*
„Rosenwasser" aus Apotheken oder türkischen Läden ist meist ein Verschnitt aus destilliertem Wasser mit ätherischem Rosenöl oder künstlichem Rosenaroma.

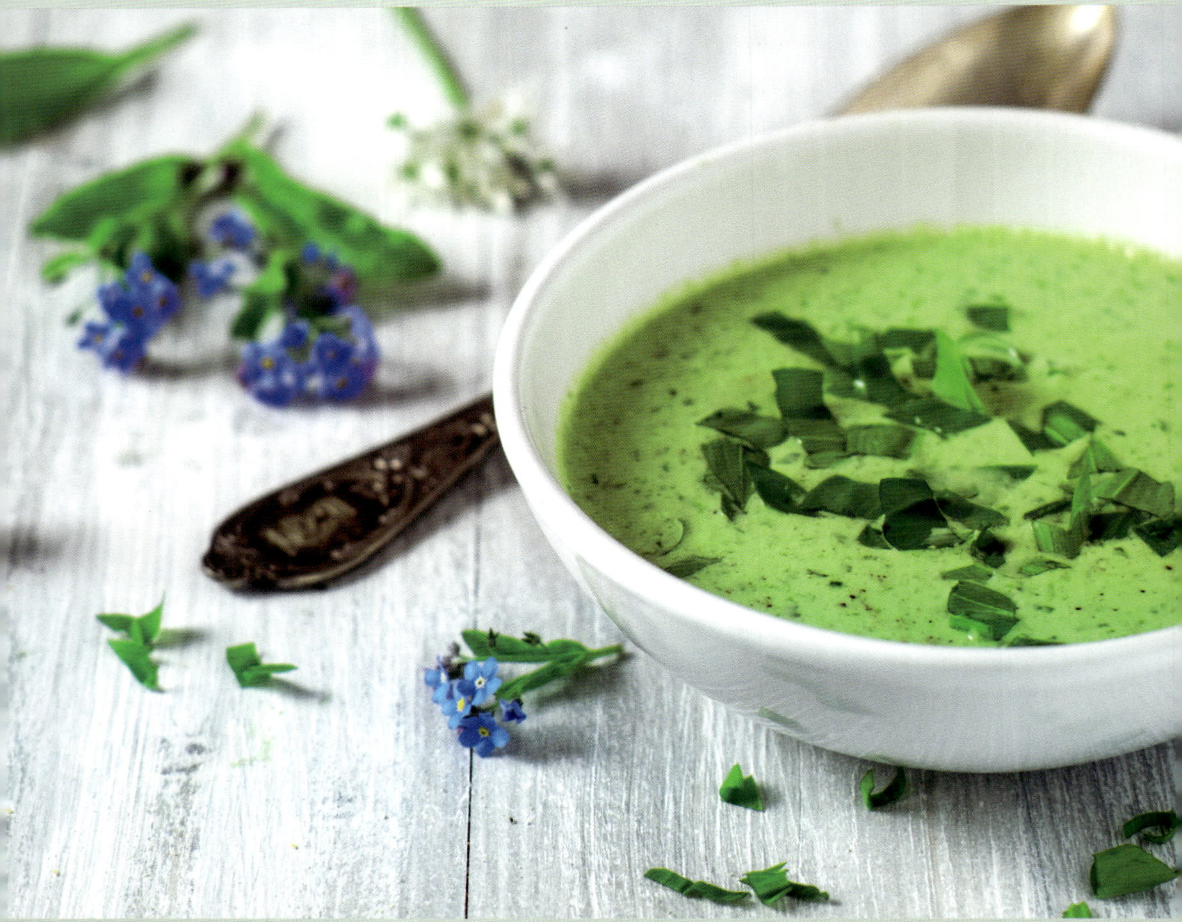

Alle Jahre wieder: Brennnesselsuppe

Die ältere Generation wird sich an den „wilden" Geschmack von Brennnesselsuppe erinnern, wo das Kraut grob geschnitten zunächst klein dosiert, im späteren Jahresverlauf dann schwerpunktmäßig im Trio mit „Herdepfel un Gälruebe" in der Fleischbrühe gegart wurde. Die Antwort auf die Frage des Nachwuchses, was das Grüne sei, wurde mit dem Allerweltssatz: „Des isch gsund" beantwortet.

Absonderliche Behandlungsprozedur: das Kneipp'sche Nesselpeitschen

Drastisch anmutend, aber schmerzstillend bei arthritischen Schüben: Mit frischen Nesseln auf die betroffenen Körperbereiche schlagen. Das anfänglichem Brennen lässt nach und dann soll eine Schmerzfreiheit erfolgen, die bis zu drei Tagen anhält. Dabei darf dieser Bereich nicht gewaschen werden.

Fast vergessen: Gedächtnisöl nach Hildegard von Bingen

Brennnesselkraut mit 50 ml Öl zu einem Brei mixen und 2 Wochen stehen lassen, gelegentlich umrühren. Zuerst durch ein sehr feines Sieb, dann durch einen Papierteefilter passieren. Auf das Nachttischle stellen und vor dem Einschlafen Schläfen und Brustbein einreiben.

„Gib Brennnesselsamen dem Mann, damit seine Frau sich freuen kann"

Im September werden die hängenden Samenrispen von der weiblichen Pflanze abgeknipst und zum Trocknen entweder auf dem Dörrapparat oder im Backofen bei 45°C mit halboffener Tür getrocknet. Die Samen sollten sich leicht von den Rispenstängeln lösen lassen. Anschließend werden sie durch ein Haarsieb in eine Schüssel geschüttelt und in einem Schraubglas verschlossen. Täglich 3 Tl über die Mahlzeiten gestreut, einnehmen.

Wenn Stress und Erschöpfung an die Potenz gehen: Männersuppe

Eine Sellerieknolle wird in Alufolie eingeschlagen und im Backofen gebacken. Pro Mahlzeit mixt man die Hälfte einer Knolle mit ein wenig Sahne zu einem Brei und gießt mit heißer Gemüsebrühe auf. Garniert wird mit Kürbiskernen, Maggikraut, reichlich Brennnesselsamen und gerösteten Kürbiskernen. Dieses vorzügliche Gericht sollte mindestens drei Wochen als Vorspeise gegessen werden.

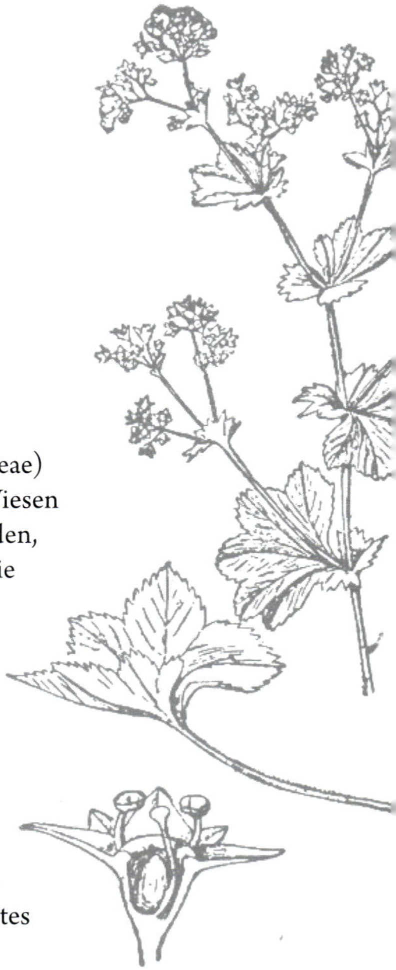

Frauenmantel

(Alchemilla xanthochlora)

Der Frauenmantel gehört zu den Rosengewächsen (Rosaceae) und gedeiht an feuchten, kühlen und nährstoffreichen Wiesen und alpinen Weiden. Die Pflanze hat einen ausdauernden, kriechenden Wurzelstock und wird 20 – 50 cm hoch. Die jungen Blätter sind mehrfach gefaltet und erinnern an einen Fächer. Später entwickelt sich die typische rundliche Mantelform mit 7- bis 11-lappigen bis gefingerten Blättern, die einen gezähnten Rand und eine flaumige Unterseite aufweisen. Die kleinen grün-gelben, dreispitzigen Blüten leuchten von Mai bis August. Sie werden nicht bestäubt, die Bildung der Samen erfolgt ohne Befruchtung, so dass aus der Mutterpflanze eine identische Tochter entsteht. Begegnet man dem Frauenmantel frühmorgens, entdeckt man im Zentrum des Blattes und an den Blatträndern scheinbare Tautropfen.
Der lateinische Name „Alchemilla" deutet auf die Alchemisten

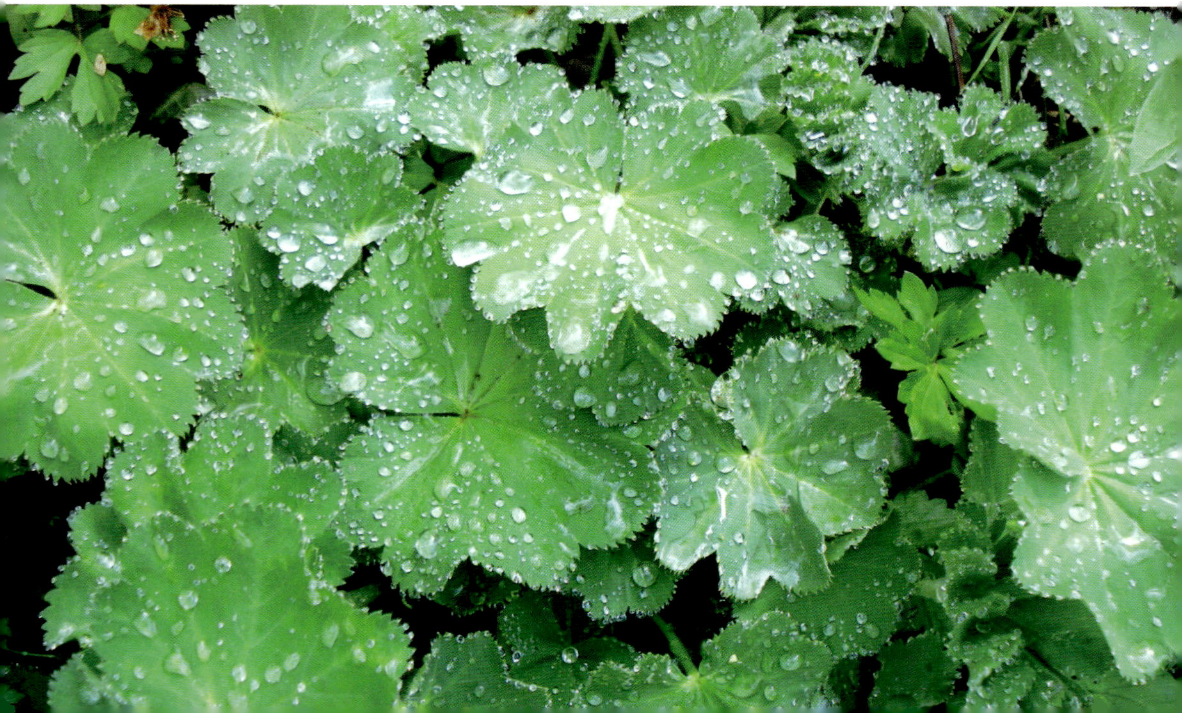

des Mittelalters hin, die die „Tautropfen" als „himmlisches Wasser" bezeichneten und glaubten, dass sie aus diesen Edelsteine herstellen können. Heute weiß man, dass diese sogenannten „Guttationstropfen" aus Pflanzensaft bestehen, eine Art natürliches Destillat, bestehend aus mineralischen Nährstoffen, welches von den Wurzeln der Pflanze aus der Erde aufgesogen und durch das Pflanzengewebe gefiltert wird. „Xanthochlora" setzt sich zusammen aus den griechischen Wörtern für die Farben Gelb „xantho" und Grün „chlora", die Farbe der unscheinbaren Blüten. Die Form des Blattes erinnert an einen Mantel und wurde als Schutzmantel besonders für Frauen gedeutet. Gesammelt wird das Kraut von Mai bis September bei sonnigen Wetter, nachdem der Morgentau verdunstet ist. Das Frauenmantelkraut enthält Gerbstoffe, Bitterstoffe und Flavonoide und findet vorwiegend bei allen „Belangen der Frau" seine Verwendung. Der oft in Gärten gepflanzte „Wollige Frauenmantel" mit weich behaarten Blättern hat keine heilkundliche Bedeutung.

Die Tropfen wurden früher auch gesammelt, um sich damit das Gesicht zu waschen – für eine schöne Haut und gegen Sommersprossen.
Die Haupteinsatzgebiete von „Frauenkräutern" stellen die Regulierung der Menstruation, die Geburtsvorbereitung und das Lindern von Wechseljahrsbeschwerden dar.

Obwohl seine Wirkung als „Frauenkraut" durch die wissenschaftliche Literatur nicht ausreichend belegt ist, steht der Frauenmantel in der Volksmedizin hoch im Kurs. Er wirkt auf den weiblichen Organismus ausgleichend und regulierend. Kräuterkundige Frauen setzen den Frauenmantel beim Prämenstruellen Syndrom (PMS) ein, das in der zweiten Zyklushälfte einhergeht mit Wassereinlagerungen, Brustschmerzen und Stimmungsschwankungen.
Ferner wird Frauenmantel genannt bei Blutarmut, Diabetes und Wassersucht, bei Durchfall, Magenkrämpfen und Schlaflosigkeit.
Nach Pfarrer Künzle werden die Blätter und Blüten des Frauenmantels gebraucht: *„Er beruhigt die Nerven und gibt gesunden Schlaf. Allen gesegneten (schwangeren) Müttern ist täglicher Genuss von Frauenmanteltee sehr zu empfehlen, da er selbst unter schwierigsten Umständen eine leichte Geburt und ein gesundes Kind bringt". (...) Der Frauenmantel „stärkt die Muskeln der Frau in geradezu auffallender Weise. Einer Frau im Glarnerland, welche schon 10 Geburten durchgemacht hatte, wobei die letzten drei sie zwischen Leben und Tod brachten, prophezeiten die Ärzte, die 11. Geburt werde ihr den sicheren Tod bringen. Diese 11. Geburt kam wirklich, brachte jedoch keineswegs den Tod, war auch keine Fehlgeburt, sondern die leichteste und beste von allen elfen, und das Kind war das schönste und stärkste von allen; wie war dies nun gekommen. Die gute Frau hatte auf den Rat eines Kräutermannes vom 3. Monat an täglich eine Tasse Frauenmänntel getrunken. (...) Der Tee kann aus frischem oder gedörrtem Frauenmantel hergestellt werden; das Kraut ist 15 bis 20 Minuten lang zu sieden. Viele Frauenoperationen könnten bei frühzeitiger und kurmäßiger Anwendung dieses Heilkrauts vermieden werden."*

Maria Treben war begeistert von der Heilkraft des Frauenmantels, dass sie ihn als *„ein Allheilmittel bei allen Frauenkrankheiten"* bezeichnete. Innerlich als Tee verabreicht, helfe er mit gleichzeitiger äußerlicher Einreibung mit Hirtentäscheltinktur *„selbst bei Gebärmuttervorfall und Leistenbrüchen. Bei Verletzungen nach der Entbindung, bei Erschlaffung des Unterleibs der Frauen, die schwere Geburten haben (...) und zur Festigung der Frucht"* sei der Frauenmantel der große Helfer.

Indikationen nach Kommission E:
Leichte unspezifische Durchfallerkrankungen.

Kontraindikationen: Keine bekannt

Nebenwirkungen: Keine bekannt

Erfahrungsheilkundliche Anwendungen:
In der Volksheilkunde wird die schmerzlindernde und regulierende Wirkung des Frauenmantels bei leichten Magen-Darm-Katarrhen, schmerzhafter Menstruation, Entzündungen des Unterleibes, Wechseljahresbeschwerden und als „Nervennahrung“ eingesetzt. Auch als Stärkungsmittel während der Schwangerschaft und nach der Entbindung, sowie zur Förderung der Milchbildung empfohlen.
Auch in der Pubertät und in den Wechseljahren kann Frauenmantel angewandt werden. Hier sorgt er durch Phytohormone für einen ausgleichenden Effekt.
Zur äußeren Anwendung nutzt man ihn bei Brustentzündungen und nässenden Ekzemen, als hautstraffende Gesichtspflege, bei Hautunreinheiten und Schleimhautentzündungen im Mund- und Rachenraum.

Rezepturen & erlebtes Wissen

Tinktur bei starker Menstruation und Zyklusbeschwerden

Sie benötigen zu gleichen Teilen Frauenmantel-, Schafgarben- und Hirtentäscheltinktur. Füllen Sie die Mischung in eine 50 ml-Braunglasflasche und verschließen Sie diese mit Tropfer, Pipette oder Sprühaufsatz.
14 Tage vor der Menstruation 3x täglich 4 Tropfen auf die Zunge geben oder 5 Sprühstöße in den Mund sprayen.

Bei PMS oder Wechseljahrsbeschwerden wie Aufgedunsenheit und Gewichtszunahme, kalten Gliedmaßen, schweren Beine etc. kann die Tinktur zusätzlich in der zweiten Zyklushälfte eingenommen werden. Bei unregelmäßigem Zyklus nimmt man die Tinktur in regelmäßiger Abfolge ein, z.B. vom 11. eines Monats bis Monatsende erfolgt die Einnahme und vom 1. bis 10. eines Monats ist Pause.

Schwangerschaftstee bis zur 28. Woche

Nachahmung des „Babyzauber Schwangerschaftstee 1“ von der Firma „Cyclotest“
Erfrischt und belebt

20 gr Brennesselblätter
20 gr Frauenmantelkraut
10 gr Johanniskraut
10 gr Zitronenmelisseblätter
10 gr Schafgarbenkraut
5 gr Ackerschachtelhalm

1-2 Tl mit 150 ml kochendem Wasser übergießen, 5 min ziehen lassen und 2 Tassen täglich genießen.

Schwangerschaftstee für die zweite Phase der Schwangerschaft

Nachahmung des „Babyzauber Schwangerschaftstee 2“ von der Firma „Cyclotest“
Wohltuend und bewährt.

20 gr Brennnesselblätter
20 gr Frauenmantelkraut
10 gr Himbeerblätter
10 gr Johanniskraut
10 gr Zitronenmelissenblätter
5 gr Schafgarbenkraut

1-2 Tl mit 150 ml kochendem Wasser übergießen, 5 min ziehen lassen und 2 Tassen täglich genießen.

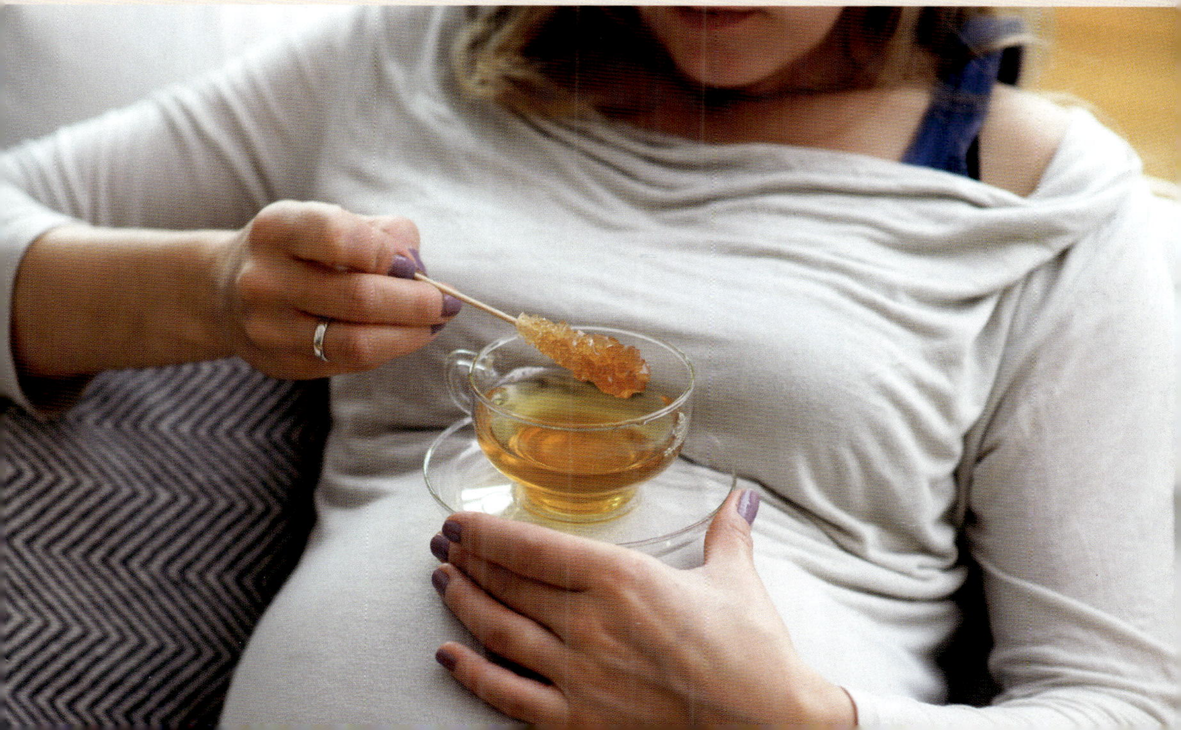

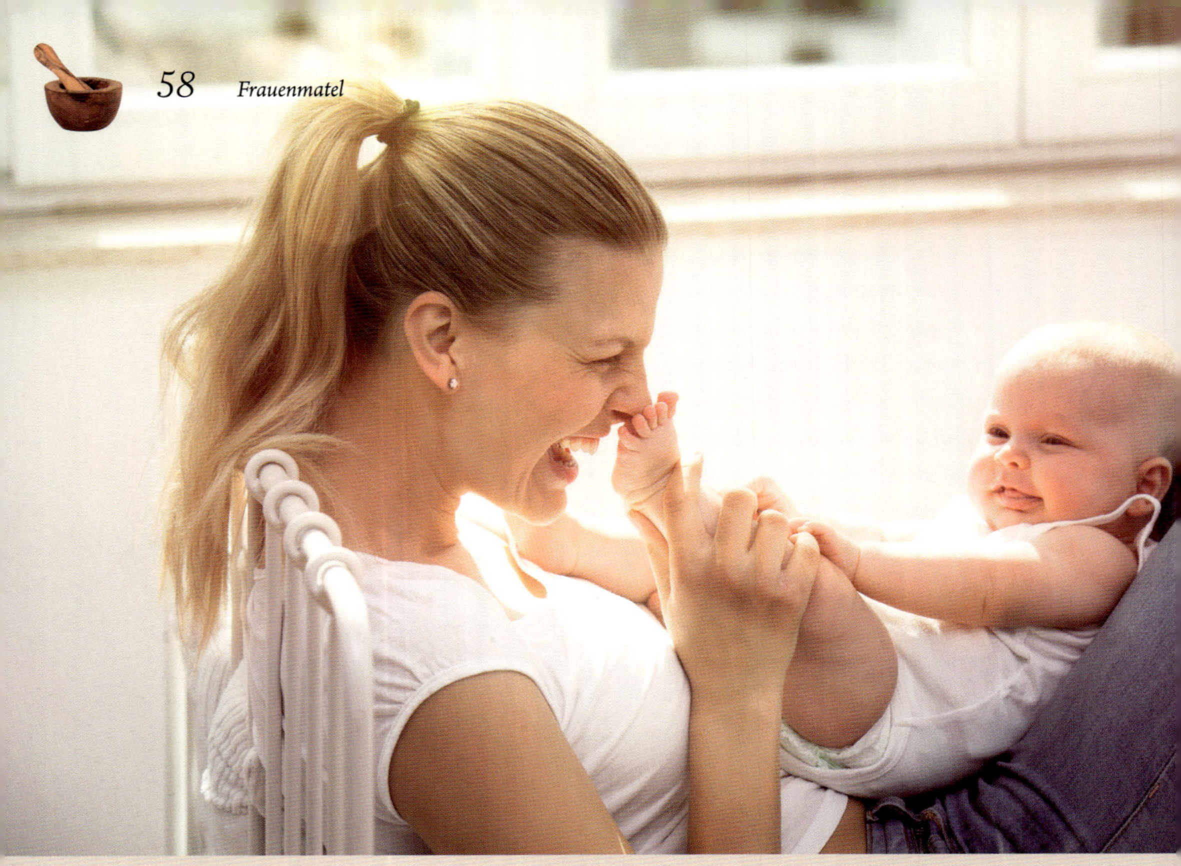

*R*ückbildungstee als Ergänzung zur Gymnastik – wundheilend und nervenstärkend

25 gr Gänseblümchenblüten
25 gr Frauenmantel
20 gr Melisse
30 gr Hirtentäschel
45 gr Ackerschachtelhalm

2 Tl der Mischung mit 150 ml heißem Wasser aufgießen, 10 Minuten ziehen lassen, 3 Tassen täglich trinken. Zur Milchbildung werden pro Tasse 1 Tl angemörserte Fenchelfrüchte dazu gegeben.

*C*onserven-Zucker oder „Gut Ding will Weile haben“

bei PMS und Neigung zu Weißfluss
Von dem Arzt und Botaniker Tabernaemontanus wurde im 16. Jahrhundert der Conserven-Zucker erstmalig erwähnt: *„Dieser Zucker ist eine edle Artzney/ den Weibern/ so mit dem weissen Mutterfluß beladen seyn/ alle Morgen und Abend einer Castanien groß darvon geessen. Er dienet auch zu den verwundten und versehrten Därmen/ von der Ruhr und anderswoher verursachet“.*
Sie brauchen 124 gr blühendes Frauenmantelkraut und 374 gr Milchzucker.

Das Kraut fein schneiden und im Mörser unter ständiger Zugabe von Milchzucker so lange zerstoßen und reiben, bis eine einheitliche Masse entsteht. Diese wird auf einem sauberen Tuch oder Backpapier ausgebreitet und an einem luftigen Platz 3 Tage getrocknet. Während des Trocknens den Zucker öfter mit den Fingern zerbröseln.
Den Zucker in ein helles Schraubglas füllen und 4 Wochen an einen warmen Ort stellen. Anschließend die Verreibung in ein dunkles Schraubglas oder eine Dose abfüllen. Die Wirkstoffe bleiben 1 Jahr erhalten.
Morgens und abends einen gehäuften Tl davon einnehmen.

Conserven- oder „Sinnau-Zucker“ gilt als einer der Vorläufer der Milchzuckerverreibung. Die Verreibung ist eine Form der Arzneigewinnung, bei der Heilpflanzenanteile zusammen mit Milchzucker in einem Porzellanmörser gleich nach dem Sammeln am Erntestandort eine Stunde lang verrieben werden. Leider ist diese Art der Verabreichung – abgesehen von der Homöopathie - heute fast gänzlich in Vergessenheit geraten. Diese Darreichungsform ist vergleichbar mit der Einnahme der Frischpflanze. Eine Verreibung eignet sich als sanfte Arznei für alle, die Alkohol meiden wollen oder müssen.

Altersflecken blondieren

Man mischt insgesamt 60 gr zu gleichen Teilen Frauenmantelkraut, Holunderblüten und Brunnenkresse, übergießt sie mit 1L abgekochtem, kaltem Wasser. 5 min aufkochen, 10 min ziehen lassen und lauwarm bis kalt als Auflage auf die Altersflecken legen. Anschließend mit Wildrosenöl pflegen.
Tagsüber Sonnenschutzcreme mit LSF 50 benutzen.

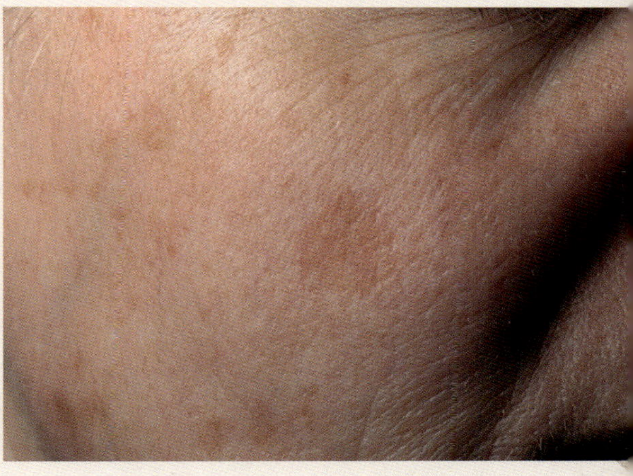

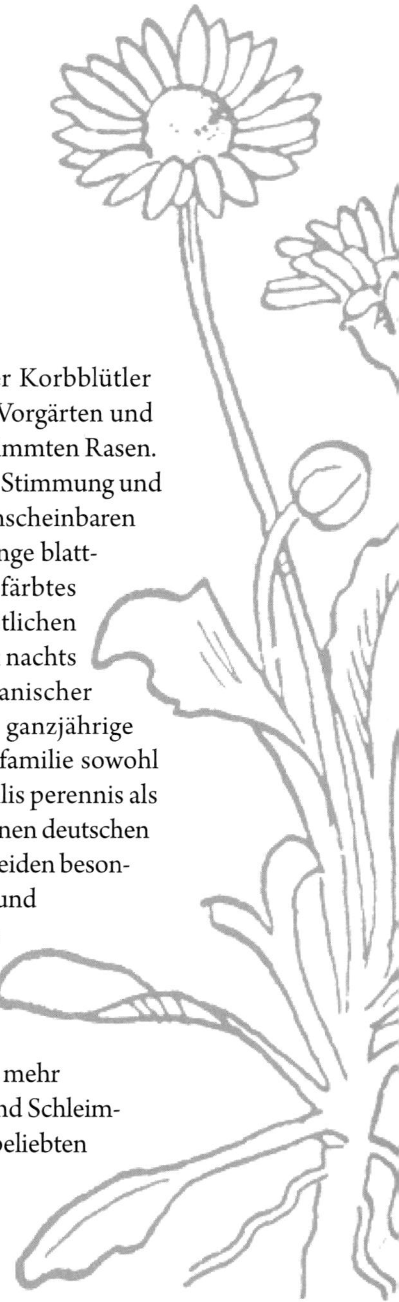

Gänseblümchen (*Bellis perennis*)

Das mehrjährige Gänseblümchen gehört zur Familie der Korbblütler (Asteraceae). Es wächst auf Wiesen, an Wegrändern und Vorgärten und ziert zum Ärger mancher Golfplatzbesitzer den sauber getrimmten Rasen. Dabei hebt der Anblick dieses schönen Frühlingsboten die Stimmung und bringt den Betrachter auf fröhliche Gedanken. Aus einer unscheinbaren Blattrosette entwickeln sich mehrere etwa 10 bis 15 cm lange blattlose Blütenstängel. Auf jedem Stängel thront ein gelb gefärbtes Blütenköpfchen mit 113 weißen und an der Unterseite rötlichen Zungenblüten. Die kleinen Blütenköpfchen schließen sich nachts und bei Regen. Die „ausdauernde Schöne", wie ihr botanischer Name übersetzt wird, bezieht sich auf die praktisch ganzjährige Blütezeit. Mit insgesamt 15 Arten ist die Gänseblümchenfamilie sowohl in Amerika als auch Neuseeland angesiedelt, wobei die Bellis perennis als einzigste Art im Elz- und Simonswäldertal beheimatet ist. Seinen deutschen Namen hat das Gänseblümchen erhalten, weil es auf Gänseweiden besonders gut wächst. Die Gänse verzehrten es als Leckerbissen und hielten so die Wiese kurz. Dadurch bildete das lichthungrige Gänseblümchen immer mehr Blüten und so entstanden mancherorts ganze Blütenteppiche. Die kleine Pflanze vermehrt sich durch Bestäubung und Ausläufer. Das Gänseblümchen ist reich an Mineralstoffen und enthält siebenmal mehr Vitamin C als Kopfsalat. Hinzu kommen Saponine, Bitter- und Schleimstoffe, ätherisches Öl und organische Säuren, die es zu einer beliebten stoffwechselanregenden Pflanze machen.

> *„Wer wagt es, sich den*
> *donnernden Zügen des Lebens entgegenzustellen?*
> *Das Gänseblümchen zwischen den Geleisen."*
> Erich Kästner

Die medizinischen Eigenschaften der Gänseblumen sind seit dem Mittelalter bekannt. Der berühmte Arzt Matthiolus stellt in seinem „New-Kreuterbuch" von 1626 die wundheilende Wirkung in den Vordergrund und nennt das Gänseblümchen *„ein recht Wundkraut"*, das sogar die *„zerbrochenen Hirnschalen"* heilen soll. Gegessen als Salat macht es *„den Stuhlgang fertig"* und als Salbe zubereitet mit Butter und zerstoßenen Pappelblättern soll gegen Gliederreißen und Podagra (Gicht) helfen.

Ende des 18. Jahrhundert wurde das Gänseblümchen Opfer eines Gerüchtes. Es verbreitete sich die Annahme, man könne es für Abtreibungen verwenden. In der Folge begann man das Gänseblümchen systematisch zu vernichten, was sogar in einer amtlichen Verordnung gipfelte. Mit der gezielten Ausrottung schwand das Wissen über die Nutzung des Gänseblümchens als Heilpflanze, und bis heute konnte es seine Verwendung als heilendes Gewächs nicht mehr wiedererlangen.
„Wenn du mit einem Fuß auf sieben Gänseblümchen treten kannst, dann ist Frühling" lautet ein Spruch aus England. Das Gänseblümchen richtet sich nach dem Getretenwerden immer wieder auf. So viel Regenerationswillen weiß Kräuterpfarrer Künzle zu schätzen: *„Eine Prise Maßliebchen soll man jeder Mischung Kindertee beifügen, es hat es in sich, Kindern, die trotz guter Kost nicht gedeihen wollen, auf die Beine zu helfen."*

Indikationen nach Kommission E: Nicht bearbeitet worden.

Gegenanzeigen: Keine bekannt

Nebenwirkungen: Keine bekannt

Erfahrungsheilkundliche Anwendungen:
Das Gänseblümchen übt, sowohl innerlich als auch äußerlich angewandt,einen günstigen Einfluß auf den Stoffwechsel aus. Es vitalisiert die Aktivität von Leber, Galle und das gesamte Verdauungssystem , treibt den Harn und reinigt das Blut. bei Erkältungen verflüssigen die Saponine im Gänseblümchen den Schleim in den Bronchien und erleichtern das Abhusten. Bock und Matthiolus sind sich einig: *„das kleine Maßliebchen in Wasser gesotten und getrunken, heilt alle inneren Wunden. Man kann auch die Blätter in Fleischbrühe kochen und diese trinken, es erweicht auch so den harten Bauch. Der ausgepresste Saft ist gut zu den Wunden und Brüchen."*

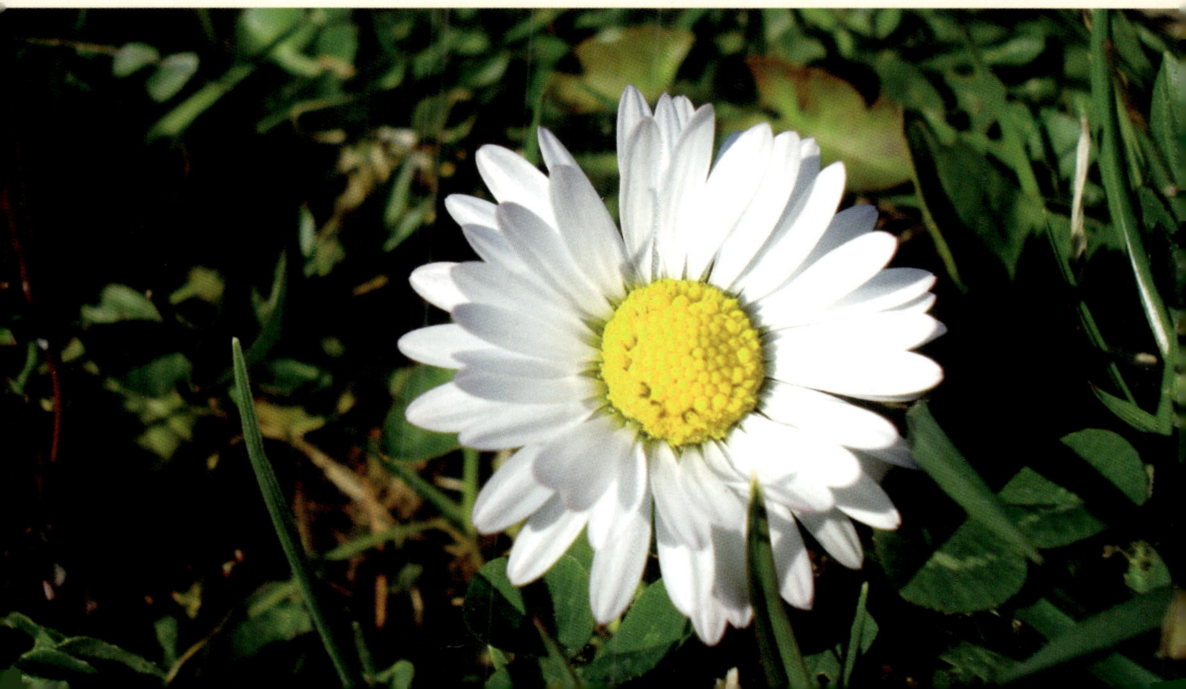

Rezepturen & erlebtes Wissen

Frühlingsfrische Hautpflege auf französisch: Infus de Paquerette

Ob Unreinheiten, Exantheme oder Irritationen, Hautprobleme sollten innerlich und äußerlich „angegangen“ werden. Gänseblümchen sind prädestiniert, eine schöne Haut zu schaffen. Je 20 gr Birkenblätter, Gänseblümchen, Schlüsselblumen und Märzveilchen mischen. 2 Tl davon mit 150 ml heißem, nicht kochendem Wasser übergießen, 10 min ziehen lassen und absieben. 3 Tassen täglich trinken.

Bewährt hat sich dieser Tee aber auch bei Erkältungen und Husten.

Eau de Printemps

Diese Frühlingblütenkombination reinigt, erfrischt und beruhigt die Haut.

Ein kleines Schraubdeckelglas mit kleingeschnittenen Gänseblümchenköpfchen, Holunder- und Rosenblüten locker füllen, mit Wodka und abgekochtem Wasser 1:1 und einem El pflanzlichem Glycerin 99,5% aufgießen. 10 Tage ziehen lassen, gelegentlich schütteln und durch einen Kaffeefilter seihen.
Mit einem Wattepad das Gesicht nach der Reinigung großzügig abtupfen oder absprühen.
In Kosmetikprodukten schützt gering eingesetztes Glycerin die Haut vor Austrocknung und macht sie weich und elastisch.

Gesichtsöl „Belle Gosse“

30 ml selbst hergestellter Gänseblümchenölauszug auf Jojobaölbasis mit 1 Tl planzlichem Glycerin 99,5% und 2 ml Wildrosenöl mischen und auf das Gesicht auftragen.
Wildrosenöl ist ein Spezialist sowohl zur Aufhellung von Pigmentflecken und Ausgleichung kleiner Fältchen als auch zur Linderung entzündliche Hautprozesse und Regulierung der Talgdrüsenfunktion.

Das Glycerin kann weggelassen werden, dann allerdings muss das Gesichtsöl auf die feuchte Haut aufgetragen werden.

Gänseblümchen lassen jeden Salat erblühen

2 Handvoll Gänseblümchenköpfe kurz abspülen und ausschütteln. 1 Bund Radiesle raspeln und 2 hartgekochte, grob gewürfelte Eier untermischen. Dazu ein Dressing aus mildem Essig, Distelöl, Schnittlauch, Salz, Pfeffer und einer Prise Zucker.

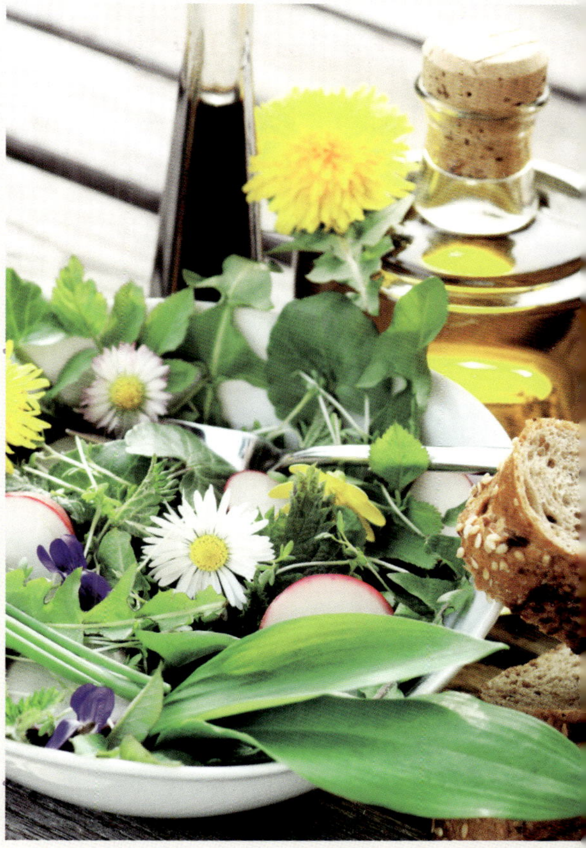

Die Unschuld vom Lande als falsche Kaper

Gänseblümchenknospen locker in kleine Marmeladengläser füllen. Aus weißem Balsamico, Weißwein, Senf- und Pfefferkörnern, Salz und einer Prise Zucker einen aromatischen Sud kochen und heiß in die Gläser gießen, gut verschließen. Schmeckt zu kalten Vorspeisen oder als Teil eines Salatdressings.

Wundbehandlung vor hundert Jahren – Gänseblümchentinktur bei Ulcus cruris („offenes Bein")

10 gr frisch ausgepreßter Gänseblümchensaft mit der gleichen Menge Schnaps mischen. Dazu kommen 10 gr Hamamelishydrolat und 30 gr pflanzliches Glycerin 99,5%. Alles gut durchmischen, kühl lagern und 1x täglich auf die betroffenen Bereiche auftragen und mit einem Stück Leinentuch abdecken.

Grippaler Infekt mit Nasennebenhöhlenkatarrh

50 gr Gänseblümchenköpfe
40 gr Holunder- oder Lindenblüten
15 gr Kamillenblütenköpfe

mischen und davon 2 Tl mit 250 ml nicht mehr kochendem Wasser übergießen. 10 min abgedeckt ziehen lassen und schluckweise trinken.

Giersch, Geißkraut (*Aegopodium podagraria*)

Der Giersch gehört zur Familie der Doldenblütler (Apiaceae) und wächst in ganz Europa auf feuchten Böden in Laubwäldern, zwischen Büschen, an Flußufern, Waldrändern und - im Garten. Die Pflanze wird bis zu 120 cm hoch mit weitgreifenden Wurzelausläufern. Die weißen zwittrigen Blüten erscheinen in Dolden von Juni bis August. Der unverwüstliche Giersch breitet sich unfaßbar schnell aus und erstickt dabei gnadenlos so manch' anderes zarte Pflänzlein. Wenn Sie den Giersch nicht als Unkraut, sondern als Wildgemüse und Heilpflanze betrachten, werden Sie sich vielleicht mit ihm anfreunden. Lernen Sie seine positiven Eigenschaften kennen und Sie werden hocherfreut sein über Ihren Gierschbestand im Garten. Wie viele Wildkräuter ist auch der Giersch ein wahres Vitamin C-Wunder. Er schlägt sogar den Rosenkohl, eines unserer vitaminrei-chsten Kulturgemüse um das Doppelte. Auch bei den Mineralstoffen ist der Giersch den Standardgemüsen weit überlegen. Er ist besonders reich an Eisen, Kalium, Magnesium, Calcium und Kieselsäure. Die Blätter des Giersch können Sie fast das ganze Jahr über sammeln. Für Wildgemüse sind die jungen Blätter, im April geerntet, angenehm im Biss. Zwar nehmen sie im Laufe des Sommers an Geschmacksintensität zu, erhalten aber auch eine gewisse Zähigkeit.

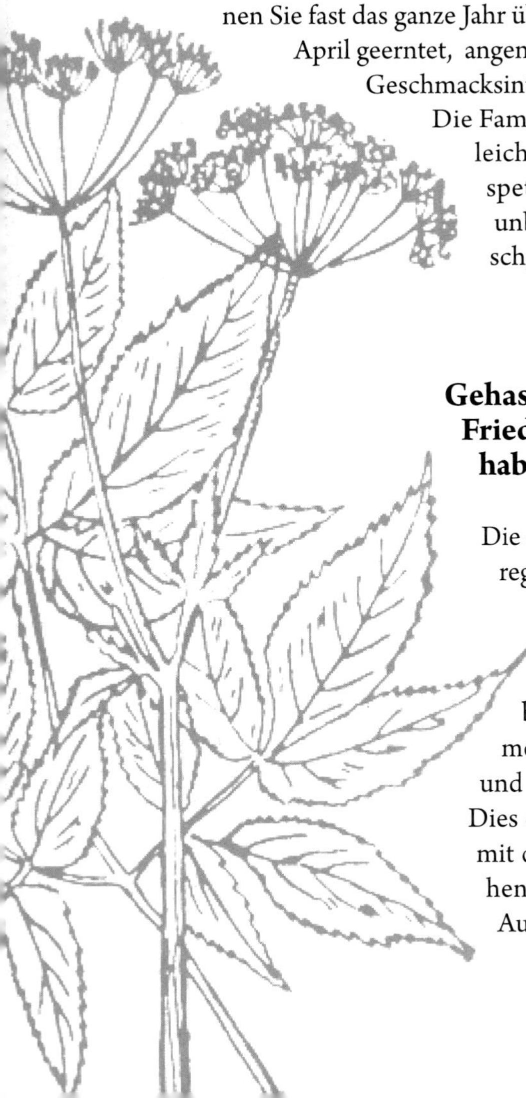

Die Familie der Doldenblütler hat einige giftige Angehörige, die leicht mit dem Giersch zu verwechseln sind, z.B. die Hundspetersilie oder der Wasserschierling. Achten Sie deshalb unbedingt auf das eindeutige Erkennungsmerkmal des Giersch, den dreieckigen Stängel.

Gehasst bis in alle Ewigkeit? Frieden schließen mit dem Unkraut, das keiner haben will

Die orgienfeiernden und unter Gicht leidenden Römer bauten regelrechte Gierschplantagen an, um jederzeit einen lindernden Gierschumschlag anlegen zu können. Die Anpflanzung im eigenen Garten ist heutzutage nicht mehr nötig, wer ihn einmal besitzt, braucht sich um dessen Ausbreitung nicht mehr zu sorgen. Von Jahr zu Jahr erobert er mehr Bodenfläche, oft zum Leidwesen anderer Pflanzen – und das der Gärtner.

Dies dürfte wohl der Hauptgrund sein, warum Gartenbesitzer mit dem Giersch schon seit Jahrhunderten auf Kriegsfuß stehen. Möglicherweise rührt daher auch der bekannte Ausspruch: „Unkraut vergeht nicht".

Eine mögliche Vertreibungsstrategie wäre, den Boden umzugraben und in zwei aufeinanderfolgenden Jahren reichlich Buschbohnen zu säen. Der Giersch soll danach nicht mehr auftauchen.

Käuterpfarrer Künzle lobpreiste das „Zipperleinskraut" als *„herrliche Medizin"* und empfiehlt es in Wein gekocht bei Zahnschmerzen und als Badezusatz bei schweren Beinen.
Welche Inhaltsstoffe des Giersch seit Jahrtausenden als „gichtvertreibend" gelten, konnte die Forschung bis heute nicht eindeutig belegen.
Deshalb wird er in der neueren Heilpflanzenliteratur selten bis gar nicht mehr aufgeführt.

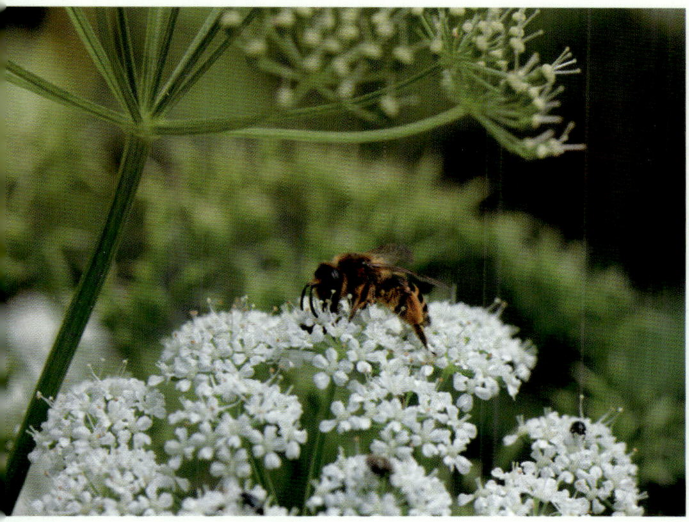

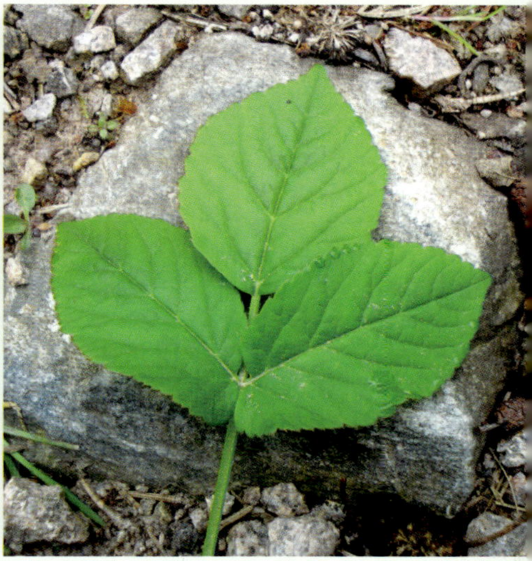

Indikationen nach Kommission E: Nicht bearbeitet worden.

Gegenanzeigen: Keine bekannt

Nebenwirkungen: Keine bekannt

Erfahrungsheilkundliche Anwendungen:
Die Volksheilkunde schätzte das Geißblatt oder St. Gerhardskraut (nach dem Hl. St. Gerhard, dem Patron der Gichtkranken), wie der Giersch auch genannt wird, in früheren Zeiten bei der Behandlung von Rheuma und Gicht. Davon zeugt auch sein botanischer Name, der aus dem Griechischen übersetzt ungefähr „Gicht heilendes Ziegenfüßchen" bedeutet.
Der Giersch kämpft nicht nur gegen das Gichtige, sondern sorgt durch deinen hohen Mineralstoffgehalt für reibungslose Stoffwechselvorgänge in unserem Körper und läßt somit das ein oder andere „Zipperlein" verschwinden. Angewandt wird er üblicherweise nicht in Teeform, sondern landet als Wildgemüse oder Gewürzbeigabe auf dem Teller. Die ganz frischen Triebe eignen sich gut zur Frühjahrskur zusammen mit den Klassikern Löwenzahn und Brennnessel.

Rezepturen & erlebtes Wissen

Gicht – „Ischias" – Rheumabad

1 Handvoll Wurzeln in 2 L Wasser abkochen und der Sud dem Badewasser zufügen. Nach dem Bad den gesamten Körper von unten nach oben kräftig einreiben mit dem

Gierschöl:
40 gr Blätter zu mehreren Kugeln rollen und mit ein paar Wurzeln in ein Glas legen. Tropfenweise 96%igen Alkohol zugeben, dass die Blätter gut feucht sind und sich keine Flüssigkeit am Glasboden sammelt. Oliven- Raps- oder Mandelöl zusetzen und das Glas mit einem Tuch abgedeckt 10 Tage auf den warmen Fenstersims stellen. Danach abfiltern in eine dunkle Flasche.
Eingerieben wird nach dem DAWOS-Prinzip*

** DAWOS = Da wo's wehtut!*

Dem Muskelkater zuvorkommen: Simonswälder Sport- und Wanderöl

Bereiten Sie aus zerkleinertem Girschkraut und –wurzeln, Schafgarbenkraut, Ackerschachtelhalm, Beinwellkraut und –wurzeln, Johanniskraut, Rosmarin und Salbeiblätter aus dem Garten einen Ölauszug mit einem fetten Öl Ihrer Wahl.
Nach dem Abfiltern fügen Sie pro 100 ml folgende ätherische Öle hinzu:

Provence-Lavendel (Lavandin) 10 Tropfen,
Lemongrass (Cymbopogon citratus) 5 Tropfen,
Zitrone (Citrus limonum) 10 Tropfen
Rosmarin (Rosmarinus officinalis), 8 Tropfen
Wacholderbeere (Juniperus communis), 8 Tropfen

Gut schütteln, in eine dunkle Flasche füllen und verschließen. Vor und nach einer Besteigung unserer hochalpinen Region die Beine damit kräftig einreiben.

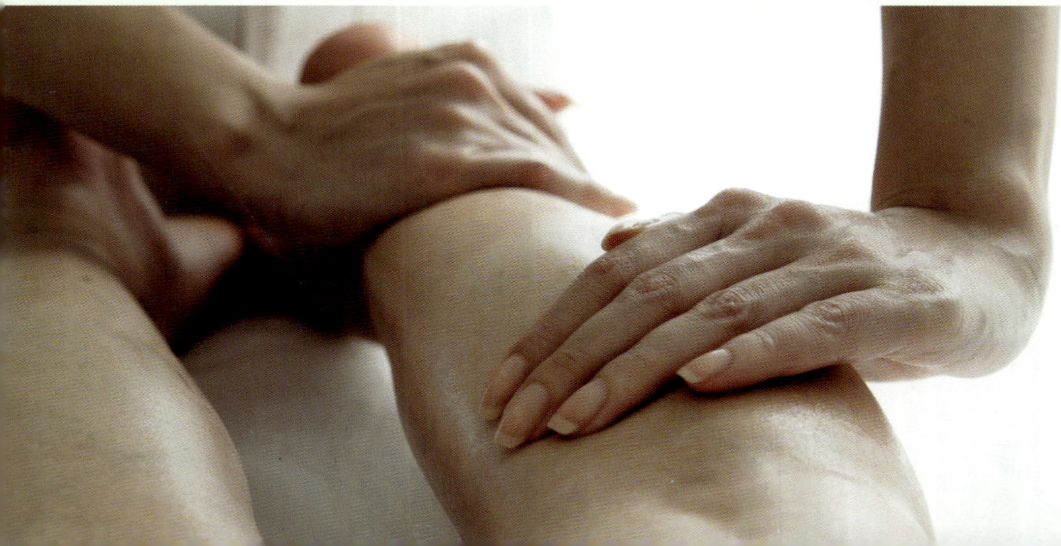

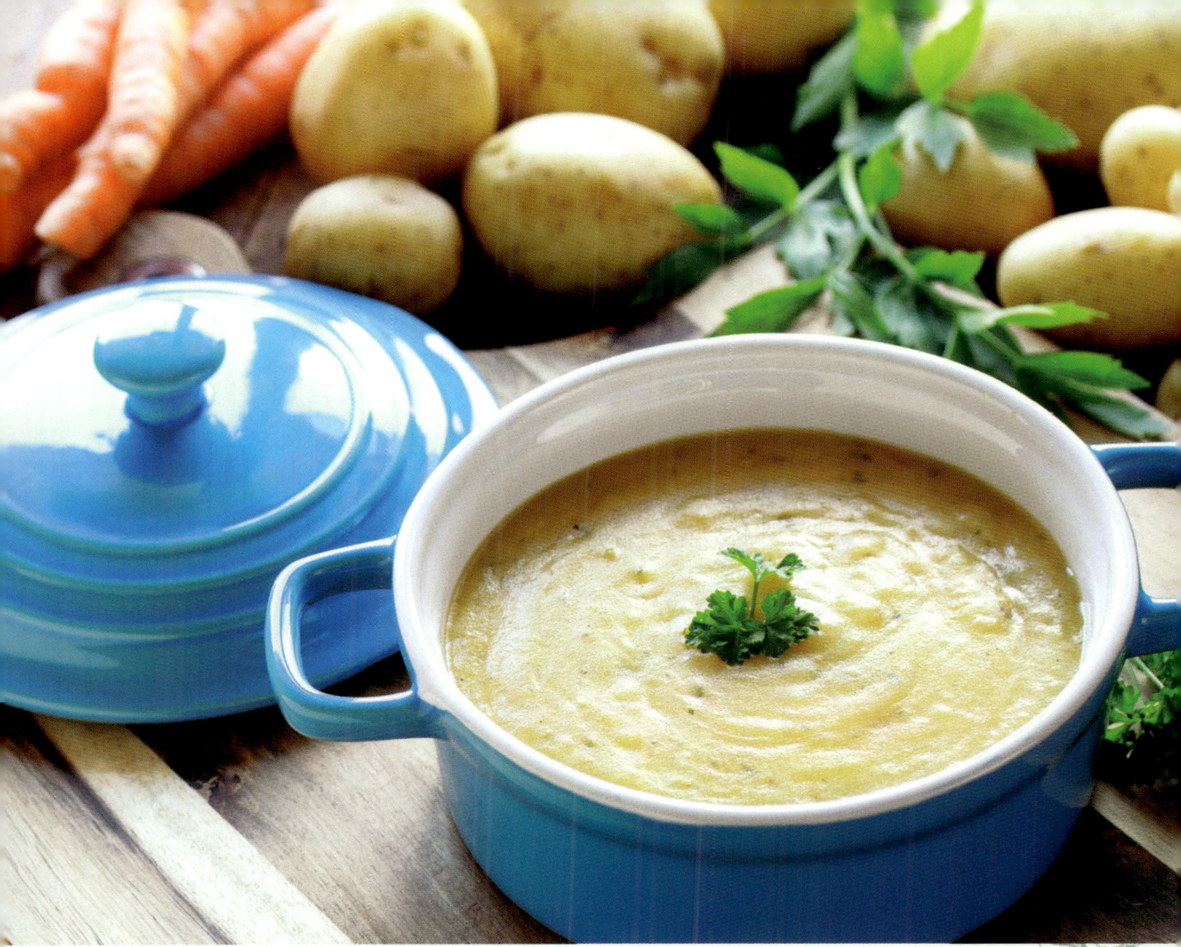

Anleitung auf badisch: Simiswälder Fünf-Däler-Subbe

Je 1 Hondvoll jungi Blätter Geißkrutt vum Underdal, Brennnessle us de Hasle, Maggikrutt un Surompfele vum Neueberg, Bettschisser vum Oberdal, Daubnessle us de Guede wäsche und grob schnitzle.

2 Gälruebe und 3 Herdepfel klei würfle.

1 kleignitteni Zieble imme Stick Butter licht obrode, Gälruebe un Herdepfel dezuegä und kurz mitbrode. Mit 1 L Wasser ablösche, des Ukrutt und 2 El Subbebulver dezuegä. Wenn d'Gälruebe weich sinn (noch ca. 10 min), 100 gr suri Sahne unteririhre un middem Stabmixer alles püriere. Mit Salz, Pfeffer und Muschkat abschmecke. Mit gröschtete Brennnesselsome bschtreut serviere.

Auch sehr gut schmeckt der allgegenwärtige Tomate-Mozarella-Salat mit Giersch, Bärlauch oder Knoblauchsrauke statt Basilikum.

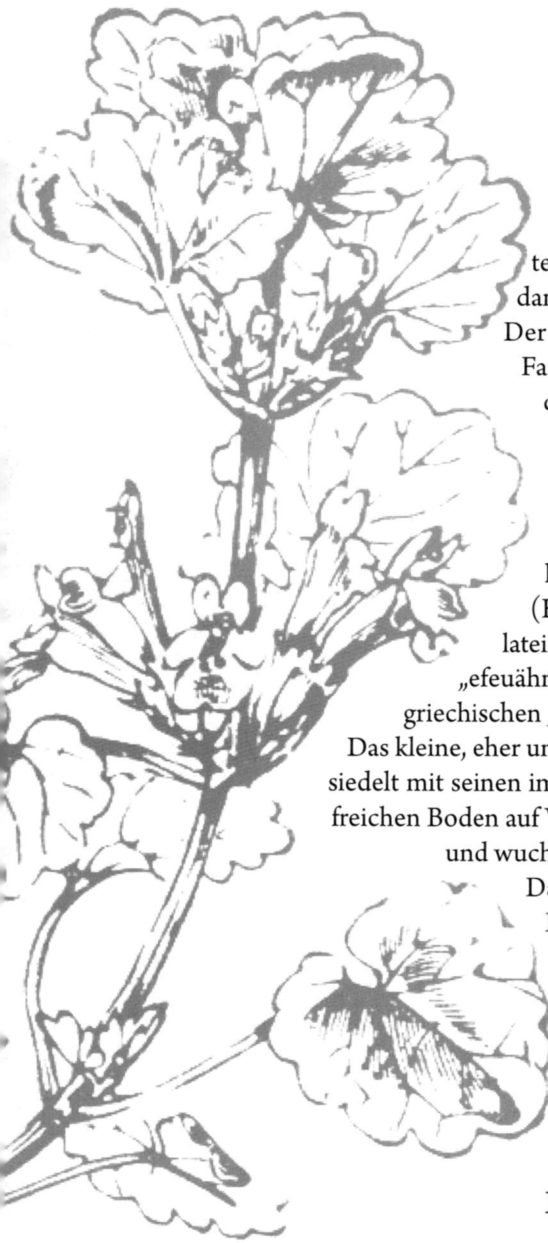

Gundermann

(Glechoma hederacea)

Der Gundermann ist eine krautige, ausdauernde, winterharte Pflanze und in ganz Europa, Asien und Nordamerika verbreitet.
Der Gundermann, auch Gundelrebe genannt, gehört zur Familie der Lippenblütler (Lamiaceae). Der untere Teil des vierkantige Stängels kriecht entlang der Erde, während der obere, blühende Teil sich in Richtung Himmel reckt. Die kleinen lila-blauen Lippenblüten befinden sich in den oberen Blattachseln. Die nieren- bis herzförmigen, rauen Blätter mit eingekerbten Rand, haben eine gewisse Ähnlichkeit mit denen des Efeus (Hedera helix), daher trägt der Gundermann auch den lateinischen Artnamen „hederacea", was soviel bedeutet wie „efeuähnlich". Der Gattungsname „Glechoma" leitet sich vom griechischen „glechon" ab, was die antike Poleiminze bezeichnet.
Das kleine, eher unscheinbare Gewächs mit dem herb-minzigen Duft besiedelt mit seinen immergrünen Ausläufern bevorzugt feuchten, nährstoffreichen Boden auf Wiesen- Wald- und Wegrändern, Hecken, alte Mauern und wuchert auch in Ihrem Garten und um Ihr Haus herum.
Das blühende Kraut enthält ätherische Öle, Gerb- und Bitterstoffe, Saponine und Viramin C. Die aufrechten Triebe schneiden Sie innerhalb der Blütezeit von März bis Oktober wenige Zentimeter über dem Boden ab. Die Blätter können das ganze Jahr über gesammelt werden.

Der Herr des Eiters

„Gund" bedeutet im germanischem Sprachgebrauch „Eiter" und andere giftige Körpersekrete, daher war er den Germanen eine wichtige Heilpflanze und gehörte zu den „Gundkräutern", die bei eitrigen Wunden, Geschwüren oder Auswurf angewendet wurden.

Der Arzt Matthiolus empfahl im 16. Jahrhundert, den Gundermann in Wein zu kochen, um Schwindsüchtigen den *„Eyter von der Brust"* zu nehmen. Gundermann fördert außerdem die Ausleitung von Schwermetallen aus dem Körper. Er wurde früher von Büchsenmachern und Malern als konzentrierten Tee getrunken um einer Bleivergiftung vorzubeugen. Heute können Sie Gundermanntee z.B. nach dem Entfernen von Amalgamfüllungen als Mundspüllösung nutzen.

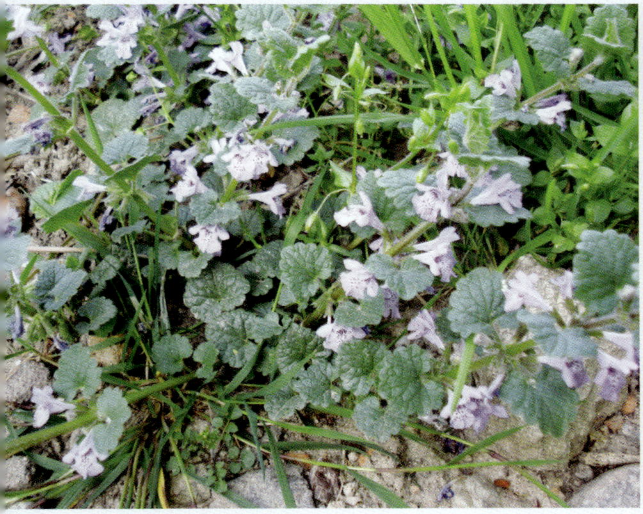

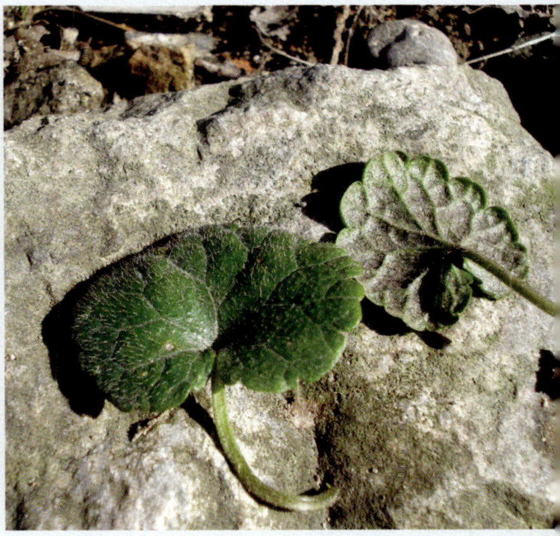

Indikationen nach Kommission E: Nicht bearbeitet worden.

Gegenanzeigen: Keine bekannt

Nebenwirkungen: Keine bekannt

Erfahrungsheilkundliche Anwendungen:
Frisches oder getrocknetes Gundermannkraut hat eine anregende und ausgleichende Wirkung auf den Stoffwechsel und ist besonders dann hilfreich, wenn eine langwierige oder eine mit Eiter einhergehende Krankheit behandelt werden soll.
Die im Gundermann enthaltenen Gerbstoffe haben antibiotische und antivirale Eigenschaften und besitzen die Fähigkeit, wundes, schlecht heilendes und eiterndes Gewebe zu straffen und zu festigen.
Saponine und ätherische Öle wirken außerdem auswurffördernd bei verschleimten Atemwegen. Der bislang nicht näher erforschte Inhaltsstoff Glechomin ist ein Bitterstoff, der die Verdauungssäfte anregt die und Leber stärkt.

Rezepturen & erlebtes Wissen

Gibt es nicht zu kaufen: Wundöl (nach Fischer-Rizzi)

Zerreibt man ein Blatt zwischen den Fingern, tritt ätherisches Öl aus mit einem herb-würzigen Duft. Dieses hat heilende Eigenschaften und wird bei bei tiefen, eitrigen Verletzungen verdünnt aufgetragen. Zusammen mit Gerbstoffen wird die Wunde gereinigt und desinfiziert und schließt sich schneller.

Ein helles Schraubglas wird mit im Juli gesammelten Gundermannblättern vollgestopft, verschlossen und mindestens 4 Tage in die pralle Sonne gestellt. Am Boden des Glases bildet sich eine helle Flüssigkeit, das Wundöl. Dieses wird abgegossen und im Kühlschrank aufbewahrt. Zur Verlängerung der Haltbarkeit kann das „Wundwasser" zur Hälfte mit Wodka gemischt werden.

Wiesen-„After Eight"

100 gr Zartbitterschokolade im Wasserbad schmelzen, 30 große Gundermannblätter mit Stiel auf ein Backpapier legen. Mit einem Pinsel erst eine Seite der Blätter mit der geschmolzenen Schokolade bestreichen, wenn diese hart ist, die andere Seite.

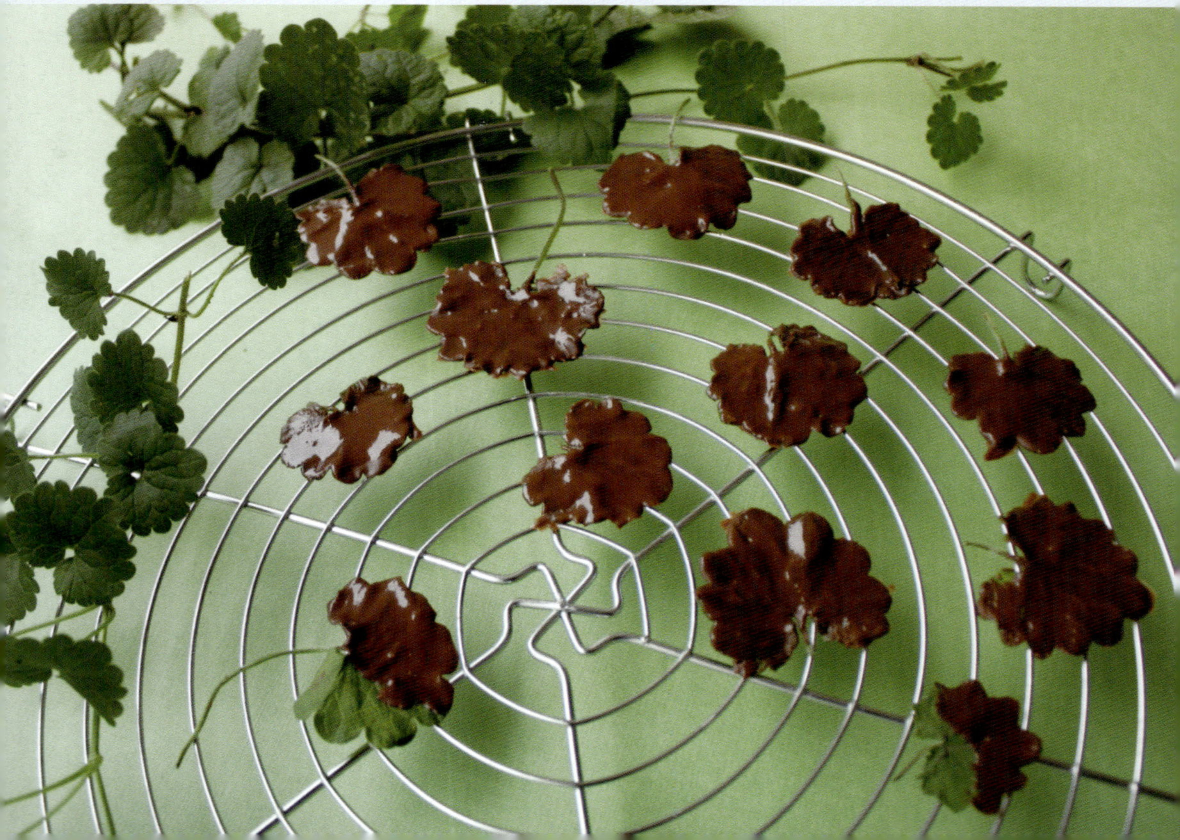

Ein Tee für sieben Fälle

1. Eiterbekämpfung von innen: chronischer Schnupfen und Bronchitis

2 Tl blühendes Kraut werden mit 150ml kochendem Wasser übergossen, 10 min ziehen gelassen und mit wenig Honig gesüßt getrunken.
Mehrere Tassen am Tag über 4 Wochen reduzieren die „Eitererreger" im Blut. Das Hautbild verbessert sich, chronischer Schnupfen löst sich und die Verdauung kommt ins Lot.
Ferner kann der Tee auch als Wundauflage benutzt werden.

2. Gesichtswasser bei unreiner Haut

1 Handvoll Kraut mit 500 ml heißem Wasser überbrühen, kurz aufkochen, abkühlen lassen und fein absieben. Mit einem Wattepad nach der Reinigung großzügig auftragen und mit Aloe – vera - Gel von der Firma „Santaverde" eincremen.

3. Tee mit Essig 1:1 mischen und als Mundspülung gegen Wochenend- Zahnschmerzen einsetzen.

4. Gichtanfall

Ein Tuch mit kaltem Tee tränken und auf das betroffene Gelenk legen.

5. Steinumwickler-Bad

Bei „Ischias", Gicht und Steinleiden eignet sich der Gundermann als Badekraut zur Kräftigung der Muskeln und Gelenke.
Für ein Gundermann-Bad werden 2 Handvoll Kraut in 2L Wasser ausgekocht, abgesiebt und dem 35°C (kalten) Badewasser zugefügt.

6. Bei Harnwegsinfekten

Zu gleichen Teilen Brennnessel, Gundermann und Goldrute mischen. Einen Tl mit 150 ml Wasser heiß aufgießen, 10 min ziehen lassen und 3x täglich trinken.

7. Nasentropfen gegen Heuschnupfen

250 ml Wasser mit einer Prise Meersalz aufkochen, Salbei und Gundermann hinzugeben, 10 Minuten ziehen lassen und absieben. mit einer Pipette in die Nase träufeln und hochziehen.

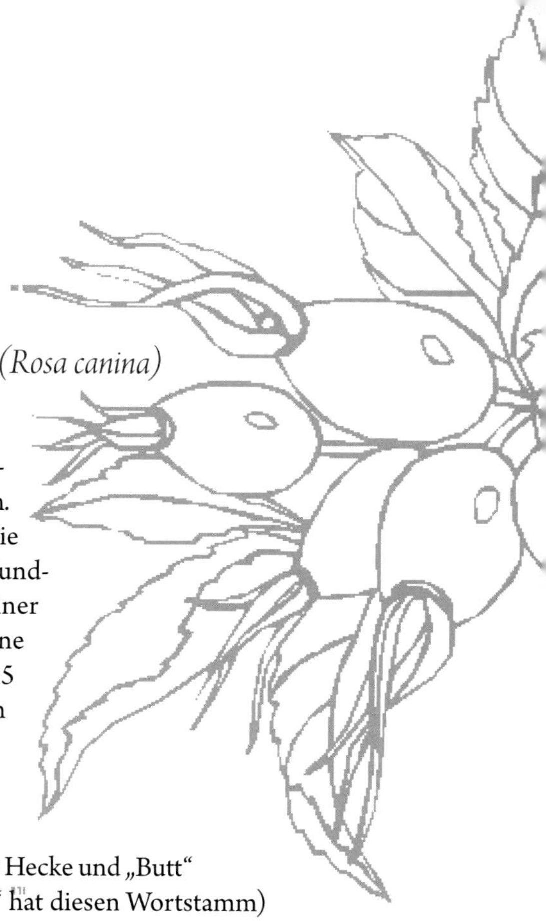

Hagebutte, Hundsrose *(Rosa canina)*

Bei Hagebutten handelt es sich um die Scheinfrüchte von wild wachsenden Rosensträuchern.
Im Elz- und Simonswäldertal ist überwiegend die Hunds- oder Heckenrose anzutreffen. Die Hundsrose ist ein dorniger Strauch, der bis zu einer Höhe von 3 m wächst. Er bringt im Juni schöne weiße bis rosafarbene Blüten hervor, die 5 Blütenblätter tragen und im Gegensatz zu den Zuchtarten nicht gefüllt sind.
Die Laubblätter sind unpaarig gefiedert und bestehen aus 5 - 7 Fiederblättchen.

Hagebutte setzt sich aus den Worten „Hag“ für Hecke und „Butt“ oder „Butzen“ für Faß (auch „de Epfelbutzge“ hat diesen Wortstamm) zusammen, welches die Form der Früchte beschreiben soll.
Hundsrose wird auf das Lateinische „rosa“ (Rose) und „canus“ (Hund, hundsgemein, gewöhnlich) zurückgeführt.

Die Hundsrose gedeiht meist an Waldrändern auf tiefgründigem Lehmboden.
Die sichtbaren Früchte, die Hagebutten, beinhalten in ihrem Inneren die wirklichen Früchte, die Nüßchen genannt, und oft fälschlicherweise als Samen bezeichnet werden. Diese Nüßchen besitzen Härchen mit feinen Widerhaken, die starken Juckreiz verursachen können. Ab September reifen die leuchtend roten Hagebutten heran und verbleiben oft bis in das kommende Jahr an den Zweigen. Wenn der Rand der Hagebutte weich ist, dann ist sie reif zum Verzehr. Je später sie gesammelt werden, umso mehr Süße ist vorhanden.
Einige Vogelarten (Elstern, Dohlen, Krähen) fressen die ganze Frucht und scheiden die Nüßchen unbeschadet wieder aus und tragen damit zur Verschleppung der Samen bei.
Die Zusammensetzung der Inhaltsstoffe, speziell der hohe Vitamin C - Gehalt, die Vitamine A, B1, B2, Mineralstoffe, Flavonoide und Gerbstoffe machen die Hagebutte so erfolgreich in ihrer Anwendung.

Schon im Altertum wurde die Hagebutte in Kräuterbüchern aufgenommen.
Der griechische Arzt Dioskurides verordnet *„die trockene Frucht ohne das wollige Innere, denn dieses ist der Luftröhre schädlich.“*
In mittelalterlichen Kräuterbüchern werden Hagebutten gegen Bluthusten, Erbrechen und Nierensteinen empfohlen.

Bei Hildegard von Bingen findet man den Hinweis, die Hagebutte stärke den Magen und helfe bei Lungenleiden.
„Die reifen Hagebutten entsteinen. Aus den Kernen eine Latwerge bereitet, gegen Ruhr, Gonorrhoe, Schluchzen und Unwillen im Magens hülft."

Schenkt man einer alten Überlieferung Glauben, so soll die heilige Maria an einem Freitag die Windeln des Jesuskindes in einen Wildrosenstrauch zum Trocknen aufgehängt haben. Daraufhin wechselten die Blüten ihre Farbe von rot auf weiß bzw. umgekehrt, man ist sich bis heute nicht einig. In jedem Falle bewirkte dieser Farbwechsel eine enorme Abwehrfunktion gegen den Teufel und andere Wesen der Unterwelt.

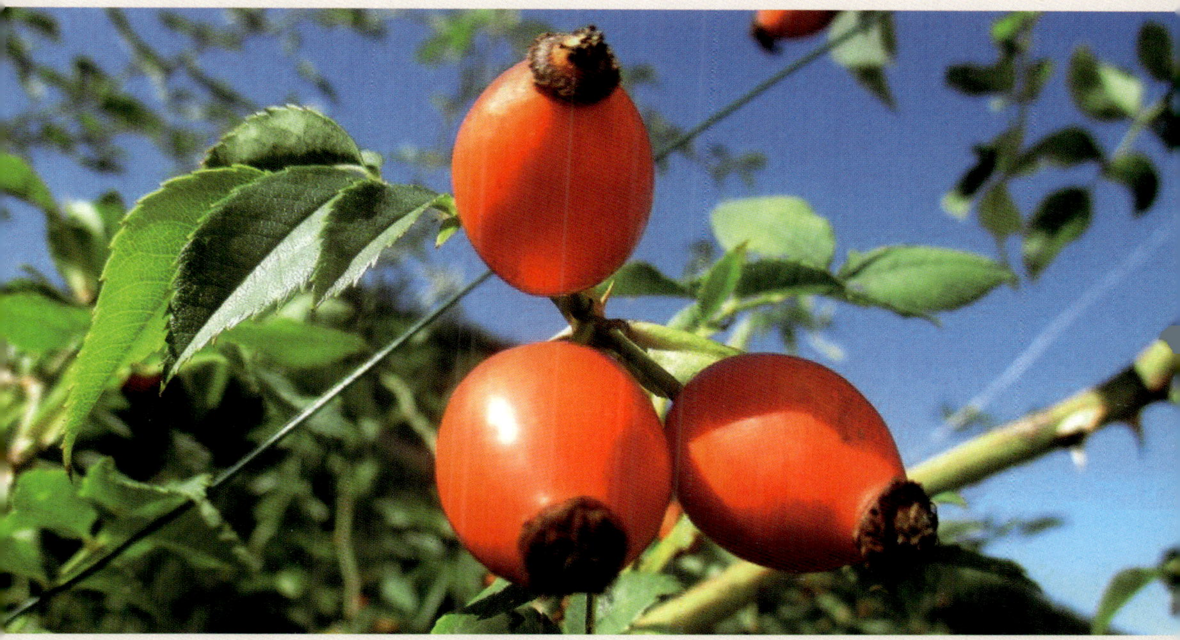

Indikationen nach Kommission E: Die Kommission E bewertet die medizinische Anwendung negativ. Sie erwähnt die Hagebutte „als standartisiertes Nahrungsergänzungsmittel (Litozin®) aufgrund entzündungshemmender und antioxidativer Eigenschaften zur Nahrungsergänzung bei Arthrose-Patienten im Verkehr" und „Für Litozin® (standartisiertes patentiertes GOPO-Hagebuttenpulver) 5 explorative Wirksamkeitsstudien, darunter 3 Doppelblindstudien, zur Therapie von Arthrosebeschwerden vorhanden".

Gegenanzeigen: Keine bekannt

Nebenwirkungen: Keine bekannt

Erfahrungsheilkundliche Anwendungen:
Unter dem roten Mantel steckt der höchste Vitamin C - Gehalt der einheimischen Früchte, 20 mal mehr als in Zitronen.

Die heutige Naturheilkunde empfiehlt die Hagebutte zur Vorbeugung von Erkältungserkrankungen und grippalen Infekten, zur Festigung des Zahnfleisches und zur Parodontoseprophylaxe. Bei rheumatischen Gelenkbeschwerden greift sie lindernd ein. Sie verbessert weiter die Sauerstoffversorgung der Körperzellen und schützt somit vor freien Radikalen.

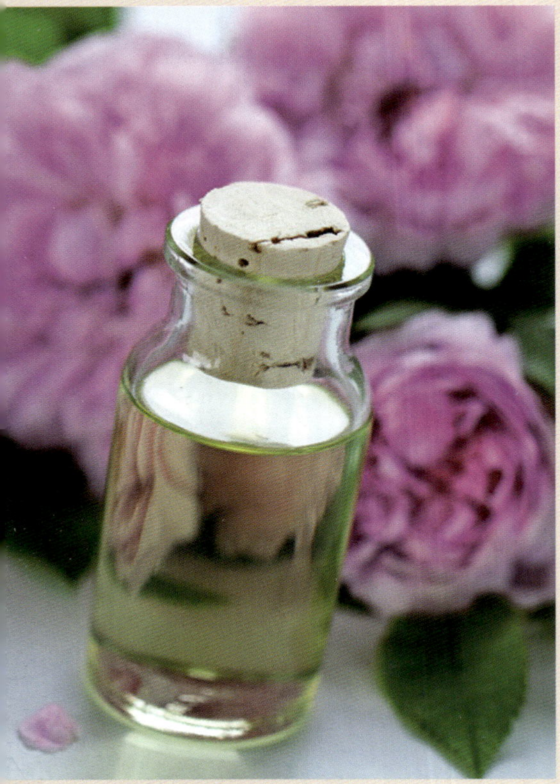

Das Beauty-Geheimnis der Top-Models: Wildrosenöl

Aus den Kernen, also den eigentlichen Früchten, wird das fette Öl, bekannt als Wildrosenöl, gewonnen, welches ein exzellentes Hautpflegeöl darstellt. Durch den hohen Anteil an ungesättigten Fettsäuren sowie Vitamin A, läßt es Narben verblassen und gilt als wirksamer „Faltenglätter".

Wildrosenöl gehört zu den trockenen Ölen und wird von der Haut sehr leicht aufgenommen ohne einen störenden Fettfilm zu hinterlassen. Allerdings kann es aus diesem Grund die Haut austrocknen und wird deshalb anteilig einem anderen, nicht trocknendem Pflanzenöl, z.B. Mandel- oder Olivenöl zugesetzt. Da Wildrosenöl nicht oxidationsstabil ist, sollte es nachts aufgetragen werden. Tagsüber, wenn die Möglichkeit der Sonneneinstrahlung auf die Haut gegeben ist, kann die Haut mit braunen Flecken reagieren, die mühevoll reversibel gemacht werden können. Wildrosenöl, bis maximal 10%ig in einer Creme oder Ölmischung verarbeitet, kann auch bei Tageslicht angewendet werden.

Bauer Hansen und seine Arthrose

Seit einigen Jahren wird die Wirksamkeit der Hagebutte bei Arthrosebeschwerden diskutiert. Der dänische Bauer Erik Hansen berichtete in den 1980ger Jahren über positive Erfahrungen mit seinem selbst hergestellten Hagebuttenpulver bei der Behandlung seiner Arthrose. Diese Wirkung erregte das Interesse eines Arztes in Kopenhagen, der den Effekt zusammen mit einem Professor für Mikrobiologie durch In-vitro-Versuche (unter Laborbedingungen) bestätigte. Weitere In-vivo-Studien (am lebenden Objekt) folgten.

An der Studie beteiligt waren außerdem das Dänische Institut für Landwirtschaft, das Kopenhagener Universitätskrankenhaus und das Dänische Institut für Pharmazie.

Als aktiver Inhaltsstoff der Hagebutte wurde ein sogenanntes Galaktolipid isoliert, das die Entzündungsreaktion hemmt und damit die Schmerzen lindert. Galaktolipide sind im Fokus neuerer Untersuchungen.

http://www.uniklinik-freiburg.de/fileadmin/mediapool/08_institute/rechtsmedizin/pdf/NeueszurHagebutte.pdf

In zwei plazebokontrollierten, doppelblinden Studien der Uniklinik Freiburg wurde festgestellt, dass das Hagebuttenpulver ein wirksames pflanzliches Therapeutikum für Patienten mit Gelenkarthrose darstellt. Eine Dosis von 5 gr Hagebuttenpulver pro Tag bewirkte nach bereits drei Wochen eine deutliche Schmerzlinderung bei Hüft-, Knie- und Handgelenksarthrose. Die entzündungshemmenden Galaktolipide sind allerdings hitzeempfindlich und nur fettlöslich. Ein Hagebuttentee hat deshalb keine Wirkung. Auch eine Hagebuttenmarmelade enthält aufgrund des Kochvorganges wenig Galaktolipide.
Die längerfristige Einnahme von Hagebuttenpulver reduziert den Konsum an klassischen Schmerzmitteln (NSAR oder andere Analgetika).
Ganze Hagebutten werden von Phamakonzernen als Pulver angeboten (z. B. Litozin®).

Rezepturen & erlebtes Wissen

Großer Aufwand – große Wirkung: Litozin® nach Simonswälder Art

Mahlen Sie 3 kg getrocknete Hagebutten mit Kernen und möglichst ohne Härchen in der Küchenmaschine und mischen Sie 8 gr reines Ascorbinsäurepulver (Vitamin C) unter.
Um eine Wirkung zu erzielen, sollten Sie 10 gr dieser Mischung jeden Tag in einem fetthaltigen Lebensmittel (Joghurt, Quark, Suppe) über einen Zeitraum von mindestens einem halben Jahr einnehmen. Danach können Sie die Dosis auf 5 gr zurückfahren.
Achten Sie darauf, dass die Einnahme zeitlich versetzt zu synthetischen Medikamenten erfolgt, um deren Resorption in die Blutbahn nicht zu beeinträchtigen. Die Einnahme des Pulvers muss mit einer Flüssigkeitsmenge von bis zu 500 ml verbunden sein, damit das Pulver nicht die Magen-Darmflüssigkeit absorbiert, was zu Verstopfung führen kann.
Dr. Feil, Biologe, Sportwissenschaftler und Lehrbeauftragter der Universität Furtwangen und seine Forschungsgruppe empfiehlt eine wenig aufwändigere Variante: täglich den Inhalt von 3 Hagebutten-Teebeuteln in Joghurt einstreuen, über Nacht im Kühlschrank lagern und am anderen Tag essen.

http://www.dr-feil.com/arthrose/arthrose-ernaehrung-4.html

„Wichtig isch wa hinde ruskunnt“: Zellschutz durch Hagebuttenkonfitüre

Starke Kälteeinwirkung, also Frost, macht die Butten süß. Sammeln Sie entweder entsprechend des Wetters oder frieren Sie die Butten einen Tag ein.

Hagebutten der Länge nach halbieren. Die Kerne mit den daran haftenden Härchen müssen nicht unbedingt entfernt werden, wenn Sie die gekochte Masse durch die flotte Lotte oder ein Haarsieb passieren.
Die Butten werden in einem Topf mit Wasser bedeckt über Nacht zugedeckt stehen gelassen. Am nächsten Tag das Wasser abgießen, die Butten zur Hälfte mit frischem Wasser bedecken und weichkochen. Je nach Reifegrad kann das bis zu einer halben Stunde dauern. Lupfen Sie

gelegentlich den Deckel und erkundigen Sie sich nach dem aktuellen Wasserstand. Wenn es zischt und knistert im Topf, ist Eile geboten und es muss dringend Wasser nachgegossen werden. Ein fingerbreiter Pegel sollte immer vorhanden sein.

Mit einem Stabmixer die Butten zu einem sämigen Brei pürieren. Gegebenenfalls ist das Zugießen von Wasser notwendig. Die Masse soll nicht zu zäh sein, denn sonst bleiben die Fruchtschalen an den Kernen kleben. Das verringert erstens die Ausbeute und zweitens können Sie die Masse nicht weiter verarbeiten, weil sie sich nicht durch das Haarsieb drücken lässt.
Den Brei nach und nach mit Hilfe der gewölbten Seite eines Schöpflöffels durch ein Haarsieb streichen. Es sollte Ihnen leicht von der Hand gehen, sonst fügen Sie nochmal ein wenig Wasser hinzu. Zum Schluss fahren Sie mit einem Schaber an der Außenseite des Haarsiebes entlang, wo der größte Teil des Marks hängt. Es wird nichts vergeudet. So erhalten Sie etwa zwei Drittel des Ausgangsgewichts. Das Mus wird abgewogen und mit einem Drittel weniger Gelierzucker als gewöhnlich nochmal kurz aufgekocht und heiß in saubere Schraubgläser gefüllt. Und Sie haben dann „e richtig guedi Hagebuddeschtrichi".

Ehe die Rückstände auf dem Kompost landen, füllen Sie diese zusammen mit gutem Weißweinessig in ein Schraubglas und nach 3 Wochen Ziehzeit und gelegentlichem Schütteln haben Sie einen fruchtigen Aroma-Essig.

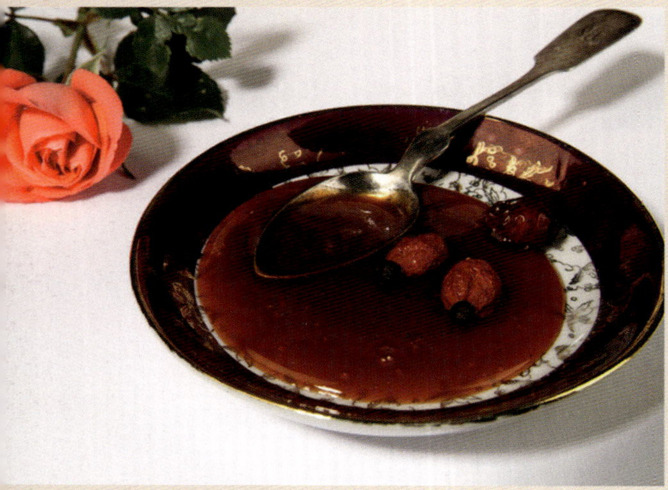

Mit Hagebuttenmus den Winter überstehen

Der Vitamin-C-Gehalt frisch gepflückter Hagebutten wird durch eine kurze Kochzeit deutlich weniger zerstört als durch lange Lagerung der rohen Ware bei Raumtemperatur.
Für dieses Rezept müssen Sie die Kerne mit den Härchen entfernen.
Die Hagebutten werden geviertelt und mit Wasser bedeckt über Nacht stehengelassen. Am nächsten Tag ersetzen Sie das Einweichwasser durch frisches Wasser. Nach 10 Minuten Kochzeit werden die Hagebutten mit dem Stabmixer püriert. Nach einer kurzen Abkühlung fügen Sie echten Bienenhonig und ein wenig Zitronensäure oder Zitronensaft hinzu und füllen das Mus in saubere Marmeladengläser. Als Nahrungsergänzungsmittel nehmen Sie täglich einen Eßlöffel ein.
Im Kühlschrank gelagert, hält sich das einheimische Superfood ein paar Wochen.

Für diese Aktion ziehen Sie sich bitte Einmalhandschuhe an. Vermeiden Sie den Kontakt zu anderen Personen, Haustieren und Körperteilen! Die Härchen können Sie sammeln und als Juckpulver weiter verwenden.

Früher wurden hauptsächlich die Hagebutten der einheimischen Hundsrose verwendet. Heute hat man auch die Möglichkeit, die weichen, dickfleischigen und großen Hagebutten der aus Asien stammenden Kartoffelrose zu verarbeiten. Diese gedeiht gut im Garten und läßt sich leichter handhaben.

Wildrosensirup

100 gr Wildrosenblütenblätter
200 gr Zucker
400 ml Wasser
150 gr Honig

Saubere Blütenblätter mit dem Zucker in ein Gefäß geben, mit kochendem Wasser überbrühen und so lange rühren, bis der Zucker sich gelöst hat. Über Nacht stehen lassen. Dann abseihen und die Blüten gut ausdrücken. Die Flüssigkeit kurzaufkochen und vom Herd nehmen. Lauwarm mit dem Honig vermischen und in Flaschen füllen. Bei kühler Lagerung ist dieser Sirup einige Monate haltbar.

Hagebuttenwein als Diuretikum* für alte Leute

aus der „Zeitschrift für Volksernährung“ 1933, Nr. 21, S. 335:

Ein Liter Früchte gequetscht, 500 gr weißen Kandis, 3 Liter Weißwein läßt man 8 Tage lang zusammen ziehen. Jeden Tag 2 Likörgläschen trinken.
**Entwässerungsmittel*

Rosenhonig – Was nicht ins Gesicht passt, kommt aufs Brot

Wildrosenblüten in ein Glas mit Honig geben, 14 Tage stehen lassen, zum Abfiltern leicht erwärmen, fertig.
Honig und Rosen sind von alters her als wohltuende Kosmetik bekannt. Praktisch an diesem Rezpt ist, dass Sie Ihre Haut von innen und außen (als Maske) gleichzeitg pflegen können.

Schwangerschaftspigmentflecken unsichtbar machen

Wildrosenöl und Sanddornfruchtfleischöl 70:30 mischen (Sanddornfruchtfleischöl färbt die Wäsche!), pro 50 ml 5 Tropfen ätherisches Niaouliöl (Melaleuca viridflora) dazufügen und die betroffenen Bereiche einölen.
Altersflecken, z.B. auf dem Handrücken verschwinden nicht ganz, werden aber deutlich „blonder". Voraussetzung für eine erfolgreiche Behandlung ist eine regelmäßige und konsequente Anwendung und eine einwandfreie Qualität der Öle.

Königlich-Kaiserlich-Elitär:

„Sisis" Rosen-Gesichtswasser

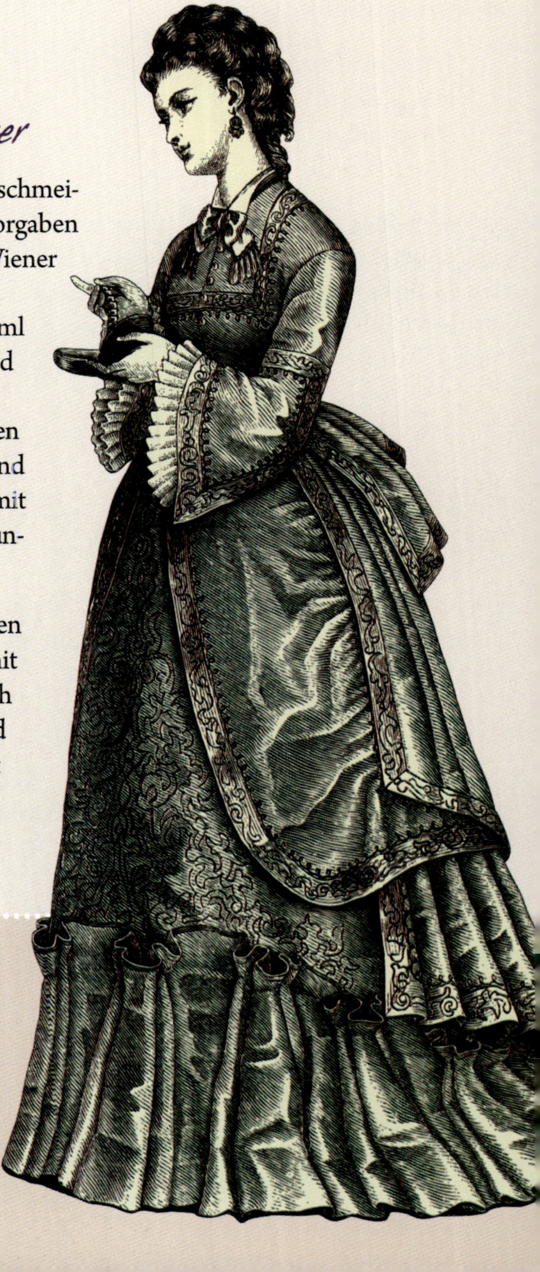

Macht nicht nur Kaiserinnenhaut zart und geschmeidig – die neu interpretierte Rezeptur nach Vorgaben Kaiserin Elisabeths von Österreich an ihren Wiener k&k-Hofapotheker:
Eine Handvoll Wildrosenblüten mit 250 ml abgekochten, warmem Wasser übergießen und über Nacht abgedeckt ziehen lassen.
Die Blüten auspressen, entfernen und durch eben soviele frische Blüten ersetzen, gut schütteln und ein weitere Nacht stehen lassen. Fein filtern, mit 25 ml Weingeist konservieren und in einer dunklen Flasche kühl lagern.

Für Sisis feine Haut wurden die betörenden Damaszener Duftrosen verwendet und mit ätherischem Öl der Damaszener Rose zusätzlich beduftet. Für das oben stehende Rezept wird die rustikalere Wildrose verwendet, die in Duft und Wirkung der vornehmen Schwester nur wenig nachsteht.

Crème céleste –

„Sisis" himmlische Schönheitspflege

Die für ihre überirdische Schönheit bekannte Sisi schwörte nicht nur auf die Heilkraft der Rose, sie schreckte z. B. auch vor Ledermasken, die sie mit rohem Kalbfleisch auskleidete und nachts zu tragen pflegte, nicht zurück.
Bei der „himmlischen Creme" handelt es sich um die sogenannte „Kühlsalbe" oder „Cold-cream"(unguentum leniens), einem Sammelbegriff für Cremerezepturen mit Bienenwachs und einem hohen Fettanteil, die beim Verteilen auf der Haut einen leicht kühlenden Eindruck hinterlässt. Aus folgenden Zutaten können Sie sich Sisis Schönheitscreme selber herstellen.

12 gr Walrat hier bitte Walratersatz verwenden*
10 gr Bienenwachs
75 gr Mandelöl
37 gr „Sisis" Rosen-Gesichtswasser

**Walrat ist eine halbfeste Substanz aus den Stirnhöhlen des Pottwals und wurde früher als Emulgator verwendet, heute gilt als Ersatz das aus Palmen gewonnene Cetylpalmitat. Walratersatz wird zusammen mit den festen Fetten aufgeschmolzen.*

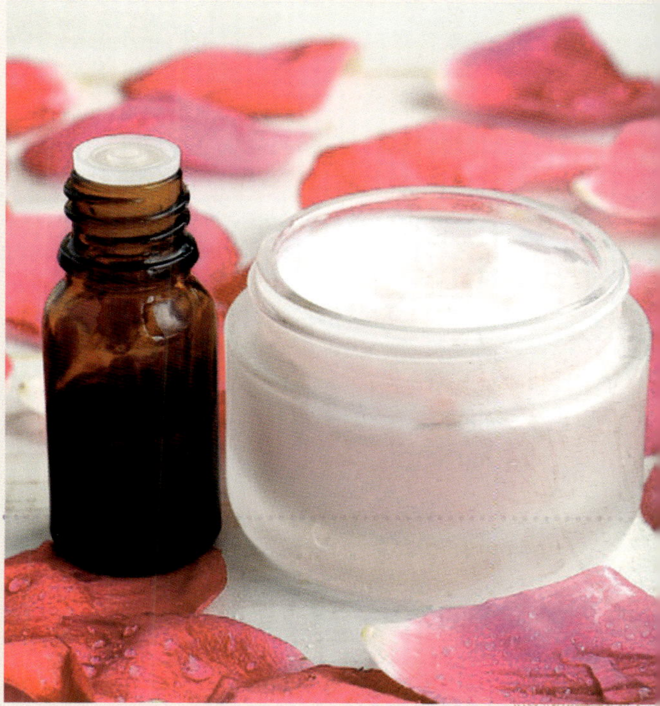

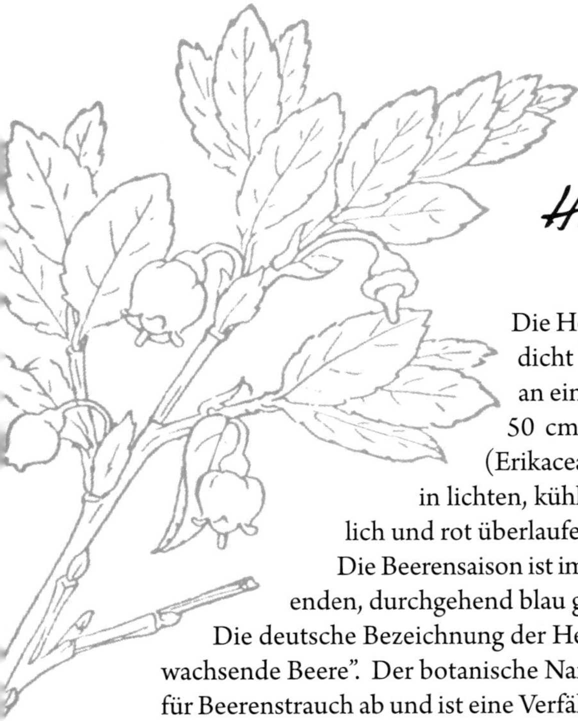

Heidelbeere (*Vaccinium myrtillus*)

Die Heidelbeere ist ein kleiner, sommergrüner Halbstrauch, dicht beblättert mit eiförmigen, leuchtend grünen Blättern an einem scharf vierkantigen Stängel mit einer Höhe bis zu 50 cm. Sie gehört der Familie der Heidekrautgewächse (Erikaceae) an und gedeiht auf nährstoffarmem, saurem Boden in lichten, kühlen Wäldern. Die glockenförmigen Blüten sind grünlich und rot überlaufen, die Blütezeit ist von Mai bis Juni.

Die Beerensaison ist im Spätsommer eröffnet. Dann reifen die wohlschmeckenden, durchgehend blau gefärbten, saftigen Früchte heran.

Die deutsche Bezeichnung der Heidelbeere hat ihren Ursprung wohl in „auf der Heide wachsende Beere". Der botanische Name „Vaccinium myrtillus" leitet sich von „Baccinium" für Beerenstrauch ab und ist eine Verfälschung des eigentlichen Wortstammes. Der Artname „myrtillus" weist auf die Ähnlichkeit der Heidelbeere mit der Myrte hin.

Der Zwergstrauch wird bis zu 30 Jahre alt und vermehrt sich über Ausläufer. So kann eine Mutterpflanze mit ihren Ausläufern weite Flächen besiedeln. Die Hauptwirkkomponenten in der Heidelbeere sind Gerbstoffe und Anthocyane. Weitere wichtige Inhaltsstoffe sind Flavonoide, Pektine und Fruchtsäuren. Auch kleine Mengen an Vitamin C sind in den Beeren enthalten.

Verwechslungsgefahr besteht mit der ähnlich aussehenden Rauschbeere (Vaccinium uliginosum), deren Blätter aber auberginefarben sind. Das Fruchtfleisch der Rauschbeere ist grünlich und von unspektakulärem Geschmack. In größeren Mengen „genossen", führt die Rauschbeere zu rauschähnlichen Zuständen.

Auf Beerenfang – das Sammelverbot für Zugereiste ist aufgehoben

Ein Ausflug „in d'Haibere" ist so beliebt wie mühselig und wahre Disziplin beweist, wer Heidelbeeren pflücken kann, ohne sich dabei stets welche in den Mund zu stecken.

Und den richtigen Zeitpunkt zu erraten, ist beim Heidelbeeren sammeln oft Glückssache. Hat man sich an den Ort des Geschehens hochgeschwitzt, so verstecken sie sich noch farblos im Blattgewirr oder man wird beim nächsten Versuch Zeuge, wie das Ehepaar und danach die vierköpfige Familie die erhoffte Ernte eimerweise an einem vorbeiträgt.

Ergiebige Sammelstellen werden gern geheim gehalten und doch scheinen sie etliche zu kennen.

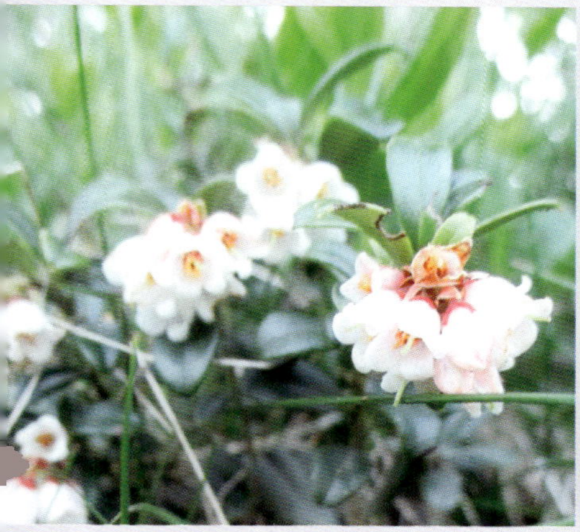

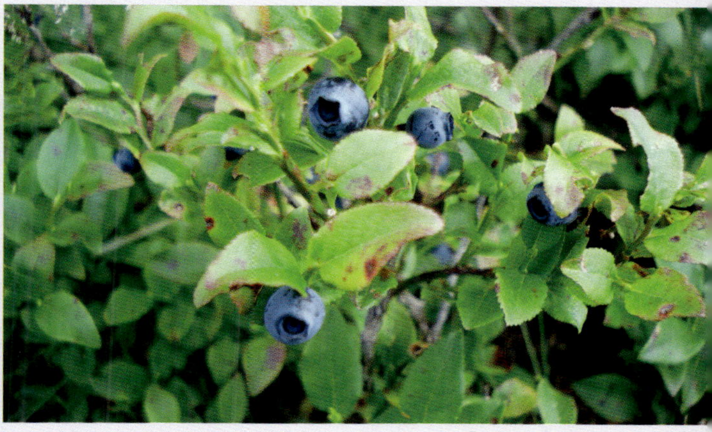

Das war vor über hundert Jahren nicht anders. Da kam es im Südschwarzwald im August 1914 zu einer Schießerei, weil zugereiste Plünderer sich mit den Einheimischen um die Beeren stritten -trotz des erlassenen Sammelverbots für Fremde!

Um die steigende Nachfrage zu decken, wurde versucht, die Heidelbeere großflächig anzubauen, mit wenig Erfolg. Die heutigen Kulturheidelbeeren (Vaccinium corymbosum) sind aus Nordamerika importierte entfernte Verwandte und können geschmacklich mit den „Simiswälder Haibere" nicht mithalten. Die „Amerikaner" sind größer und das Fruchtfleisch hinterlässt beim Naschen keine blauen Zähne. Die gesundheitsfördernen Inhaltsstoffe, allen voran die blauen Farbstoffgeber , die Anthocyane, sind nur in der Schale und nicht in der ganzen Beere vorhanden wie bei der wilden Einheimischen.
Untersuchungen konnten zeigen, dass aus diesem Grund kommerziell erhältliche Kulturheidelbeeren bis zu 365 mg/kg Anthocyane enthielten, wogegen die Wildheidelbeeren mit 7800 mg/kg wesentlich höhere Gehalte aufwiesen.
Kraus, M., Kahle, K., Ridder, F., Schantz, M., Scheppach, W.,Schreier, P., Richling E. (2009) Colonic availability of bilberry anthocyanins in humans. In: ACS Symposium Series, Flavour and Health benefits of small berries, Oxford University Press, 2009.

Roh verzehrt, sind Heidelbeeren ein vorzügliches Abführmittel.
Getrocknete Heidelbeeren dagegen helfen bei akuten Durchfallerkrankungen. Gerbstoffe und ein weiterer blauer Farbstoff, das Myrtillin, hemmen die Entwicklung krankmachender Keime und verhindern übermäßigen Wasserverlust. Pektine bilden einen Schutzfilm auf die Darmschleimhaut. Vor allem Kindern können die getrockneten Beeren bei Durchfall gut als Medizin „verkauft" werden.

Indikationen nach Kommission E: Unspezifische akute Durchfallerkrankungen, leichte Entzündungen der Mund- und Rachenschleimhaut.

Gegenanzeigen: Keine bekannt

Nebenwirkungen: Keine bekannt

Erfahrungsheilkundliche Anwendungen:

In der Heidelbeerzeit hat der Doktor Urlaub

Das Augenmerk gilt den Anthocyanen, denen die Heidelbeere ihre tiefblaue Farbe verdankt. Sie gelten als Radikalenfänger der ersten Wahl. Die Anthocyane wirken antibakteriell und antiviral und bekämpfen erfolgreich Bakterien, Pilze und Viren. Heidelbeersaft, mehrmals täglich eßlöffelweise eingenommen, wird in der Naturheilkunde als Zusatzbehandlung bei Magengeschwüren empfohlen.

Die Anthocyane der Heidelbeere stärken die Augenfunktion, z.B. bei Arbeiten am PC, indem sie die Aktivität von Netzhautenzymen verbessern. Die Augen ermüden weniger schnell.
Wer nachtblind oder blendempfindlich ist, sollte eine halbe Stunde vor einer nächtlichen Autofahrt Heidelbeer-Fertigpräparate in Verbindung mit Vitamin C einnehmen. Auch bei fortschreitender Kurzsichtigkeit wird dies empfohlen. Die Fertigpräparate eignen sich nicht gegen Durchfallerkrankungen.

Rezepturen & erlebtes Wissen

Für Schul- und Kleinkinder mit akut beschleunigter Darmentleerung

3 EL getrocknete Heidelbeeren mit einem viertel Liter Wasser übergießen und 10 min kochen lassen, abseihen und in einer Thermoskanne aufbewahren. Mehrmals täglich einige Teelöffel bzw. Eßlöffel einnehmen.
Die Heidelbeeren können Sie im Dörrapparat oder im Backofen bei einer Wärme bis 50°C trocknen. Danach in einer Blechdose oder in einem Schraubglas gut verschlossen und trocken aufbewahren.

Von den südlichen Alpen in unser Tal gebracht: Risotto mit Pfifferlingen und Heidelbeeren

Gehackte Schalotten
geputzte Pfifferlinge
180 gr Risottoreis
700 ml kochend heiße Gemüsebrühe
1 Handvoll frische Heidelbeeren
Parmesan
Butter und Olivenöl
Feingeschnittene Kräuter, z. B. Feldthymian, Petersilie
Salz, Pfeffer

Schalotten in wenig Butter und Olivenöl weich, aber farblos dünsten. Pfifferlinge dazu und kurz mitdünsten.

Reis dazugeben, mit einem Drittel des heißen Fonds aufgießen und ca. 20 Minuten bei geringer Hitze köcheln lassen, gelegentlich umrühren.
Sobald die Brühe zu verdunsten beginnt, immer wieder etwas davon nachgießen. Wer hat, kann auch mit Weißwein angießen. Eine „Bissprobe“ machen und
zum Schluß einen guten Stich kalte Butter, frisch geriebenen Parmesan, die Heidelbeeren und die Kräuter hinzufügen. Mit Salz und Pfeffer abschmecken. Risotto vom Herd ziehen und 1 bis 2 Minuten stehen lassen. Dann kräftig mit einem Kochlöffel durchrühren.
Schnell servieren.
Dazu passt ein Feld- oder Eichblattsalat.

Optisch wie aus Brenner's Parkhotel: blitzschnelles purpurfarbenes Heidelbeer-Kokos-Eis

1 Dose Kokosmilch
1 Handvoll Heidelbeeren, gewaschen und trockengetupft
4 gehäufte Tl Birkenzucker oder 3 Tl Rohrzucker
1 Päckchen Vanillezucker
Spritzer Zitronensaft
Prise Salz

Alle Zutaten im Mixer pürieren, einfrieren oder kühlgestellt als Dessert genießen.
Die Kokosmilch schmilzt schnell bei Zimmertemperatur. Frieren Sie die Masse am Besten gleich portionsweise ein kleinen Gläsern ein, so können Sie bei Bedarf sofort servieren. Mit einem (großen) Sahnetupfer aus dem Spritzbeutel, einem langen Waffelröllchen und frischen Heidelbeeren dekoriert, werden Sie mächtig Eindruck hinterlassen.

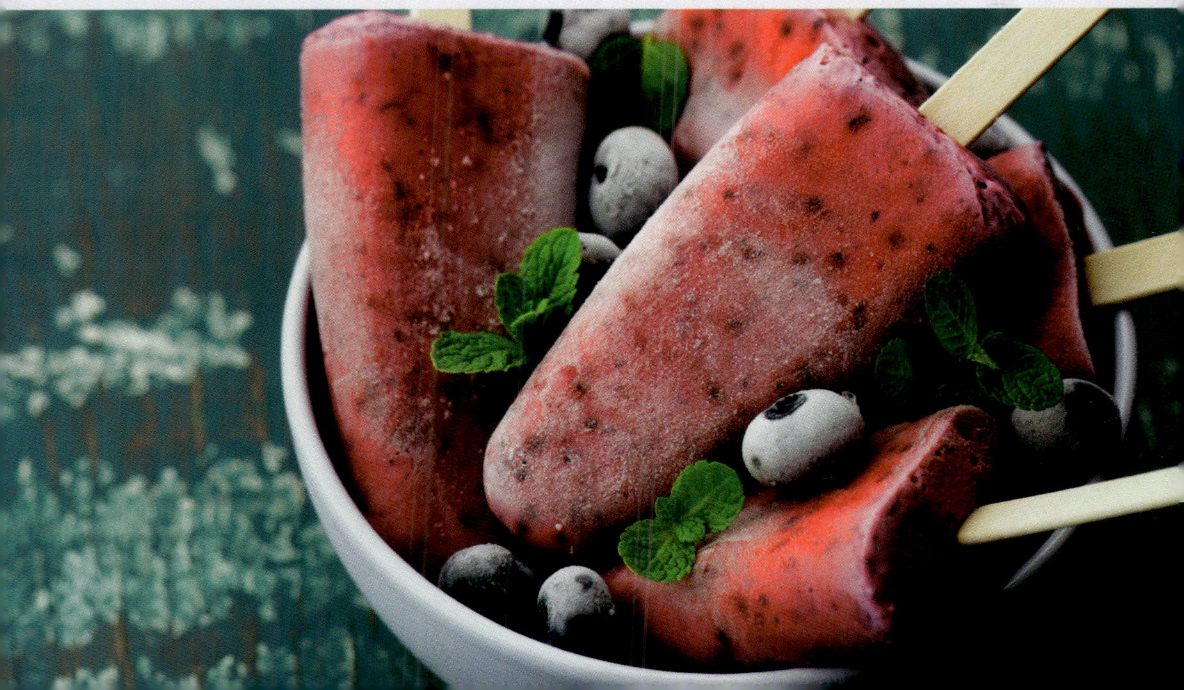

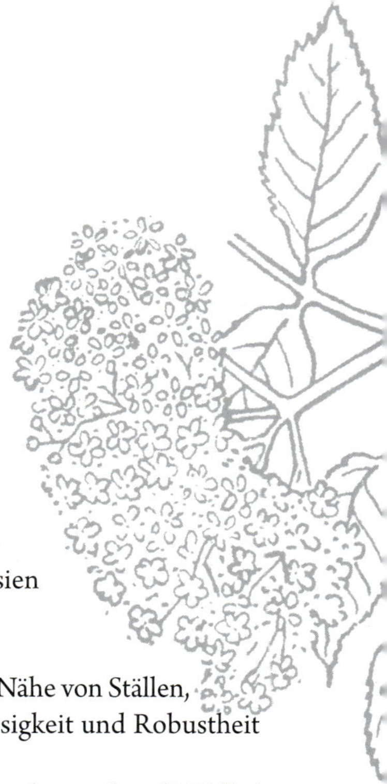

Holunder, Schwarzer

(Sambucus nigra)

Der Holunder gehört den Moschuskrautgewächsen (Adoxaceae) an und ist in Europa, Nordafrika, West- und Mittelasien heimisch.
Er wächst an Weges- und Wiesenrändern und in Wäldern.
In ländlichen Gegenden findet er sich auch sehr häufig in der Nähe von Ställen, Scheunen und Wohnhäusern, wobei ihn seine Anspruchslosigkeit und Robustheit überall Wurzeln schlagen läßt.
Besonders gut gedeiht er im Halbschatten auf Unkrautplätzen, aber auch auf Waldlichtungen ist er zu finden.
Der Holunder dient als Stickstoffanzeiger für übermäßig gesättigte Böden.
Er gehört zu den Flachwurzlern und verfügt häufig über ein sehr weit reichendes Wurzelwerk.
Der Holunder wächst als stark verästelter Baum oder Strauch, der bis zu 10 Meter hoch werden kann. Seine hellbraune bis graue Rinde ist dick und korkartig und weist besonders an den dickeren Ästen und dem Stamm tiefe Risse und Furchen auf.

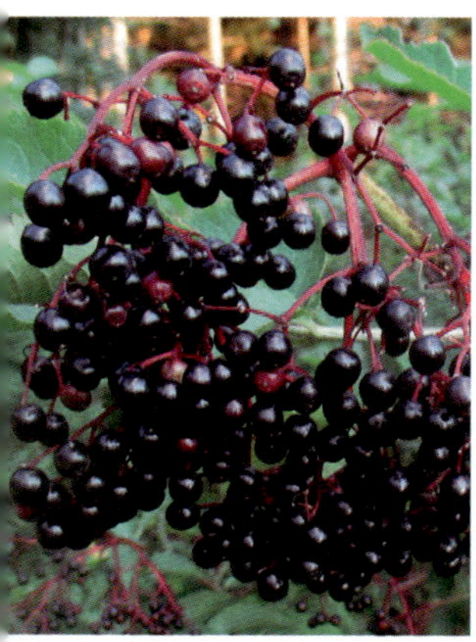
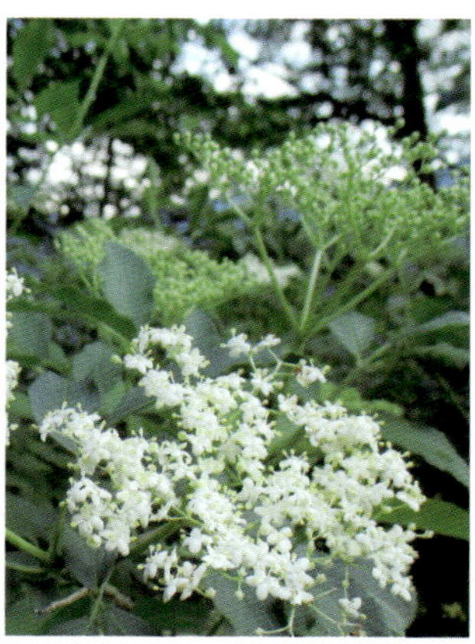
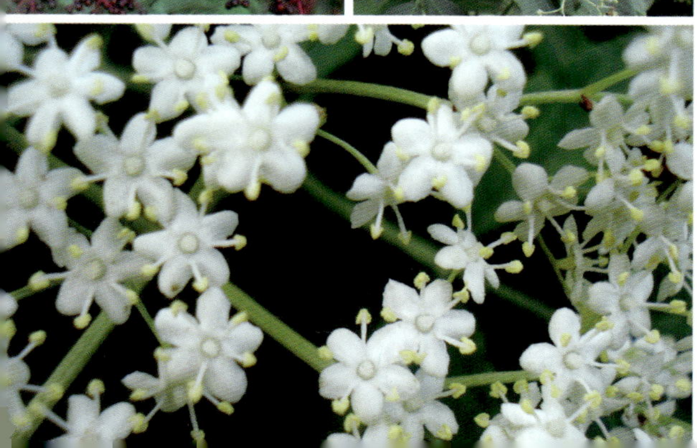
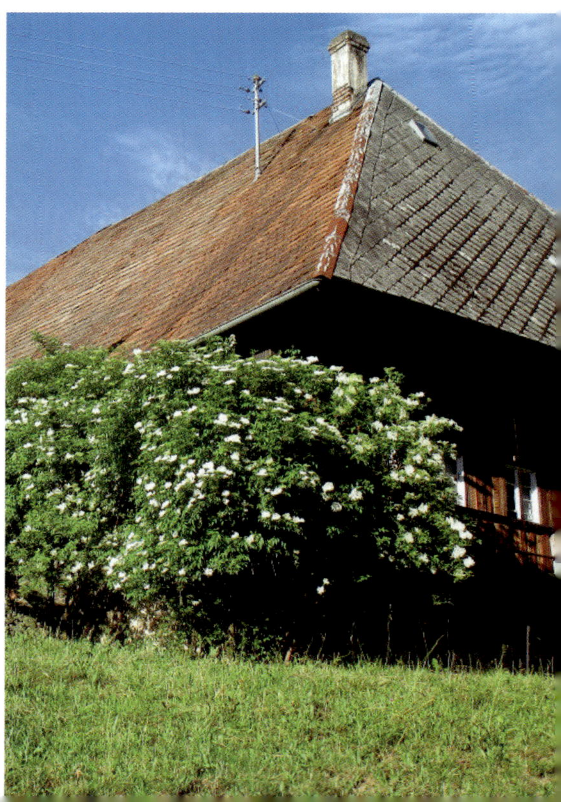

Die Blätter sind eiförmig, gegenständig angeordnet und unpaarig gefiedert. Die einzelnen Blattfiedern können bis etwa 30 Zentimeter lang werden und bestehen in der Regel aus fünf bis sieben einzelnen Blättern.
Über den Holunder kann man sich mindestens zweimal im Jahr erfreuen: Einmal im Frühjahr, wenn er weithin sichtbar erblüht und duftet, und einmal im Herbst, wenn er die glänzend schwarzen Beeren trägt.
Der Holderbusch ist ein so genannter Strahlensucher - man weiß heute, dass er besonders gerne auf Wasseradern wächst.

Die Blüten stehen in großen, süßlich bis muffig duftenden Scheindolden mit kleinen, gelbweißen Blüten, die ab April bis in den Juni hinein erscheinen.
Die medizinisch wichtigsten Inhaltsstoffe der Holunderblüten sind ätherische Öle und Flavonoide sowie organische Säuren, Schleimstoffe und Gerbstoffe. Durch sie wirken Holunderzubereitungen stark schweißtreibend und immunstärkend, sowie schleimlösend und schwach harntreibend.
Im August bis in den September hinein beginnt das Wachstum der ca. 6mm kleinen Beeren, die im Reifezustand eine tief schwarz-violette Farbe und einen blutroten Saft haben. Es sind eigentlich Steinfrüchte, die in ihrem Inneren drei Samen bergen.
Die Beeren werden gern von Vögel verzehrt, passieren unverdaut deren Verdauungsweg und können somit unbeschadet auskeimen. Holunderbeeren enthalten hochwirksame, antioxidativ wirkende Inhaltsstoffe wie Bioflavonoide, Anthocyane, B-Vitamine und Vitamin C. Ausserdem Mineralstoffe wie Kalzium, Eisen und Magnesium und werden traditionell zu Saft, Marmelade und Mus, dem „Hollerkoch", verarbeitet. Holunderbeeren roh verzehrt, können aufgrund des Alkaloids Samburigin bei manchen Menschen Übelkeit hervorrufen.

Ein Heiligtum steht im Wald

Im germanischen Glauben sollten im Holunder gute Hausgeister wohnen. Unter anderem auch die Göttin „Holla", auf deren Namen sich das Wort „Holunder" bezieht. Ein Stück weiter in der Zeit zog mit Hilfe der Gebrüder Grimm die Frau Holle in den Busch. Eine zauberhafte Hausfrau, die häufig ihr Bett aufschüttelte, um es auf der Erde kleine Blütensternchen schneien zu lassen.
Nahezu jeder Garten hatte seinen Holderbusch. Voll Ehrfurcht machten die Mädchen im Vorbeigehen einen Knicks, die Männer zogen die Hüte. Um die Geister nicht zu vertreiben, durfte man den Holunder weder beschneiden noch fällen. Daher kam dieser während der Christianisierung in Verruf und wurde zum „Baum des Teufels". Möglicherweise war dies der Grund, dass die heilige Hildegard von Bingen schrieb, der Holunder würde zur Anwendung beim Menschen nicht taugen.

Indikationen nach Kommission E: (gilt nur für Holunderblüten): Erkältungskrankheiten

Gegenanzeigen: Keine bekannt

Nebenwirkungen: Keine bekannt

Erfahrungsheilkundliche Anwendung:

Holunder gegen Erkältung und Jähzorn

Der Schwarze Holunder zählt zu den ältesten und bekanntesten Volksheilpflanzen. Er wurde bereits im Mittelalter eingesetzt, aufgrund seiner antibakteriellen Wirkung als ätherisches Öl und im gekochten Zustand zur Behandlung von offenen Wunden. Sowohl die Blüten als auch die Beeren eignen sich als Heilmittel, Lebensmittel und Farbstoff. In der Volksheilkunde finden neben den Beeren und den Blüten auch die Rinde und die Wurzeln des Holunders Anwendung. Besonders die Holunderbeeren sind voller Heilstoffe. Ihr Saft gilt schon lange als natürliches Mittel gegen Erkältungen, Magenbeschwerden und gegen Nieren- und Blasenleiden.

Die heutige Naturheilkunde nutzt die Inhaltsstoffe des Holunders ähnlich vielseitig wie die Vorfahren im Mittelalter.
Am bekanntesten sind die Wirkungen der Blüten.
Sie werden vor allem als Tee bei Erkältungskrankheiten und fieberhaften Infekten besonders in Kombination mit Lindenblüten eingesetzt. Hilfreich ist dieser Tee auch bei trockenem Husten, da er zur Vermehrung des Bronchialschleims führt.

Die von einigen Schulmedizinern vertretene Ansicht, die Wirkung angeblich schweißtreibender Drogen sei lediglich durch das heiße Wasser bedingt, konnte durch die Versuche des böhmischen Pharmakologen Wiechowski Anfang des 20. Jahrhunderts widerlegt werden.
Tappeiner, Lehrb. d. Arzneimittell. u. Arzneiverordnungsl., Leipzig 1913
Wiechowski, Med. Klin. 1927, Nr. 16, S. 590.

Die gegen Erkältungsviren wirksamen Stoffe in den Holunderbeeren unterliegen natürlichen Schwankungen. Der Gehalt der wirksamkeitsbestimmenden Anthocyane ist abhängig von Wuchsbedingungen, dem Klima und Standort. Der Vitamin-C-Gehalt der Beeren, der bei der Verarbeitung und Lagerung den Anthocyangehalt stabilisisert, ist ebenfalls maßgebend und nicht zuletzt der Verarbeitungsprozess und der Dauer der Lagerung. Somit kann man sich selbst bei einem gekauften teuren und qualitativ hochwertigen Saft nie sicher sein, wie viele schnupfenwirksame Inhaltsstoffe tatsächlich darin stecken. Wenn Sie also wirklich gezielt mit Holunder gegen eine Erkältung vorgehen möchte, sollten Sie einen möglichst schonend verarbeiteten (am besten selbst hergestellten) Saft trinken oder als Alternative auf Holunderbeerenpulver mit standardisiertem Anthocyangehalt zurückgreifen.

In einer israelischen Studie im Jahre 1995 war die antivirale Wirkung des Holunders auf verschiedene Stämme von Grippeviren gezeigt worden. Dabei wurde der standarisierte Holunderextrakt Sambucol® einer Gruppe Grippekranker verabreicht. Bei den Patienten, die den Extrakt erhalten hatten, trat nach zwei Tagen eine deutliche Verbesserung der Symptome ein, bei der Placebo-Gruppe erst nach sechs Tagen. Nebenwirkungen gab es keine.

Zakay-Rones et al. Inhibition of several strains of influenza virus in vitro and reduction of symptoms by an elderberry extract (Sambucus nigra L.) during an outbreak of influenza B Panama. Journal of Alternative and Complementary Medicine. 1995 Winter;1(4):361-9.http://www.ncbi.nlm.nih.gov/pubmed/9395631

Auch gegen den H1N1-Virus („Schweinegrippe") zeigten aus Holunder isolierte Flavonoide bessere Wirksamkeit als das seinerzeit ungerecht unter das Volk verteilte, verschreibungspflichtige und nebenwirkungsreiche Medikament Tamiflu®. Das fanden amerikanische Forscher im Jahr 2009 heraus.

Roschek et al. Elderberry flavonoids bind to and prevent H1N1 infection in vitro. Phytochemistry. 2009 Jul;70(10):1255-61.http://www.ncbi.nlm.nih.gov/pubmed/19682714

„Wo rohe Kräfte sinnvoll walten" – Holunderbeeren bei Neuralgien

Die Prager Ärzte Epstein und Jokel entdeckten, dass Holunderbeeren eine starke antineuralgische Wirkung haben. Epstein hatte einem Patienten als Roborans Portwein verordnet und war erstaunt, wie gut dieser Wein die Neuralgien besserte. Bei der Nachprüfung stellte es sich heraus, dass es sich nicht um Portwein, sondern um einen mit Holundersaft gefärbten Wein gehandelt hatte. Er prüfte daraufhin mit reinem Holundersaft, der frei von Alkohol war, die Wirkung an insgesamt 48 Kranken mit langwierigen und schmerzhaften Trigeminusneuralgien nach.
Er gab 5 Tage lang von dem Preßsaft täglich 20 gr.
Die Erfolge waren erstaunlich. Frische Fälle fanden angeblich innerhalb 10-14 Minuten nach Eingeben des Saftes Heilung. Ältere Fälle benötigen 3-5 Tage. Ein geringer Alkoholzusatz von 20% verbesserte die Wirkung noch und verkürzte die Heilungszeit. Bei Fällen, die nicht geheilt wurden, handelte es sich nicht um echte Trigeminusneuralgien. Der Verfasser glaubte, dass diese Wirkung des Holunderbeerensaftes auch differentialdiagnostisch zu verwerten sei. Jokel prüfte die Angaben Epsteins nach und bestätigte sie.

(Epstein-Jokel, Prager med. Wschr. 1914, S. 74, u. 200.)

Vetlesen, ein norwegischer Philantroph, erweiterte die Nachprüfung auf andere Neuralgien. Er sah bei 13 Fällen von „Ischias" sehr gute Erfolge. Er gab zweimal täglich 30 gr Beerensaft und 10 gr Portwein. In akuten Fällen heilte er die Ischiasbeschwerden in 1-11 Tagen, in subakuten in 8-17 Tagen, bei rezidivierenden Patienten sah er spätestens nach 23 Tagen vollständige Schmerzlosigkeit und dauernde Ausheilung eintreten. Auch bei einem Patienten, der 16 Jahre lang an „Ischias" gelitten hatte, trat noch eine große Besserung ein.

Vetlesen, Norske Magaz. for. Laege Videnskaben 1916, Nr. 2

Müller* gab ebenfalls den Saft bei Trigeminusneuralgien. Er fand die Wirkung ausgezeichnet. Auch bei Patienten, bei denen schon alle analgetischen Mittel angewendet worden waren, und die wegen der immer steigenden Schmerzen schon der Verzweiflung nahe waren.

**K. Müller, Zeitgenössisches medizinisches Herbarium der tschechoslowakischen Flora, 1936, S. 363*
http://www.rottapharm-madaus.de/heilpflanzen-datenbank/sambucus_nigra/wirkung/

Rezepturen & erlebtes Wissen

Erkältungstee „Ab ins Bett un schwitze"

Holunderblüten und Lindenblüten zu gleichen Teilen mischen. Jeweils 2 gestrichene Tl mit 1/4 l kochendem Wasser überbrühen, 10 Minuten ziehen lassen und ggf. mit Honig süßen. Inzwischen die „Bett- und Schwitzstatt" mit einer Wärmflasche und einem großen Handtuch vorbereiten, sich selber mit Schal und Wollsocken ausstaffieren und den Tee im Bett liegend heiß trinken.
Sie können auch einen Tee aus Holunderblüten und Schafgarbe mischen.

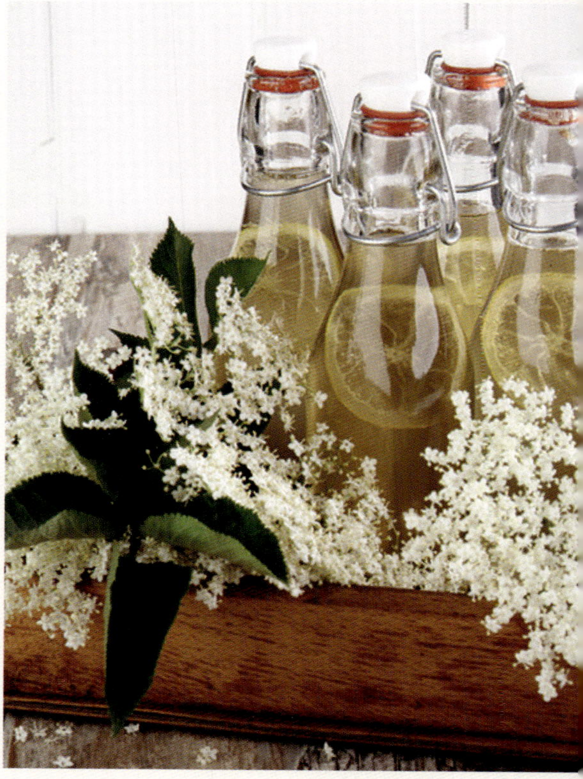

Holunderblütensirup - „Ein gut gehütetes Geheimrezept"

Fragt man befreundete Sirupköchinnen und -köche nach ihrem Rezept, welches ja immer als das Beste gilt, so erhält man zwar genaue Auskunft über die Mengenverhältnisse zwischen fest und flüssig aber niemals exakte Hinweise zur Herstellung des Produkts. „Des isch streng geheim". Also, dann wird halt experimentiert und das Resultat hier präsentiert:

10 Holunderblütendolden
800 ml Wasser
1 kg Zucker
ein paar Zitronenscheiben

Stellen Sie Wasser und Zucker in einem Topf auf den Herd und lassen Sie es unter Rühren mindestens 30min köcheln, bis die Flüssigkeit leicht dickflüssig wird. Herd ausschalten, den Topf stehen lassen bis die Flüssigkeit lauwarm ist. Geben Sie die Blütendolden und die Zitronenscheiben in den Sirup hinein.
Deckel drauf und 2 Tage kühl stellen. 2 mal täglich umrühren. Am dritten Tag das feste Material entfernen, den Sirup in einen anderen Topf sieben, aufkochen und heiß in saubere Schraubflaschen füllen. Verschließen.
Die Haltbarkeit beträgt bei sauberer Arbeitsweise mindestens zwei Jahre.

Kulinarisch in Hochform: Quiche-Holundaise

Für den Hefeteig:
500 gr feines Dinkelmehl
120 ml Milch,
30 gr frische Hefe
80 gr Butter
2 Prisen Salz
1 Ei von einem glücklichen Huhn
Zucker
(Oder Fertigprodukt)

Für den Belag:
400 gr Crème fraiche
150 gr Quark 40%
Salz
50 gr Butter
20 Holunderblütendolden

Aus den genannten Zutaten einen Hefeteig herstellen.Teig in eine Schüssel geben und zugedeckt an einem warmen Ort gehen lassen.
Holunderblütendolden ausschütteln und die Blüten von den Stängeln befreien. Backofen auf 210° vorheizen.
Das Backblech fetten und den Hefeteig passend darin platzieren mit einem etwa 3 cm hohen Rand.
Crème fraiche mit dem Quark in einer Schüssel verrühren und salzen. Die Mischung auf dem Hefeteig verteilen und glatt streichen. Die Holunderblüten gleichmäßig auf dem Rahm verteilen, wenig salzen. Butter in Flöckchen auf den Blüten verteilen.
Quiche auf der mittleren Schiene in den Backofen schieben und etwa 35 Minuten backen. Am besten schmeckt sie noch warm aus dem Ofen.

Vom Wald in die Waschküche – Holderkiächle

Holunderblütenkiächle wecken eigene Kindheitserinnerungen. Sie erinnern an Waschküche. Als in den 1970er Jahren die neue Küche kam, wanderte der alte Holzherd in die Waschküche. Hinzu kam von irgendwoher ein Gasherd. Von diesem Tag an wurde der Sonntagsbraten oder alles was „nach Fett stinkt" oder „rumspritzt", in die Waschküche verlegt. Dorthin wurde man auch gerufen, wenn die Kiächle zur Abholung für den gedeckten Küchentisch bereit waren. Man hatte eine Schale mit dicker Vanillesoß' vor sich, nahm sich mit den Fingern von der Platte ein Kiächle, tunkte es in die Soß' und führte es schnell in den Mund, um ja nicht auf die Tischdecke zu tropfen.
Das folgende Rezept stammt aus einem der „Großmutter-Bücher" von Kathrin Rüegg und Werner O. Feißt.

2 Eier von glücklichen Hühnern
2 El Bier oder Sprudel
1 El Zucker
3 El Milch
4 El Weizenmehl
1 Tl Weinsteinbackpulver
1 Prise Salz
50 gr gerade so geschmolzene Butter
12 Holunderblütendolden mit langem Stiel
Öl zum Frittieren
Puderzucker

Die Teigzutaten der Reihe nach miteinander zu einem glatten Teig vermischen und eine halbe Stunde ruhen lassen.
In eine Pfanne mit hohem Rand das Öl gießen, mindestens 2cm hoch, und erhitzen.
Die ausgeschüttelten Blütendolden am Stiel fassen, in den Teig tauchen und im heißen Öl ausbacken. Auf einem mit Küchenpapier ausgelegten Gitter abtropfen lassen.
Mit reichlich Puderzucker bestreuen.
Falls Ihnen der Teig zu flüssig erscheint und Sie mehr „Material" an den Blütendolden haben wollen, fügen Sie entsprechend mehr Mehl in den Teig.

Eine Kugel Walnuss-Eis, daneben ein Kiächle und Rhabarberkompott oder eine Kugel Vanille-Eis, daneben ein Kiächle, über das Eis ein paar Tropfen Kürbiskernöl....
„...des schmeckt wahnsinnig!"

Holunderbeerenmuttersaft schonend haltbar machen ohne Zucker

Muttersaft ist der reine Saft, den die Beeren ohne Zusatz von Wasser hergeben.
Durch das Rohentsaften erreichen Sie streßfrei eine hohe Saftausbeute. Sie ist die schonendste Methode zur Haltbarmachung und erfordert unbedingt sauberes Arbeiten. Das heißt, Flaschen, Deckel und der Einfülltrichter müssen im Vorfeld durch Auskochen keimreduziert werden.
Die Beeren ausschütteln oder kurz abbrausen, grobe Stiele entfernen und entsaften.
Den rohen Saft mit ein paar Zitronenscheiben auf dem Herd kurz aufkochen und sofort randvoll in die vorbereiteten Flaschen füllen. Verschlossen und kühl gelagert, hält sich der Saft mehrere Monate.
Die Zugabe einer Messerspitze Natron auf einen Liter Saft mildert den herben Geschmack.
Aus dem Trester können Sie eine Holunderbeerenkonfitüre herstellen.

Im Wettrüsten mit der Erkältungszeit siegen die getrockneten Holunderbeeren!

Nach Angaben von Heilpflanzenexperten können rohe Beeren durchaus verwendet werden, wenn man sie bei 65°C im Ofen trocknet. So wird das Alkaloid Samburigin unschädlich gemacht und die Beeren können als Teebeigabe genutzt werden.

Reife Holunderbeeren von Stumpf und Stiel befreien und auf einem (alten) Küchentuch ausgebreitet, drei Tage welken lassen. Dann im Backofen oder Dörrapparat bei 65°C trocknen.
Bei beginnender Erkältung setzt man 2 El der Beeren mit 1L kaltem Wasser an, läßt kurz aufkochen, füllt damit eine Thermoskanne und gibt den Rest zum sofortigen Genuß in eine Tasse. Ist die Kanne leer, so können die Beeren noch einmal mit kochendem Wasser überbrüht werden.
Idealerweise läßt man sich den Tee ans Sofa bringen und isst dazu „dirri Epfelschnitz".
Die getrockneten Beeren können bis zur nächsten Ernte in einem Schraubglas dunkel aufbewahrt werden.

*Gute Besserung mit Holderschtrichi**

Holunderbeeren in wenig Wasser etwa 20 Minuten kochen, durch ein Haarsieb streichen und mit Gelierzucker in ein grobes Gelee „verwandeln". Bei aufkommender Erkältung und Bronchitis mehrmals täglich einen Teelöffel voll einnehmen.

**Holunderkonfitüre*

Tankerkönig trifft Operndiva - Hollini-Cocktail

Aristoteles Onassis und Maria Callas begannen eine Liebesaffäre. Er orderte ihr einen „Bellini"-Cocktail in der legendären „Harry's Bar" in Venedig. Und dann in New York. Vor mehr als einem halben Jahrhundert. Der „Bellini" wurde zum Klassiker und hat beide überlebt. Und der Jetset wandelt sich. Vielleicht schafft es der „Hollini" auch nach Venedig. Oder New York.

1 reife Birne
12 cl Holunderblütensirup
1 Flasche Champagner
Eiswürfel

Die Birne schälen, Kernhaus entfernen und würfeln. Im Mixer pürieren und auf 6 Sektgläser verteilen.Holunderblütensirup dazu und mit Champagner auffüllen. Gut verrühren. Paar Eiswürfel hinein. Gleich servieren.

Wenn Lutschtabletten aus der Apotheke versagen: den Halswohltee probieren

Eine Mischung aus getrockneten Holunderbeeren und -blüten, Salbeiblättern Ringelblumen- und Kamillenblüten kann Wunder wirken.
5 Tl davon mit 750 ml heißem Wasser aufbrühen, 10 min ziehen lassen und in einer Thermoskanne warmhalten. Über den Tag verteilt trinken.

*Untergrundbewegung im Garten? Holdergille gege Schärmies**

Sammeln Sie 1 kg Holunderblätter und legen Sie sie in einen 10-Liter-Behälter. Auffüllen mit Wasser und verschließen. An einem sonnigen Standort gärt das innerhalb von 14 Tagen zu einer stinkenden Brühe und kann dann eingesetzt werden.
Gießen Sie die Gülle mit den Blattresten direkt in „d'Schärmiesgäng".
Schärmies sind geruchssensibel und man hofft, mit dieser übelriechenden Gülle die Viecher zu vertreiben.
Das gelingt insofern, dass d'Schärmies ihre Gänge möglicherweise ein paar Meter nebenan neu graben oder sie verziehen sich in Richtung Nachbars Garten.
Für diesen hätten Sie ja nun den passenden Tipp.

** Schermäuse*

Johanniskraut, echtes *(Hypericum perforatum)*

Von den 400 Johanniskrautarten weltweit sind 60 in Europa heimisch,11 davon in Deuschland, aber nur eines ist medizinisch interessant. Und dieses Echte Johanniskraut wächst auf unseren sonnigen Wiesen und Waldlichtungen.

Das Echte Johanniskraut gehört zur Familie der Johanniskrautgewächse (Hypericaceae), ist eine ausdauernde Pflanze mit einer Höhe von 30 bis 60 Zentimetern. Sein aufrechter, zäher Stängel trägt eiförmige, schwarz- und transparentgepunktete Laubblätter und ist im oberen Teil verzweigt. Die schwarzen Punkte geben den Blättern den Anschein, durchlöchert zu sein. Daher verdankt das Johanniskraut seinen lateinischen Namenszusatz „perforatum" (=durchlöchert).

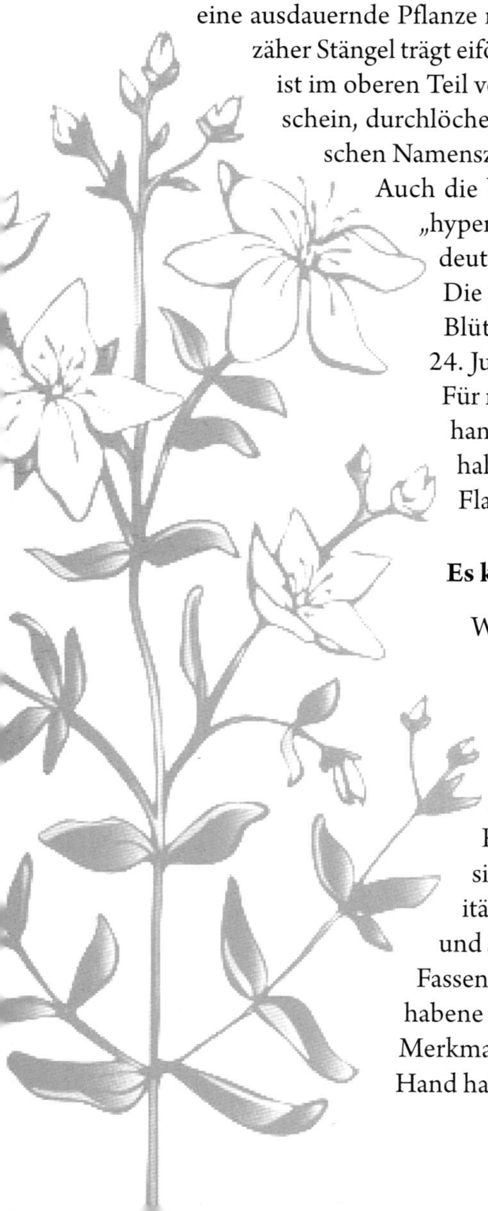

Auch die botanische Bezeichnung „Hypericum" - vom griechischen „hyper" „eikon", was so viel bedeutet wie „Überbild" oder „Altar" – deutet auf die frühe Verehrung der Heilpflanze hin.

Die goldgelben Blütenstände mit 5-zähligen dunkelrotgetupften Blüten erstrahlen zur hellsten Jahreszeit. Vom Johannitag, den 24. Juni, bis in den September hinein.

Für medizinische Zwecke werden die oberirdischen Teile des Johanniskrauts nach der Vollblüte geerntet. Die maßgebenden Inhaltsstoffe des Johanniskrautes sind Hypericin, Hyperforin, Flavonoide, ätherisches Öl und wenig Gerbstoffe.

Es kann nur eines geben

Wenn Sie ein Johanniskrautblatt gegen das Licht halten, so scheint es wie mit Nadelstichen durchlöchert zu sein. Man sagt, der Teufel hätte in einem rasenden Anfall von Neid auf die Heilkraft des Krautes mit seinem Dreizack zerstören wollen. Nüchtern betrachtet, handelt es sich um kleine Kammern, in denen sich Harze und das ätherische Öl sammeln.

Reiben Sie ein Blütenblatt zwischen Ihren Fingern. Sie werden sich rot färben durch das austretende Blut Christi. In der Realität ist es der Wirkstoff Hypericin, dem wundheilungsfördernde und stimmungsaufhellende Eigenschaften zugesprochen werden.

Fassen Sie den Stängel an. Bemerken Sie zwei gegenüberliegende erhabene Leisten an einer sonst glatten Struktur, dann ist es das dritte Merkmal des Echten Johanniskrautes, welches Sie gerade in Ihrer Hand halten.

Im dunklen Mittelalter entdeckte man den gemütserhellenden Effekt

Paracelsus erfaßt bereits im 16. Jahrhundert die Wirkung der Pflanze gegen *„eingebildete Stimmen, Wahnsinn und Aberwitz"* und sah in ihr ein Heilmittel gegen *‚tolle fantaseien, die den menschen in verzweiflung bringen"*. Echtes Johanniskraut verfügt über ähnliche Wirkmechanismen wie synthetische Antidepressiva, welche die Wiederaufnahme von spezifischen Nervenbotenstoffe hemmen, jedoch treten kaum Nebenwirkungen auf. Weiter reduziert das Echte Johanniskraut auch die körperlichen Begleitsymptome bei Depressionen wie z.B. Rückenschmerzen. Der rote Farbstoff Hypericin galt Jahrzehnte lang als maßgebender Hauptwirkstoff der Pflanze. Nach aktuellem wissenschaftlichem Stand ist die antidepressive Wirkung nicht ausschließlich auf die Hypericine, sondern gleichermaßen auf Flavonoide und Hyperforin zurückzuführen.
Hyperforin ist auch im allgemein bekannten Johanniskrautöl enthalten, welches wegen seiner antibiotischen und schmerzstillenden Wirkung ein hochgeschätztes Einreibemittel darstellt. Auch hier pries Paracelsus das Johanniskraut in den allerhöchsten Tönen und gab zu verstehen: *„Es ist nicht möglich, daß eine bessere Arznei für Wunden in allen Ländern gefunden wird. Das ist ein Universalmittel mit höchster Wirkkraft, der sich alle beugen müssen"*.

Rücken Sie mit Johanniskrautöl Ihrem „Ischias", den schmerzenden Muskeln und Gelenken zuleibe. Voraussetzung für eine Wirksamkeit ist der Inhaltsstoff Hyperforin, welchen Sie bei der Ernte unbedingt „mitnehmen" müssen. Das Hyperforin befindet sich in den grünen Samenkapseln nach der Vollblüte und den durchsichtigen Pünktchen (Drüsen), die Sie erkennen, wenn Sie ein Blatt gegen das Licht halten.

Indikationen nach Kommission E: Leichte bis mittelschwere depressive Verstimmungszustände, psychovegetative Störungen (Wechseljahre), Angstzustände, nervöse Unruhe, Verdauungsstörungen (innere Anwendung), Behandlung und Nachbehandlung scharfer und stumpfer Verletzungen und Muskelverspannungen, Verbrennungen I. Grades (ölige Zubereitungen äußerlich)

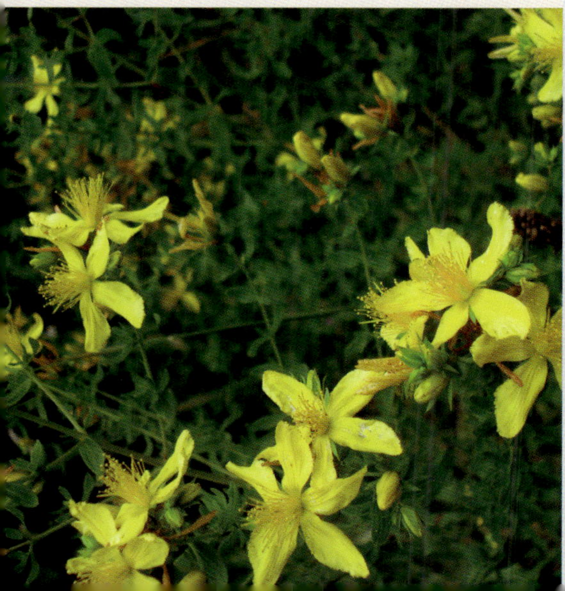

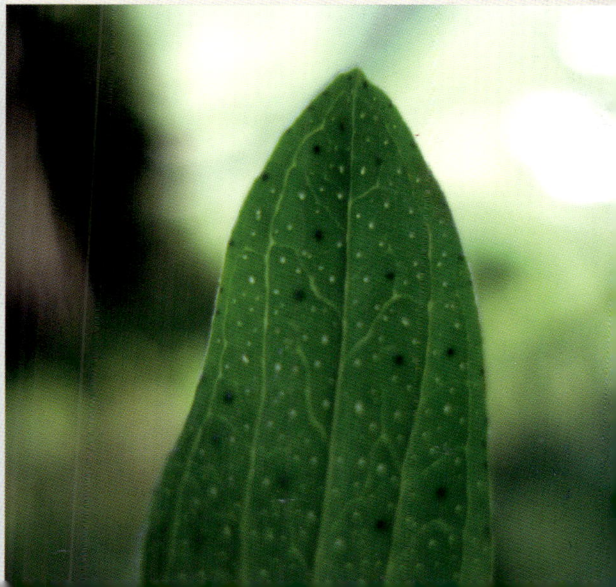

Gegenanzeigen: : keinesfalls anwenden bei schweren, körperlich ausgelösten (endogenen) Depressionen

Nebenwirkungen: Erhöhtes Risiko der Photosensibilität (Lichtempfindlichkeit) bei hellhäutigen Menschen. Sonnenschutz ist erforderlich.
In Einzelfällen wurde die Wirksamkeit von Blutgerinnungshemmern (Marcumar), speziellen Antibiotika oder Kontrazeptiva („Pille") herabgesetzt.

Erfahrungsheilkundliche Anwendung:

Seelenarznei – Johanniskraut geht an die Nerven

Neben dem berühmten Johanniskrautöl, der roten Farbe wegen auch „Rotöl"genannt, bietet das Echte Johanniskraut seine Blüten und Blätter auch als Tee an. Das von Ihnen im Sommer gesammelte Kraut birgt das Licht und die Kraft der Sonne in sich. Machen Sie sich das in der dunklen Jahreszeit zunutze und gönnen Sie sich täglich eine Kanne Johanniskrauttee. Mit jedem Schluck transportieren Sie wärmende Energie in Ihr Seelenleben und vertreiben die Melancholie. Das wird sogar von der Schulmedizin bestätigt.

Ernsthaft gesprochen: Wenn trotz der „oralen Lichtzufuhr" eine Befindlichkeitsstörung Ihr Alltagsleben enorm beeinträchtigt, dann besuchen Sie Ihren Arzt oder Heilpraktiker und lassen Sie sich über Johanniskrautfertigpräparate mit einer ausreichend hoher Dosierungseinheit aufklären.

Discounterware ist nicht zu empfehlen

Von der Selbstmedikation mittels Präparaten aus dem Drogeriemarkt oder Discounter ist abzuraten, da diese über eine wesentlich niedrigere Dosierung verfügen und sogar wirkungslose chinesische Johanniskraut-Varietäten enthalten. Zudem ist die Effizienz durch fehlende Studienraten nicht nachgewiesen. Dies wurde im Rahmen eines durchgeführten Testkaufs des „Zentrallaboratoriums Deutscher Apotheker" offenbart.

http://www.pharmazeutische-zeitung.de/?id=37681

Da die Zusammensetzung von Johanniskrautextrakten von Hersteller zu Hersteller variiert, können positive Studienergebnisse nicht pauschal auf alle angebotenen Johanniskrautpräparate übertragen werden. Eine Übersichtsarbeit bescheinigt u.a. den Johanniskrautextrakten Neuroplant® und Jarsin® 750 mg eine nachgewiesene Wirksamkeit.

http://www.ncbi.nlm.nih.gov/pubmed/20708905

Neben der großartigen positiven Wirkung wird den Hypericinen auch eine Photosensibilisierung unterstellt. Beobachtet wurde diese in wenigen Fällen bei hellen Weidetieren, die große Mengen an Johanniskraut gefressen hatten. Die Folge war und ist immer noch eine Welle von übertriebenen und falschen Warnungen der Johanniskrautnutzung beim Menschen.
Nach neueren Erkenntnissen tritt keine relevante Steigerung derLichtempfindlichkeit des menschlichen Körpers auf.

Nach der Einnahme der normalen Tagesdosis von 900 mg Johanniskrautextrakt wurden Probanden gezielt mit UV-Licht bestrahlt und zeigten keine Hautreaktionen.
Bei der Einnahme der vierfachen Dosis von 3600 mg entstanden leichte Reaktionen der Haut. Allerdings ist diese Dosis nicht praktikabel und führt über längere Zeit hinweg wegen des hohen Gerbstoffgehaltes zu Übelkeit und Erbrechen.
Seminar: Neueste Forschungen in der Wund- und Hautbehandlung, Dr. Ute Wölfle, „Skintegral" an der Universitäts-Hautklinik, Freiburg

Rezepturen & erlebtes Wissen

Herstellung von Johanniskrautöl: Grundsätzliches

Johanniskrautöl wird aus dem frischen Kraut hergestellt.
Die rote Farbe, welches durch den Abbau von Hypericin durch Sonneneinstrahlung entsteht, galt jahrelang als Qualitätsmerkmal des Johanniskrautöls. Die Farbintensität ist jedoch kein Anhaltspunkt für die Güteklasse des Johanniskrautöls.
Heute noch werden von verschiedenen Firmen Farbstoffe dem Öl beigemengt, um dem Käufer eine hohe Wirksamkeit vorzutäuschen.

Um ein wundheilungsförderndes, entzündungshemmendes und antibakteriell wirkendes Öl herzustellen, bedarf es der Gesamtheit aller enthaltenen Wirkstoffe, und vor allem der Anwesenheit des Hyperforins.
Das Hyperforin wird durch Lichteinwirkung zerstört, weshalb die Extraktion des Johanniskrautes im Dunkeln erfolgen soll. Das belegt die Forschungsgruppe „Skintegral" um Prof. Dr. Schempp an der Universitäts-Hautklinik in Freiburg. Diese Art der Johanniskrautölherstellung wurde bereits im 1. Jahrhundert n. Chr. bei den Römern praktiziert, indem man den Ölansatz in einem lichtundurchlässigen Steingutgefäß der Sonne (Wärme) aussetzte.

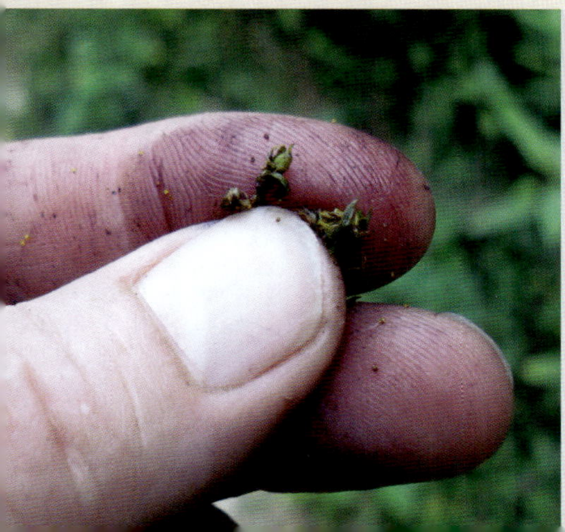

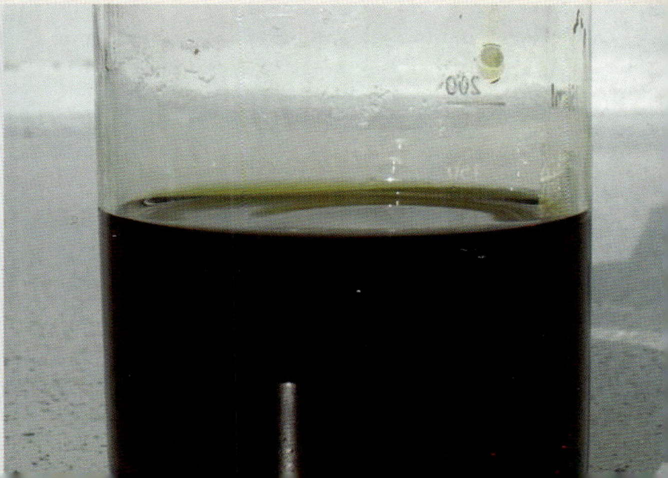

Sammeln Sie die oberen 10 cm des Krautes ab dem Johannitag (24. Juni) bis in den September an einem sonnigen, warmen Tag. Wichtig ist der Anteil an Samenkapseln, deshalb pflücken Sie das Kraut nach der Vollblüte.
Die oberen 10 cm des vollblühenden Krautes klein schneiden und mit hochwertigem Oliven- oder einem anderem stabilen Pflanzenöl in ein dunkles Gefäß füllen (es kann auch ein helles Schraubglas mit Alufolie umwickelt werden), so dass das Pflanzenmaterial von dem Öl bedeckt wird. Das entspricht ca. 25 gr Kraut auf 500 ml Öl. 3 Tage mit einem Tuch bedecken, damit das Wasser aus den Blüten entweichen kann. Danach das Glas verschließen und unter gelegentlichem Schütteln 14 Tage bei Raumtemperatur stehen lassen.
Nach dem Filtern ist das Öl bei kühler und dunkler Lagerung ein knappes Jahr haltbar.

Wundspray: Selber mischen oder teuer kaufen

Johanniskrautöl wird mit Neemöl 1:1 gemischt und in einer dunklen Flasche mit Zerstäuberaufsatz aufbewahrt. Diese Mischung wird direkt aufgesprüht und zeigt sehr gute Wirkung bei akuten und chronischen, schlecht heilenden Wunden. Es kann auch erworben werden bei der „Phytoceuticals AG" in Zürich.

Neemöl wird aus dem Neembaum, auch Indischer Flieder genannt, gewonnen und ist als biologisches Mittel zur Schädlingsbekämpfung und gegen Hausstaubmilben bekannt. Ofalktorisch eine Zumutung, an abgestandenen Knoblauch erinnernd, aber äußerst wirksam.

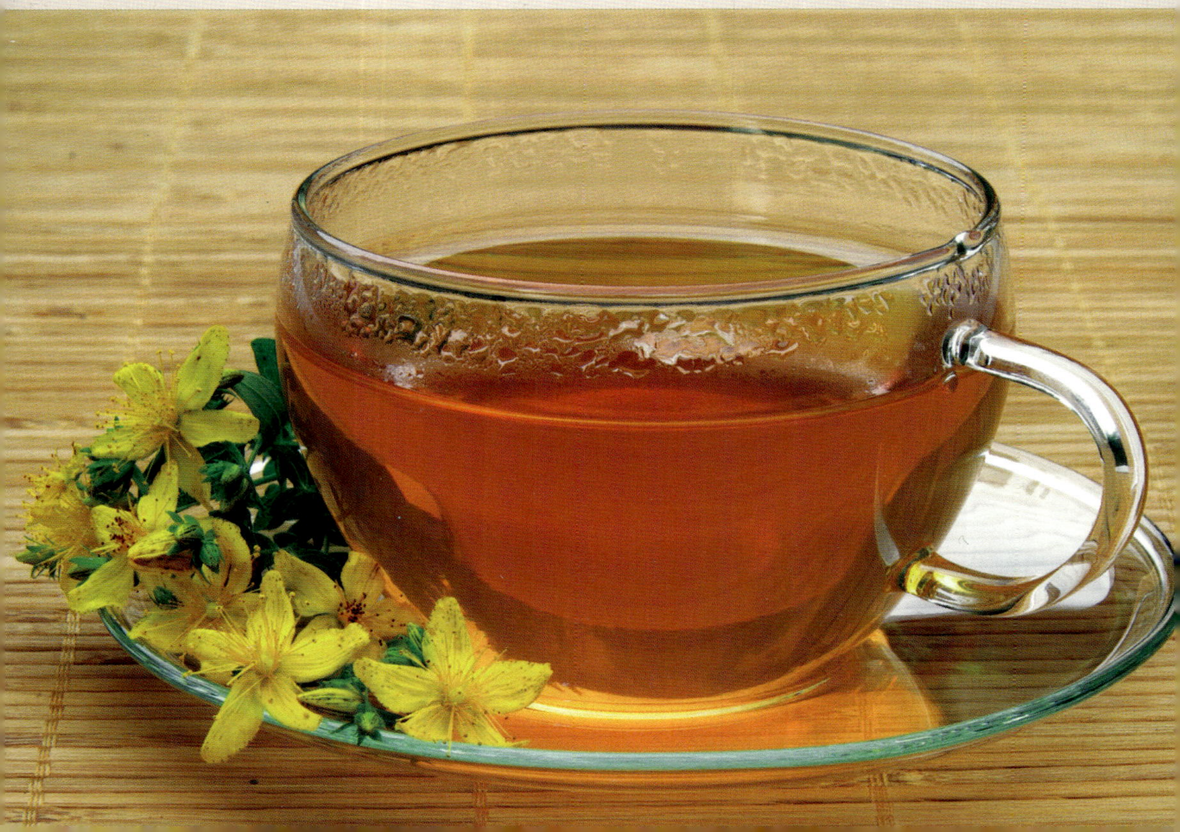

Novembertee – konservierte Sonnenkraft

2 Tl Kraut mit 250 ml kochendem Wasser übergießen und 10 min ziehen lassen, dann absieben. 2–3 x täglich 2 Tassen trinken. Sie können den leicht bitteren Tee über 6 Wochen bei Stimmungstiefs oder auch vorbeugend anwenden.
Johanniskraut lässt sich mit anderen Pflanzenteilen wie Hopfenzapfen, Melissenblättern, Kamillen-, und Lavendelblüten hervorragend zu einem Beuhigungstee mischen.
Die höchste Wirkung entfaltet sich nach 3 Wochen.

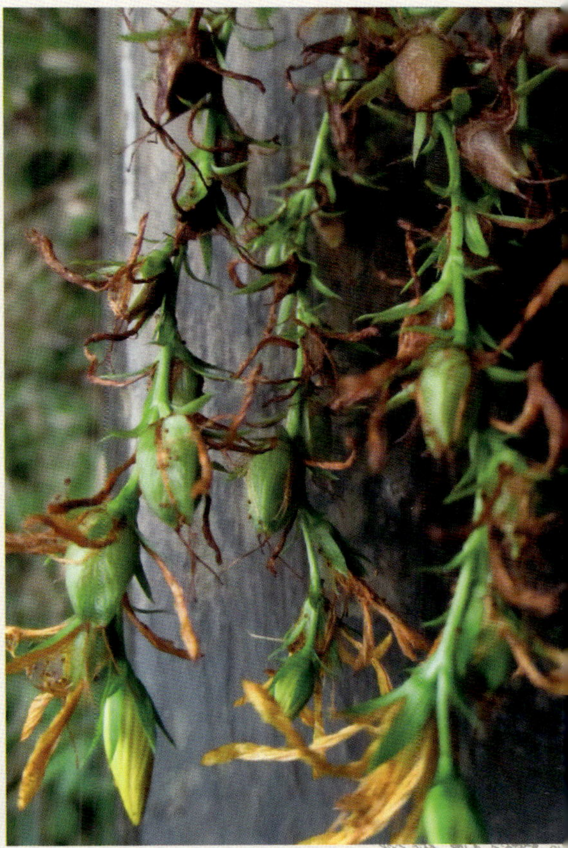

Immer wieder gut: Johanniskrautsalbe

10 gr Bienenwachs im Wasserbad schmelzen, 100 ml Johanniskrautöl dazu geben und abkühlen lassen. Wenn die Salbe beginnt festzuwerden, mit dem Schneebesen oder dem elektrischen Rührgerät ein paar Minuten aufschlagen. Dann 2 ml pflanzliches Glycerin 99,5% und je 7 Tropfen ätherisches Öl von Rosmarin, Wacholderbeeren und Lavendel zufügen und nochmal kurz aufschlagen. In Salbendosen abfüllen.
Wirkt nicht nur positiv auf die Haut, sondern hilft auch bei Muskel- und Gelenkschmerzen. Durch die beigefügten ätherischen Öle wird zudem Muskelkater nach dem Sport vorgebeugt.

Johanniskrautwein vertreibt schlechte Laune und stärkt die Nerven

Eine Handvoll Blüten in ein weithalsiges Gefäß geben. Mit einem Liter badischen Weißwein auffüllen und unter gelegentlichem Schütteln an einem warmen Ort ziehen lassen. Nach 10 Tagen abseihen. Regelmäßig mittags und abends nach dem Essen sich ein Schnapsgläschen genehmigen.

Kamille, echte *(Matricaria recutita)*

Die Heimat der Echten Kamille liegt im östlichen Mittelmeer und in Vorderasien. Bei uns sind ihre Wuchsorte Acker- und Wegränder, steinige oder lehmige Schuttplätze.
Wenn Sie Kamillen selber sammeln, müssen Sie ihre Doppelgänger ausschließen können. Denn die Inhaltsstoffe der „falschen Kamillen" sind mit denen der Echten nicht vergleichbar.
Die Echte Kamille ist eine 20 bis 80 cm hohe, einjährige Pflanze aus der Familie der Korbblütler (Asteraceae). Die nach oben hin ästigen, aufrechten Stängel tragen wechselständige, filigran gefiederte Blätter. An ihrem Enden sitzen die Blütenköpfe mit einem hohlen Blütenboden aus gelben Röhrenblüten, die von einem Kranz aus weißen Zungenblüten umgeben sind. Die Kamille blüht von Juni bis September. Wenn sich der anfangs flache Blütenboden nach oben wölbt und die Zungenblüten sich nach unten zurückschlagen, können die Blütenköpfe geerntet werden. Die arzneilich verwendeten Pflanzenteile sind die Blüten und Blütenköpfe. Aus ihnen gewinnt man durch Wasserdampfsterilisation das ätherische Öl mit den nachweislich entzündungshemmenden und heilungsfördernden Pflanzenstoffen Alpha-Bisabolol und Chamazulen. Zusätzlich enthalten Kamillenblüten auch Flavonoide, Cumarine und Schleimstoffe. Der Gattungsname Matricaria ist abgeleitet vom lateinischen „mater", bzw. „matrix" = Gebärmutter , weil die Pflanze vorwiegend bei Frauenleiden Anwendung fand. Das deutsche Wort „Kamille" ist ein Lehnwort aus dem griechischen „chamai" = niedrig und „mélon" = Apfel, genannt nach dem apfelartigen Geruch der Blütenköpfchen.

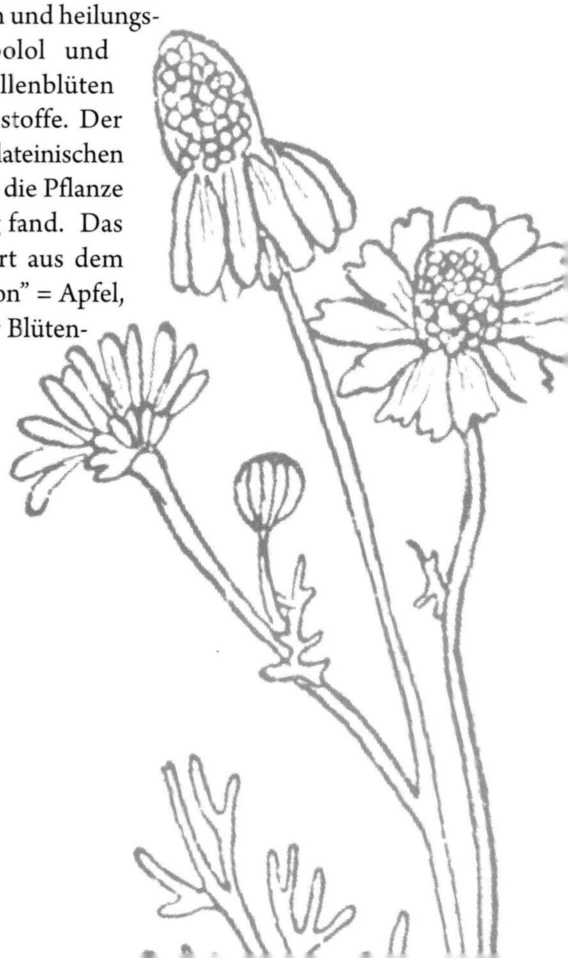

„Die Kraft, das Weh im Leib zu stillen,
verlieh der Schöpfer den Kamillen.
Sie blühn und warten unverzagt
auf jemand, den das Bauchweh plagt.
Der Mensch jedoch in seiner Pein,
glaubt nicht an das, was allgemein
zu haben ist.
Er schreit nach Pillen.
Verschont mich, sagt er, mit Kamillen,
um Gottes Willen!"

Karl Heinrich Waggerl

Kamillen-Präparate haben einen exzellenten Ruf und gehören in Deutschland zu den am häufigsten angewendeten pflanzlichen Heilmitteln.
Schon griechische Ärzte und Gelehrte diskutierten die Wirkungen der Kamille bereits im 1. Jahrhundert n. Chr. ausführlich. Sie empfahlen die Pflanze gegen Frauenkrankheiten und Asthma, gegen Hauterkrankungen und Geschwüre.

Kräuterpfarrer Künzle bezeichnete die Kamille als *„den ersten der Nothelfer in der häuslichen Gesundheitspflege“*. Er meinte, dass die Kamille *„ein Alltagsbeweis für die Gnade und Güte des Schöpfers“* wäre, *„der in dieses bescheidene Pflänzchen eine ganze Apotheke hineingelegt hat“*.

Die in den alkoholischen Kamillenextrakten enthaltenen ätherischen Öle wirken antiphlogistisch (entzündungshemmend), indem sie die Bildung und Freisetzung von Entzündungsmediatoren hemmen, Alpha-Bisabolol hat zudem spasmolytische (entkrampfende), bakteriostatische und fungizide (pilzhemmende) Eigenschaften.
Einige in der Kamille enthaltenen Flavonoide, insbesondere das Apigenin, wirken bei lokaler Anwendung (z.B. Umschläge, Salben) entkrampfend und antiphlogistisch. Die entzündungshemmende Wirkung ist nachgewiesenermaßen vergleichbar mit der von Indometacin, einem nicht steroidalen Antiphlogistikum. Als weitere bedeutsame Komponente tragen Schleimstoffe zum Wirkprofil der Kamillenblüten maßgeblich bei. An Schleimhäuten wirken sie entzündungshemmend, reizmildernd und möglicherweise auch immunstimulierend.
Um einer Verwechslung mit der Geruchlosen Kamille (Matricaria inodora) und der allergieauslösenden Hundskamille (Anthemis) zu entgehen, nehmen Sie ein Blütenköpfchen in die Hand. Wenn Sie es aufmerksam betrachten, erkennen Sie die charakteristischen Merkmale der Echten Kamille:

→ **Der gewölbte Blütenboden ist im Gegensatz zu anderen Kamillenarten hohl. Dies ist das wichtigste Unterscheidungsmerkmal**
→ **Die Blütenköpfe haben den typisch süß-aromatischen Kamillenduft**
→ **Die weißen Zungenblüten sind im Reifezustand zurückgeschlagen**
→ **Zwischen den einzelnen Röhrenblüten befinden sich keine Spreublätter**

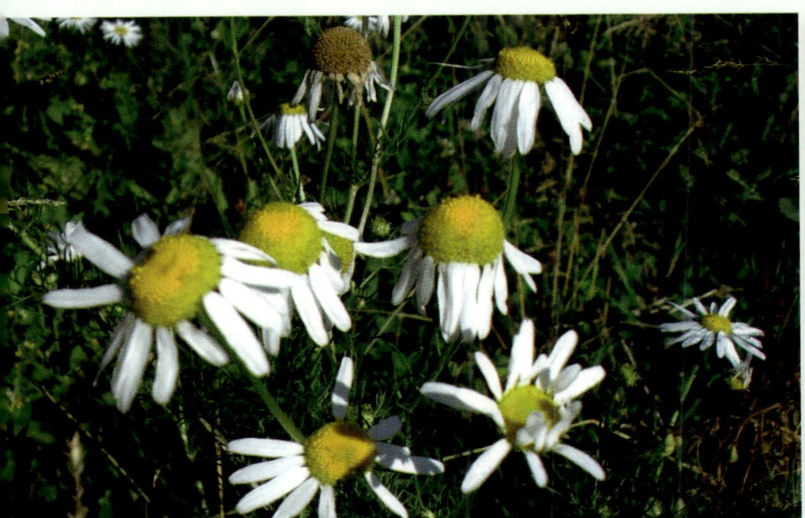

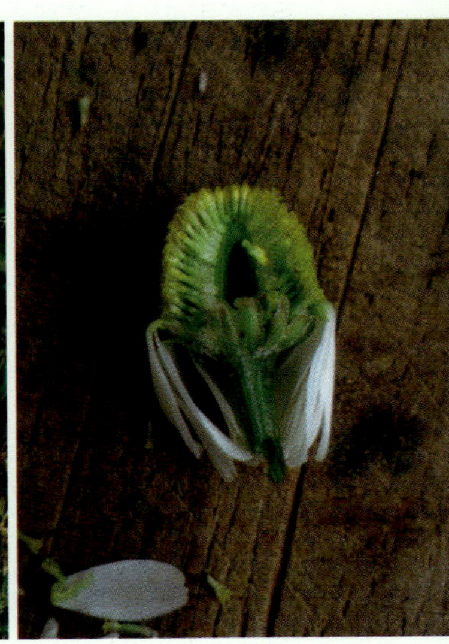

Indikationen nach Kommission E: Haut- und Schleimhautentzündungen, bakterielle Hauterkrankungen einschließlich der Mundhöhle und des Zahnfleisches (äußere Anwendung), entzündliche Erkrankungen und Reizzustände der Luftwege (Inhalation), Erkrankungen des Anal- und Genitalbereiches (Spülungen, Bäder), entzündliche Erkrankungen und Krämpfe des Magen- Darmtraktes (innere Anwendung).

Gegenanzeigen: Keine bekannt

Nebenwirkungen: Keine bekannt.

Erfahrungsheilkundliche Anwendungen:

In der Volksheilkunde wird die Kamille in der Regel in Form von Tee genutzt.
Kamillentee ist so bekannt wie unbeliebt. Es gibt wohl kaum jemanden, der Kamillentee nicht mit Bauchweh und Übelkeit in Verbindung bringt, sodass bei manchen Menschen die bloße Androhung eines Kamillentees zu Spontanheilungen führt.
Dabei ist die Kamille ist in der Naturheilkunde ein absolutes Ausnahmetalent. Ihre Wirkungen sind vielfältig. Kamillentee lindert Krämpfe bei Menstruationsbeschwerden und hilft bei Übelkeit. Die Tinktur findet in der Kamillenrollkur ihren Geltungsbereich bei Gastritis und Magengeschwüren, unterstützend zur schulmedizinischen Behandlung. Die pilzhemmenden Eigenschaften der ätherischen Öle machen die Kamille zu einem bewährten Mittel bei Darmpilzen (Candidose) und äußerlich appliziert, lassen sie Schleimhäute abschwellen und Wunden schneller heilen.
Kamille darf keinesfalls zur Behandlung an den Augen, z.B. als wäßrige Lösung, angewandt werden. Trotz feinster Filterung verbleiben die feinen Härchen der Kamillenblüten in der Flüssigkeit und reizen die Augen sehr stark.

Rezepturen & erlebtes Wissen

Kamillenrollkur* – Prophylaxe bei Neigung zu Magen- und Darmgeschwüren

Die Rollkur ist am wirksamsten vor jeder großen Mahlzeit, für die arbeitende Bevölkerung wird dies aus zeitlichen Gründen in der Regel nur morgens zu schaffen sein.
5 El Kamillenblüten mit 1L heißem Wasser überbrühen, nach 5 min abgießen und mit 10ml Kamillentinktur verstärken, um die komplexen Inhaltsstoffe (wasser- und alkohollösliche) zu erhalten.
Aufgrund der Topographie und Anatomie des Magens muss die Reihenfolge der Körperdrehungen eingehalten werden.

1 Tasse trinkwarmer Kamillentee wird in Etappen nüchtern getrunken:

Den 1. Schluck auf dem Rücken liegend trinken, 3-5 min warten, bis der Tee die Schleimhaut der Magenhinterwand benetzt hat.
Den 2. Schluck trinken und auf die linke Seite rollen, 3-5 min warten.

Den 3. Schluck trinken und auf den Bauch rollen.

Den 4. Schluck trinken und auf die rechte Seite rollen.

Bei starken Reizbeschwerden können Sie den Tee auch mit 250 ml Leinsamenschleim anreichern.
Die Dauer der Anwendung kann über mehrere Wochen erfolgen, mindestens aber 8 bis 10 Tage.

**nach Andrea Tellmann, Dozentin an der Freiburger Heilpflanzenschule*

Schlaflos in S...imonswald?

Ein paar zerkleinerte ungeschälte Apfelschnitze mit einem Löffel zerstampfen, zusammen mit 2 El Kamillenköpfen in eine kleine Teekanne geben und mit kochendem Wasser übergießen. Den Tee 10-15 min bedeckt ziehen lassen und abseihen.
Neben Hopfen und Melisse kann auch die Kamille einen erholsamen Schlaf herbeiführen. Gemeinsam mit Apfelschnitzen und Lavendel, der erstaunlich lecker verpackt im Keksmantel daherkommt, sorgt sie für die nötige Bettschwere. Legen Sie sich knabbernd und schlürfend aufs Sofa, schauen Sie im Spartenkanal eine Wald- und Wiesendokumentation an und Sie werden bald ruhig und friedlich schlummern.

Lavendelkekse (kamillenfrei)

190 gr Butter
80 gr Birkenzucker (zahnschonend!)
Prise Salz, (Weinstein)backpulver
2 Eier
7 gr Lavendelblüten (Lavandula angustifolia) oder 3 Tropfen des ätherische Öls
350 gr Mehl

Aus den Zutaten einen Mürbteig kneten, 2 Stunden ruhen lassen. Kekse ausstechen und bei 180°C 10 bis 15 min backen.

Kamille besänftigt Haustyrannen

Choleriker im Haus sollten ab sofort kein Problem mehr darstellen.
Wenn sich beim Kind ein Tobsuchtsanfall ankündigt oder ein anderes aufbrausendes Familienmitglied durch die Decke zu gehen droht, so kann ein regelmäßig servierter Kamillensmoothie die erhitzten Gemüter rasch zur Besinnung bringen.

Obst und Früchte der Saison, (oder 1 Banane, ein Apfel) und eine kleine Handvoll Kamillenköpfe mit ein wenig Wasser (keine Milch)* in den Mixer geben und fein pürieren, evtl mit wenig Honig süßen.

Und wenn die Nerven mal blank liegen:

Obst oder Früchte der Saison (oder 1 Banane, 1 Nektarine) und eine kleine Handvoll Kamillenköpfe im Mixer pürieren und mit Orangensaft oder Wasser (keine Milch) verdünnen.

**Milch zerstört die Wirkung der Flavonoide.*

Der Lorelei-Effekt – Shampoo und Spülung für blondes Haar

Die Kamille verschönert Haar und Haupt auf vielseitige Weise. Eine Kamillenteespülung hellt blondes Haar auf und sorgt bei regelmäßiger Anwendung für einen goldenen Farbton. Ein Kamillenabsud ist außerdem wirksam gegen Schuppen oder beugt diesen vor. Er lindert und beschleunigt die Regeneration gereizter und trockener Kopfhaut.

Aus 250 ml Wasser und 2 Handvoll Kräutern, bestehend aus Ringelblumenköpfen, Kamillenblüten und einem Beinwellblatt einen starken Tee bereiten, den Sie erst nach dem Erkalten abseihen.

100 ml einer unparfümierten dickfließenden Waschlotion mit der gleichen Menge des Tees mischen. 1 El Pflanzenöl, 5 Tropfen ätherisches Öl Ihrer Wahl und eine kleine Prise Zitronensäure hinzufügen und gut unterrühren.

Den restlichen Tee verdünnen Sie auf 1L mit kaltem Wasser und einem Schuß Obstessig und verwenden ihn als abschließende Haarspülung, die im Haar bleibt.

„Was hesch du gesse? Aldi Butzlumbe?“

Werden Sie so begrüßt, dann möchte man Ihnen unmißverständlich mitteilen, dass Sie aus dem Hals riechen. Folgendes Rezept killt nachhaltig den „Rachendrachen“:

300 ml abgekühlter Tee aus Salbei- und Thymianblättern
1 große Prise Meersalz
ätherisches Pfefferminzöl (Mentha piperita), 6 Tropfen
ätherisches Nelkenöl (Eugenia caryophyllata), 4 Tropfen
ätherisches Krauseminzeöl (Mentha spicata crispa), 6 Tropfen
90 ml Kamillentinktur
30 ml Ringelblumentinktur
10 ml Blutwurztinktur

Das Salz in eine Halbliterflasche streuen, die ätherischen Öle möglichst auf das Salz tropfen und kurz schütteln. Erst die Tinkturen, dann den Tee dazugeben und nochmal schütteln.
Nach dem Zähneputzen oder vor einem Date einen Schluck Mundwasser nehmen, gut gurgeln und ausspucken. Für akute Fälle eignet sich ein kleines Fläschchen mit Zerstäuber zum Mitnehmen.

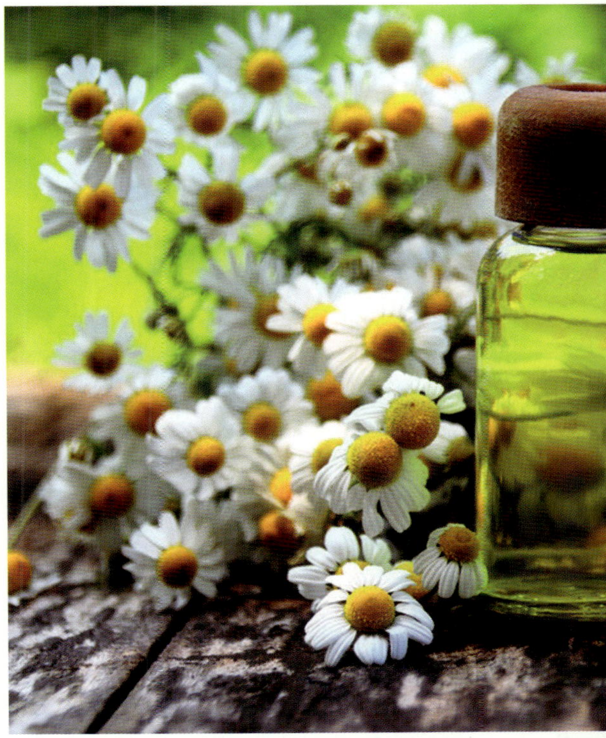

Geruchskiller – Deocreme auf Kokosölbasis mit Kamille

35 gr natürliches Kokosfett
(Apotheke, Drogeriemarkt)
25 gr Kaiser-Natron, gemörsert
ätherisches Kamillenöl
(Kamille blau, Chamomilla recutita), 3 Tropfen*

Zunächst das Natron fein mörsern oder elektrisch mahlen.
Das Kokosfett im Wasserbad schmelzen, etwas erkalten lassen, bis es dickflüssig ist, dann das Natron mit einem Minischneebesen klumpfrei unterrühren. Wenn Sie das Natron in das flüssige Öl geben, setzt es sich auf dem Boden ab. Solange die Masse noch rührfähig ist, das ätherische Öl hinzufügen. Das fertige Deo in kleine Döschen füllen und bis zum Festwerden offen stehen lassen.

Die benötigte Menge mit einem kleinen Löffel oder sauberen Fingern entnehmen. Das Kokosöl schmilzt rasch bei Hautkontakt und kann wie Creme unter den Achseln aufgetragen werden. Möglicherweise spüren Sie eine geringe Reibung beim Auftragen. Das liegt an der Körnung des Natrons. Deshalb müssen Sie es sehr fein mörsern.
Das Deo verhindert nicht die Schwitzerei als solche, sondern „frisst" den Geruch.

Sie können die fertige Mischung ohne dem ätherischen Öl in einer großen Dose im Kühlschrank aufbewahren und für den täglichen Bedarf eine entsprechende Menge entnehmen, wieder einschmelzen und in einem kleinen Döschen neu beduften.

Das oben beschriebene Rezept ist nicht zur Mitnahme in der Handtasche geeignet, da Kokosöl bei 25°C anfängt, weich zu werden und gewöhnliche Plastikdosen nicht flüssigkeitsdicht sind.

Um eine festere Konsistenz zu erreichen, ersetzen Sie zwei Drittel des Kokosöls durch Kakao- oder Sheabutter.

**Das ätherische Öl der Echten Kamille wird durch Wasserdampfdestillation gewonnen. Der tiefblaue Farbton entsteht während der Destillation, wenn sich Chamazulen bildet, welches entzündungshemmend und wundheilend wirkt. Die „Kamille blau" wird auch gern zur Beruhigung von Kindern verwendet, zum Entkrampfen des Bauches und bei Zahnungsbeschwerden.*

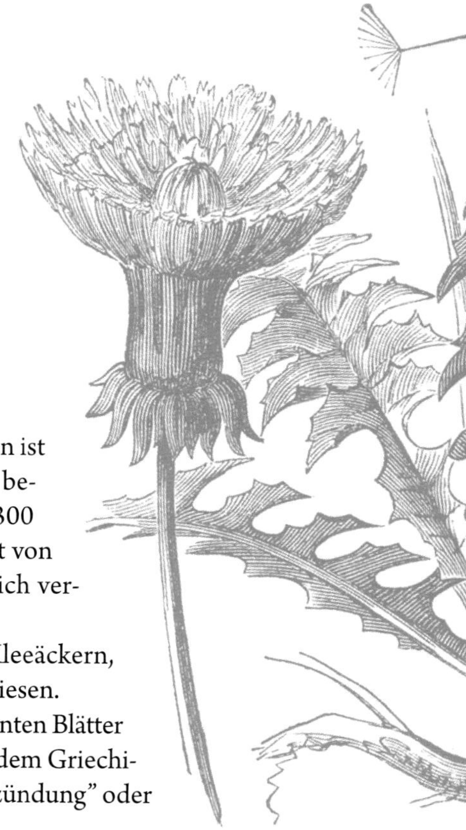

Löwenzahn *(Taraxacum officinale)*

Der Löwenzahn und seine hundertfachen Unterarten ist mit Ausnahme des Äquators auf allen Kontinenten beheimatet. Er ist ein Korbblütler und besteht aus 300 goldgelben Zungenblüten, die in der Hauptblütezeit von April bis Mai manche Wiese in einen gelben Teppich verwandeln.
Die Pflanze ist häufig auf gedüngten Fettwiesen, Kleeäckern, und Schutthalden anzutreffen, seltener auf Magerwiesen.
Den deutschen Namen erhielt die Pflanze ihrer gezähnten Blätter wegen. Der Gattungsname „Taraxacum" stammt aus dem Griechischen und bedeutet soviel wie „Heilmittel gegen Entzündung" oder arabisch: „Wasser lassen".
Der Löwenzahn kann bis zu 40 cm hoch werden, und die kräftigen Pfahlwurzeln des Gewächses reichen gut und gerne einen halben Meter in den Boden hinein und sprengen sogar Asphalt.
Alle Pflanzenteile sind milchsafthaltig. Die Blätter des Löwenzahns bilden eine bodenständige Rosette, haben eine lanzettliche Form und sind grob gezähnt.
Die aufrechten, hohlen Stängel tragen je ein gold- bis hellgelbes Blütenkörbchen mit bis zu 300 Zungenblüten.
Nach der Blüte erscheint eine weiße Haarkrone, die der Wind nach und nach in eine Glatze verwandelt. Die Samen dieses federleichten Fruchtstandes sind mit Fallschirmen ausgerüstet, die dafür sorgen, dass die vom Luftzug verwehten Samen senkrecht an einem neuen Standort landen. Der Löwenzahn ist reich an Bitterstoffen, Flavonoiden, Vitaminen und Mineralstoffen, besonders Kalium.

Der Ginseng des Westens lockt die Säfte

„Armer gelber Löwenzahn, wirst als Unkraut abgetan.
Wärst du rar wie Orchideen, jeder fänd' dich wunderschön."
Wiltrud Eberhardt

Die Volkstümlichste aller Pflanzen wird als Unkraut beschimpft, dabei gibt es kaum ein perfekteres Wiesengeschöpf. Sein massenhaftes Auftreten auf unseren Wiesen ist vor allem auf eine extreme Überdüngung zurückzuführen. Mit seiner Pfahlwurzel holt er jedoch Nährstoffe aus der Tiefe in höhere Bodenschichten, wandelt sie für sich selbst und für uns Menschen in wertvolle Eiweißverbindungen um und regeneriert sogar den Boden.

Die Chinesen registrierten ihn als erste in ihren Kräuterbüchern, in arabischen Texten tauchte der Löwenzahn im 11., bei uns erst im 16. Jahrhundert auf.
Die gelbe Farbe und der bittere Geschmack sind Signaturen für eine Heilpflanze mit Bezug zum Stoffwechsel, dessen Funktionen er anregt, dies gilt auch für die Bauchspeicheldrüse und die Nierenfunktion.
Durch seine Reinigungskraft auf den gesamten Organismus gilt der Löwenzahn in der Phytotherapie als „Meister des Heilens". Seine Bitterstoffe unterstützen Leber und Galle und fördern auf ganzer Linie den Verdauungsapparat bei unspezifischen Beschwerden, die durch einen Mangel an Verdauungssäften hervorgerufen werden können.
Er wird auch bei Erkrankungen genutzt, die einer verstärkten Harnausscheidung bedürfen, z.B. bei Nierengrieß und Harnwegsinfekten.
Bezeichnenderweise gilt der Löwenzahn deshalb in unserer Muedersproch als „Bettschisser" oder „Bettseicher". Wenn Sie ihn vor dem Zubettgehen als Tee einnehmen, drängt er massiv zum Austreten und es kann passieren, dass Sie den Gang zur Toilette regelrecht verschlafen!

Inulin oder Insulin – ein Unterschied!

In einem bekannten Kräuterbuch ist zu lesen, dass der Genuß von Löwenzahn aufgrund seines Insulingehaltes den Blutzuckerspiegel senken würde. Obwohl der Unterschied in der Schreibweise nur in einem Buchstaben liegt, darf Inulin nicht mit Insulin verwechselt werden. Insulin ist ein körpereigenes Hormon, welches für die Regulierung des Blutzuckerspiegels benötigt wird.

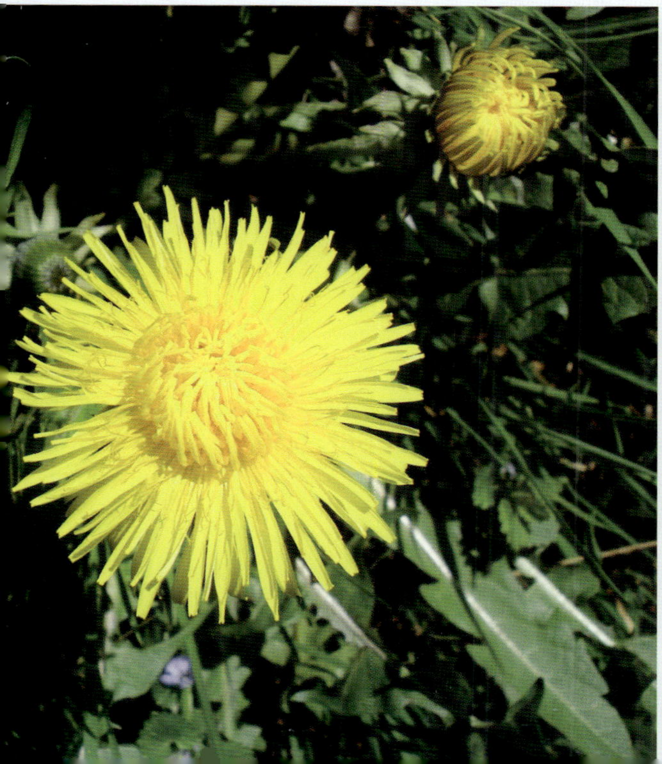

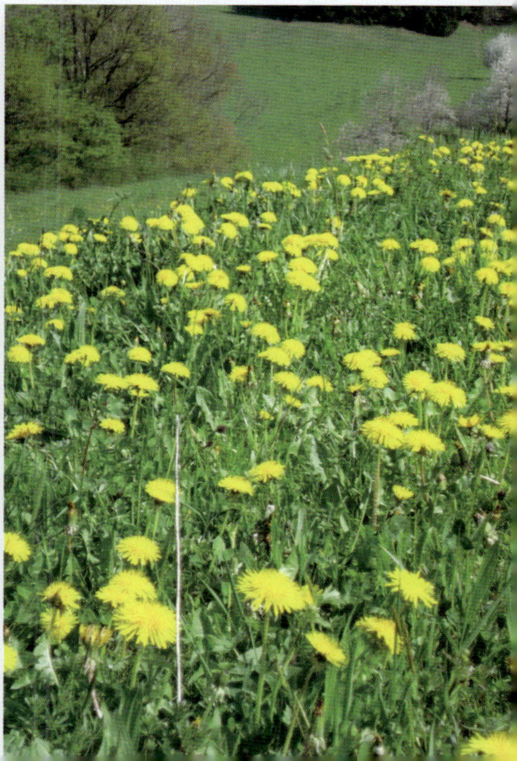

Bei Inulin handelt es sich um einen Ballaststoff, der in der Ernährung bei Diabetes mellitus Typ 2 als Stärkeersatz dienen kann, ohne den Blutzuckerspiegel nennenswert zu beeinflussen. Inulin führt auch zu einer Anreicherung von Bakterien im Darm, welche schädliche Erreger eindämmen können. Wegen des hohen Inulingehalts im Herbst wird die Löwenzahnwurzel zur milden Regulierung der Darmtätigkeit herangezogen.

Indikationen nach Kommission E: Störungen des Gallenflusses, Anregung der Diurese, Appetitlosigkeit, dyspeptische Beschwerden wie Völlegefühl und Blähungen.

Gegenanzeigen: Verschluß der Gallenwege, Darmverschluß, bei Gallensteinleiden nur nach Rücksprache mit dem behandelnden Arzt anwenden.

Nebenwirkungen: Magenbeschwerden aufgrund des Bitterstoffgehaltes möglich. Selten Kontaktallergien bei Kontakt mit dem Milchsaft.

Erfahrungsheilkundliche Anwendungen:

Aus einer langen Anwendungstradition in der Volksmedizin und auch ärztlicher Erfahrungsheilkunde gibt es zahlreiche Hinweise, die eine Wirksamkeit annehmen lassen. Wegen seiner stoffwechselanregenden Wirkung stellt der Löwenzahn in der Volksheilkunde eines der besten Mittel bei chronisch-rheumatischen Leiden dar. Er zeigt auch einen ausgeprägten Einfluß auf chronisch-degenerative Gelenkserkrankungen wie Arthrose. Die Intensität und die Frequenz der Schmerzen nehmen ab. Weitere Indikationen sind ernährungsbedingte Hautleiden und Allergien. Empfehlenswert ist es, im Frühjahr und Herbst eine je 4 bis 6 wöchige Kur mit Tee oder Saft durchzuführen, verbunden mit den Klassikern Brennnessel und Birke.

„So wirkt das Mittel günstig bei allen Hepatopathien (Lebererkrankungen) wie Leberschwellung, Hepatitis, Lebererkrankungen mit Wundheitsschmerz und galligen Diarrhöen, Cholezystopathien (Gallenblasenerkrankungen), auch Cholelithiasis (Gallensteinen), Ikterus (Gelbsucht) und Hämorrhoiden. Wichtig ist das Mittel auch bei der Behandlung von Diabetes mellitus. Weiter wird es bei mangelnder Fettverdauung, Flatulenz (Blähungen) und Enteropathien (nichtentzündliche Erkrankungen der Magen-Darm-Schleimhaut) gegeben."
(G. Madaus)

Alle Pflanzen mit weißem Milchsaft sind giftig?

Der Löwenzahn zählt zwar nicht zu den Giftpflanzen, aber vor dem beim Pflücken austretenden Milchsaft hat uns die Großmutter schon gewarnt. Der Milchsaft befindet sich im Stengel und in kleinen Mengen in den Blättern und ist, wie man heute weiß, nicht giftig. Der Milchsaft der Zypressenwolfsmilch (Euphorbia cyparissias) hingegen, welche auch auf unseren Wiesen wächst, ist für den Verzehr nicht geeignet und kann bei empfindlichen Menschen zu Hautreizungen führen.

Rezepturen & erlebtes Wissen

Positver Großangriff auf die Leber – Teekur mit Löwenzahn

Wenn Sie gezielt Ihre Leber entgiften und entlasten möchten, dann sollten Sie eine Kur von 4 bis 6 Wochen einplanen, entweder mit Löwenzahntee oder Frischpflanzenpreßsaft. Verwenden Sie sowohl die oberirdischen Teile als auch die Wurzel.
Bereiten Sie für den Tee eine einminütige Abkochung, die Sie 10 min. abseits vom Herd ziehen lassen und dann abseihen. Für eine Leberunterstützungskur trinken Sie morgens nüchtern 2 Tassen und abends 3 Stunden von dem Zubettgehen nochmal zwei Tassen.
Begleitend können Sie Mariendisteldragees aus der Apotheke nach Packungsanweisung einnehmen. Mariendistel ist die „Leberpflanze“ schlechthin. Sie wird mit nachweislichem Erfolg bei Lebererkrankungen eingesetzt, die durch chronischen Alkoholkonsum, leberschädigende Medikamente oder Umweltgifte entstanden sind. Der Hauptwirkstoff Silymarin hemmt außerdem, vereinfacht gesagt, den Umbau des Lebergewebes in nutzloses Bindegewebe (Zirrhose).

Löwenzahnsaftkur als Faltenbändiger - Nur für Hardliner!

Einer Studie der Universitäts-Hautklinik Mannheim zufolge ist Löwenzahnsaft in Kombination mit Brennnesselsaft sowohl gegen trockene Haut als auch gegen Faltenbildung wirksam. Bei weiblichen Testpersonen, die 4 Wochen lang täglich Löwenzahn- und Brennnesselsaft einnahmen, konnte eine deutliche Verbesserung, nach 6 Wochen ein signifikanter Unterschied der Elastizität und Feuchtigkeit der Haut nachgewiesen werden, im Gegensatz zur Kontrollgruppe.
Die Studie wurde mit Frischpflanzensäften der Firma „Schoenenberger“ durchgeführt, jede Probandin verbrauchte in dieser Zeit je 12 Flaschen Pflanzensaft à 200 ml! Gleichzeitg erfolgte die äußere Pflege der Haut bei beiden Gruppen mit Basiscreme DAC.
Nach Aussage der Wissenschaftler führt schon der tägliche Genuß von 20 ml Löwenzahnsaft zu einer sichtbaren Verbesserung des Hautbildes. Löwenzahnsaft ist in Reformhäusern erhältlich, noch wirksamer ist aber frisch gepreßter Löwenzahnsaft, der sich – nicht zuletzt des besseren Geschmackes wegen – auch mit anderen Gemüsen kombinieren lässt.

https://www.thieme-connect.com/products/ejournals/abstract/10.1055/s-2001-10727

Das Grauen in der Tasse: Löwenzahn„kaffee“!

Wer schon einmal Zichorien„kaffee“ genossen hat, kann mit ein wenig Fantasie eine geschmackliche Ähnlichkeit mit Bohnenkaffee erkennen und dies eventuell auch als Bohnenkaffeeersatz akzeptieren.

Bei diesem Löwenzahngebräu erinnert einzig und allein die Optik an Bohnenkaffee. Geschmacklich vergammeltem, altem nassen Gras gleichkommend, landet der erste Schluck im Spülbecken, auch geschmackskorrigierende Zutaten wie Zucker oder gar Milch lassen den Rest vollends im Ausguß verschwinden.
Da sich über Geschmack bekanntlich nicht streiten läßt, ist hier das Rezept.
Im Voraus eine Warnung: achten Sie auf eine vollständige Durchtrocknung der Wurzeln, ansonsten erwartet Sie eine klebrige Hinterlassenschaft in Ihrer Küchenmaschine.

Getrocknete Löwenzahnwurzeln werden zunächst im Backofen bei 180°C oder in einer Pfanne geröstet, bis sie eine braune Farbe annehmen. Danach erfolgt das Mahlen in einer Küchenmaschine. Das fertige Pulver wird wie Bohnenkaffee aufgebrüht.

Gemähte Wiese im Glas – Löwenzahn„honig“

150 gr Löwenzahnblütenblätter ohne Grünanteil
1 L Wasser
1 kg Zucker
1/2 Bio-Zitrone, in Scheiben geschnitten

Die Blütenblätter im Wasser kurz aufkochen und über Nacht ziehen lasssen.
Durch ein Geschirrtuch gießen und die Blüten ausdrücken.
Den Blütenauszug wieder aufkochen, den Zucker einrühren und die in Scheiben geschnittenen Zitronen hinzufügen.

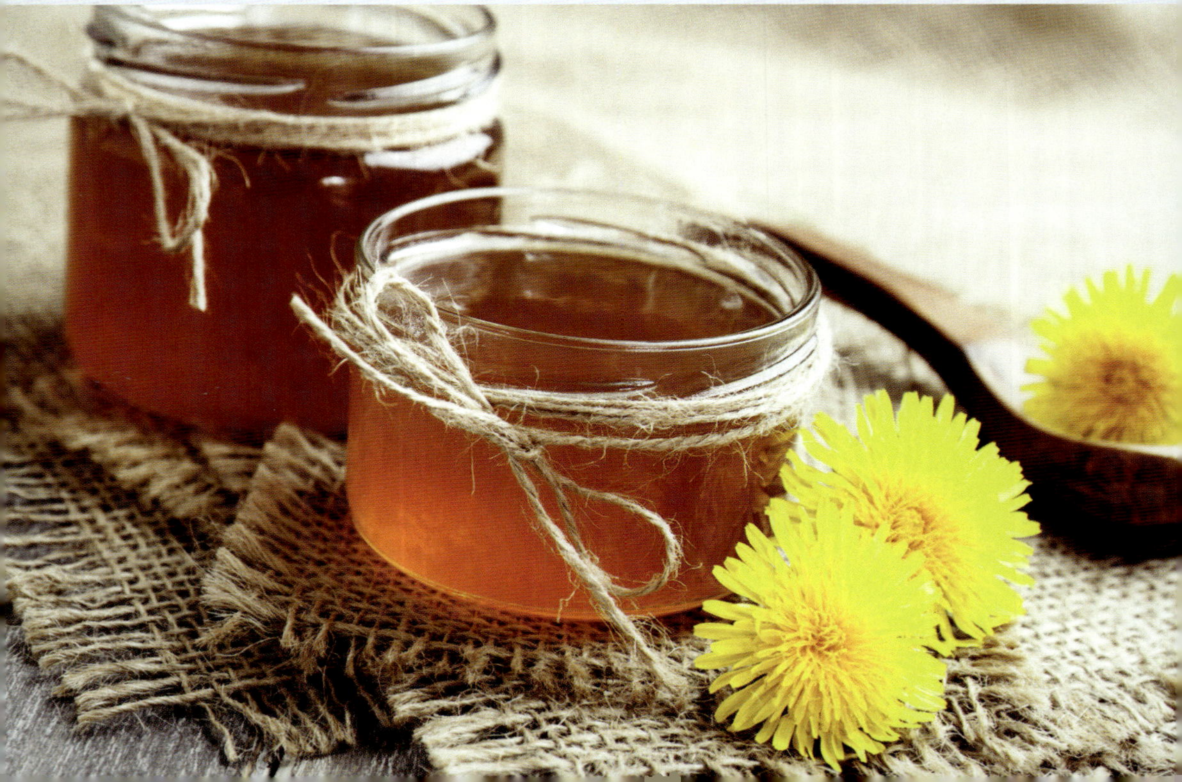

Auf kleinster Flamme 3 bis 4 Stunden eindicken lassen.
Anschließend heiß in saubere Gläser abfüllen.

Dieser aromatische honigähnliche Sirup schmeckt sehr lecker auf einem dick mit Butter bestrichenen Brot und eignet sich auch zum Süßen von Kräutertees.

Löwenzahn-Brotauflage (Bruschetta) – sehr köstlich

Kleine, zarte Blütenknospen, gesalzen und mehrfach gewässert, ergeben einen köstlichen Brotbelag!
Zwei Handvoll Löwenzahnknospen wiegen, von abstehenden grünen Blättchen befreien, waschen und abtropfen. Großzügig mit Salz vermischen (etwa der Hälfte des Knospengewichts) und über Nacht stehen lassen. Am nächsten Tag das Salz mehrfach gut abspülen und große Knospen ein bis zwei Mal durchschneiden.
Ein paar Tomaten klein schneiden, Saft und Kerne entfernen. Eine Zwiebel fein hacken, alles zusammen mit Essig und Öl vermengen und mit Pfeffer abschmecken.
Ein Franzosenbrot schräg in Scheiben schneiden, mit Knoblauchstücken einreiben und im Backofen knusprig hell rösten. Die Mischung auf den Brotscheiben verteilen und servieren.

Das gelbe Blühwunder auf den Teller geholt: Löwenzahnsalat

Junge helle Löwenzahnblätter abbrausen und abtropfen. Ein paar Kartoffeln kochen, schälen und heiß in feine Scheiben schneiden. In einer Salatschüssel aus Essig, Öl, Senf, Salz und Pfeffer eine Vinaigrette herstellen, kleingehackte Zwiebel dazu, die Kartoffeln hineingeben und bis zum Abkühlen ziehen lassen.
Dann die Löwenzahnblätter hinzufügen, durchmischen und mit hart gekochten Eiern garnieren.

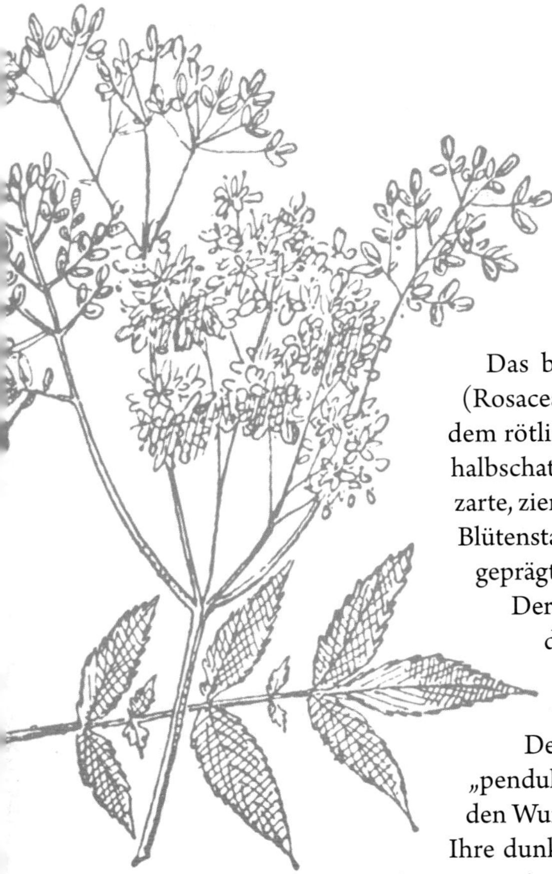

Mädesüß, echtes

(Filipendula ulmaria)

Das bis zu zwei Meter hohe, mehrjährige Rosengewächs (Rosacea) mit den buschigen crèmefarbenen Blütenwolken auf dem rötlich-kantigen Stengel wächst massenweise an feuchten, halbschattigen Plätzen entlang von Bachufern und Gräben. Das zarte, zierliche und liebliche Aussehen der Pflanze und der reiche Blütenstand, der zur Zeit der Heuernte (Mahd) besonders ausgeprägt ist, führte zum Namen Mädesüß.

Der intensive Duft der Blüten erinnert an Vanille, Bittermandel und Rheumasalbe. „Wiesenkönigin" nennt sie der Volksmund, weil ihre Blütendolden alle Wiesengräser überragen.

Der botanische Name setzt sich aus lat. „filum" (Faden) und „pendulus" (hängend) zusammen und bezieht sich auf die von den Wurzeln herabhängenden Knöllchen.

Ihre dunkelgrünen Blätter sind wechselständig angeordnet mit einer unpaarigen Fiederung. Die silbrig behaarte Unterseite mit deutlicher Äderung und gesägtem Rand erinnern an Ulmenblätter (ulmaria). Ihre Vermehrung erfolgt über Sämlinge und Wurzelausläufer. Beim Mädesüß sind mehrere Substanzgruppen von medizinischer Bedeutung:

Für den Duft und die fiebersenkende Wirkung sind Phenolglykoside verantwortlich. Sie bilden die Grundlage von ätherischem Öl und verwandeln sich im Körper in Salicylsäure, die in vielen käuflichen schmerz- und fiebersenkenden Mitteln enthalten ist. Neben entzündungshemmenden Salicylaten enthält das Mädesüß Flavonoide, Kieselsäure und adstringierende Gerbstoffe.

Für die Verwendung als Heilkraut sammeln Sie die Blüten und Blätter zwischen Juni und August. Achten Sie bitte darauf, dass die Blüten noch nicht oder gerade erst geöffnet sind, um eine hohe Wirkstoffkonzentration zu gewährleisten

Königlicher Wiesenduft

Die Germanen verwendeten das Mädesüß zum Würzen ihres Mets und anderer Getränke. Mädesüß in der Fiedenspfeife geraucht, reinigt nach Streit die Atmosphäre und besänftigt die Gemüter.

Im Mittelalter und noch Jahrhunderte später streute man Mädesüßblüten auf die Böden um Räume zu aromatisieren und mit dem Geruch Dämonen fernzuhalten.
In Anlehnung an alte Sitten reinigen manche Imker heute noch ihre Bienenstöcke mit Mädesüß, um ihre „Haustiere" vor Krankheiten zu bewahren und den Honigertrag zu fördern.

Ein englischer Botaniker schreibt Ende des 16. Jahrhunderts, dass die in Wein gesottenen Blüten nach ihrem Genuß die *„Zustände eines gewissen Alters hinwegtragen und das Herz fröhlich stimmen"* würden.

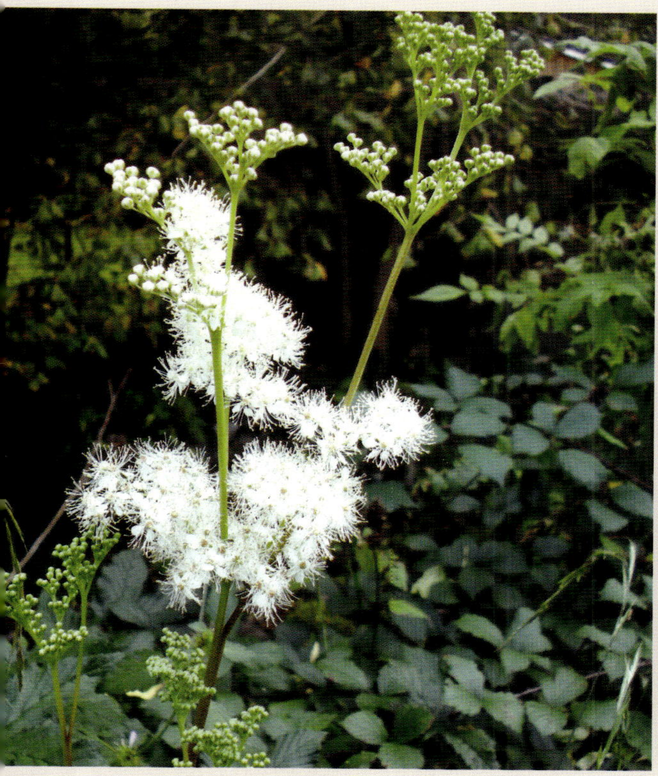

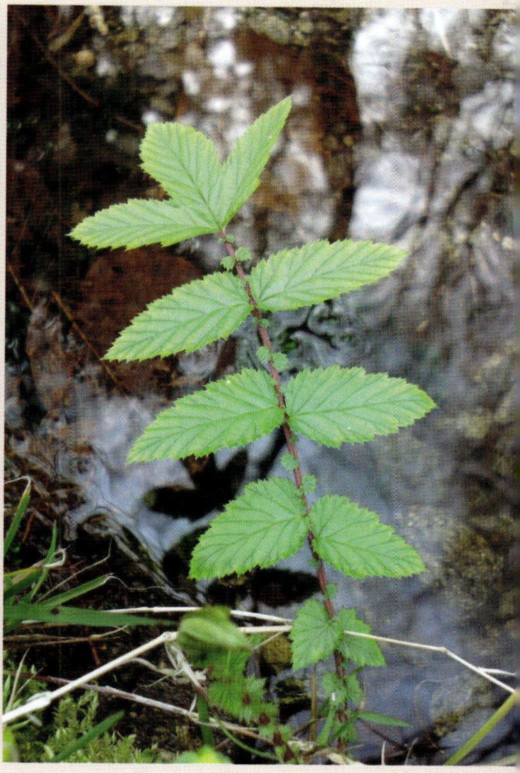

Mädesüß ist Namensgeber für Aspirin®

Ende des 19. Jahrhunderts entdeckte ein deutscher Apotheker in der Weidenrinde und der Spierstaude, wie das Mädesüß auch genannt wird, reine Salicylsäure, ein schmerzstillender und fiebersenkender Stoff.
Einige Jahre später gelang erstmals die synthetische Herstellung von Acetyl-salicylsäure. Dieses Mittel wurde Aspirin genannt, „A" wie Acetyl und „spirea", abgeleitet von Spierstaude und gilt heute als unentbehrliches Arzneimittel.
Im Gegensatz zum synthetisch hergestellten Aspirin greift die Salicylsäure des Mädesüß und der Weidenrinde bei empfohlener Dosierung nicht in das Gerinnungsgeschehen des Blutes ein.

Indikationen nach Kommission E: Begleitend bei Erkältungskrankheiten.

Gegenanzeigen: Bekannte Salicylatüberempfindlichkeit.

Nebenwirkungen: Keine bekannt.

Erfahrungsheilkundliche Anwendungen:

Sind Ihnen die Holunderblüten durch die Lappen gegangen, muss Mädesüß herhalten.
Durch die Kombination der Inhaltsstoffe und der Anwesenheit der Salicylsäure hemmt das Mädesüß bei rheumatischen Gelenkenkserkrankungen die Entzündung und lindert den Schmerz.
Bei Erkältungen und Virusinfektionen unterstützt es den Körper bei der Ausschwitzung der Krankheitserreger und senkt somit das Fieber auf indirektem Weg.
Ab dem 16. Jahrhundert wurde Mädesüß auch als harntreibendes Mittel, sowie bei Durchfallerkrankungen eingesetzt.

Rezepturen & erlebtes Wissen

Wenn eine fette Erkältung anklopft oder der Haussegen schief hängt: Mädesüßtee

Ein wirkungsvoll besänftigender und fiebersenkender Tee, der auch für Kinder geeignet ist.

3 Teile Mädesüßkraut
2 Teile Holunderblüten
2 Teile Kamillenblüten
1 Teil Quendel oder Thymian aus dem Garten

1 El Mädesüßkraut pur oder oben genannte Mischung mit 150 ml heißem Wasser übergießen, bedeckt 10 Minuten ziehen lassen und abseihen. Drei bis vier Mal am Tag eine Tasse trinken. Gegebenenfalls mit etwas Zitrone würzen.

Schmerzstillend – fiebersenkend – antiseptisch: Mädesüß-Sirup als Erkältungskiller

5 Handvoll Mädesüßkraut
1 L Wasser
1kg Zucker
5 gr Zitronensäure

Aus Wasser und Zucker einen Sirup bereiten. Nach dem Aufkochen die Zitronensäure und das Kraut zugeben und drei Tage an einem kühlen Ort zugedeckt ruhen lassen. Anschließend erst durch ein Haarsieb und dann durch ein Geschirrtuch filtern. Zur Verlängerung der Halt-

barkeit die Flüssigkeit kurz aufkochen und sofort in vorbereitete Flaschen füllen. Kühl und dunkel aufbewahrt, hält der Sirup einige Monate.
Bei absehbarem Gebrauch kann das nochmalige Aufkochen entfallen.

Der Sirup schmeckt im Sommer nicht nur in eiskaltem Mineralwasser sehr gut, er macht auch das Teetrinken in der Erkältungszeit zum Vergnügen. Statt eines Tees können Sie auch heißes Wasser mit einem guten Schuß Mädesüß-Sirup und einem guten Schluck Rum „aufwerten" und so heiß wie möglich schluckweise trinken (und anschließend nicht mehr Autofahren).

Mädesüßtinktur – Stauauflösung im Kopf

Aus einer Handvoll Kraut und 200 ml Alkohol eine Tinktur bereiten und mehrmals täglich 30 Tropfen einnehmen. Bewährt bei „hitzigem" Kopf, verbunden mit Fieber und Kopfschmerzen im Rahmen einer Erkältung.

Nicht Weightwatcherstauglich: Geschlagene Mädesüß-Creme

Eine Handvoll Mädesüßblüten über Nacht in eine hohe Rührschüssel mit lauwarmer Sahne legen.
Am nächsten Tag abseihen und die Sahne mit 100 gr Nußnugatcreme im Wasserbad erwärmen. Nach dem Erkalten mit dem Rührgerät aufschlagen und zu Obstsalat oder pur genießen.

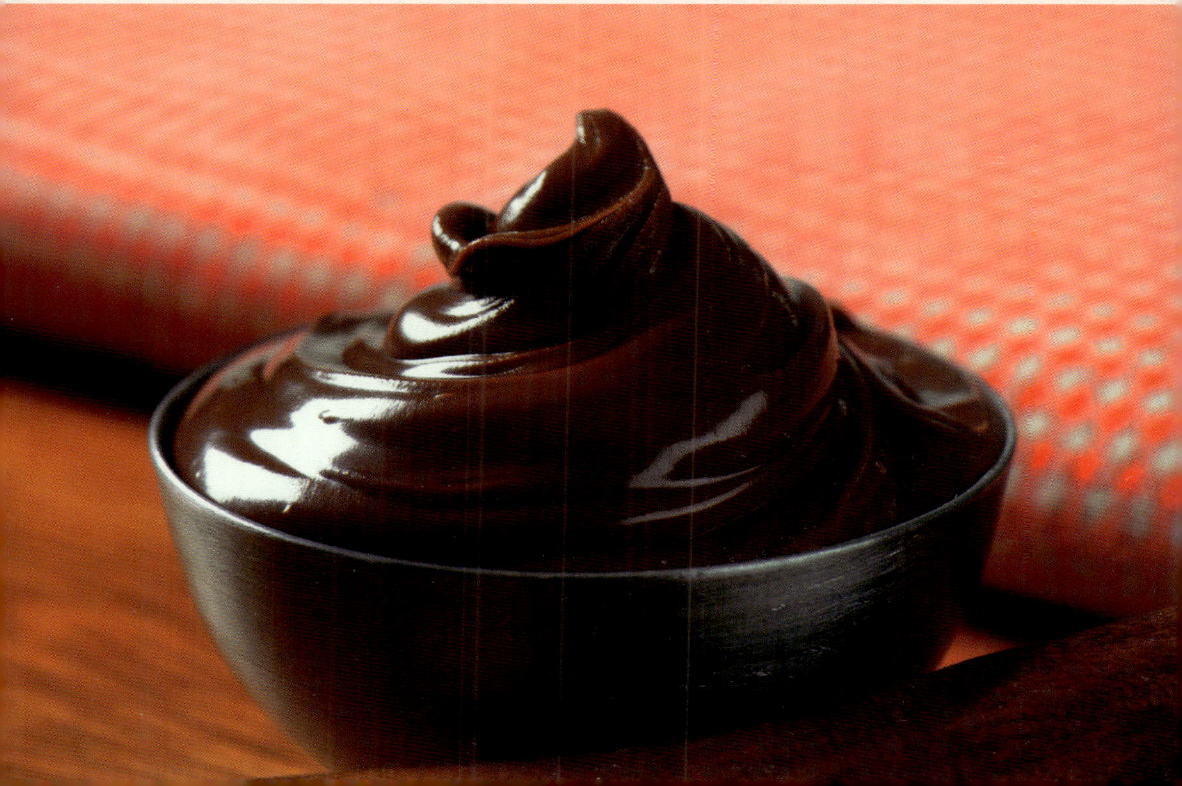

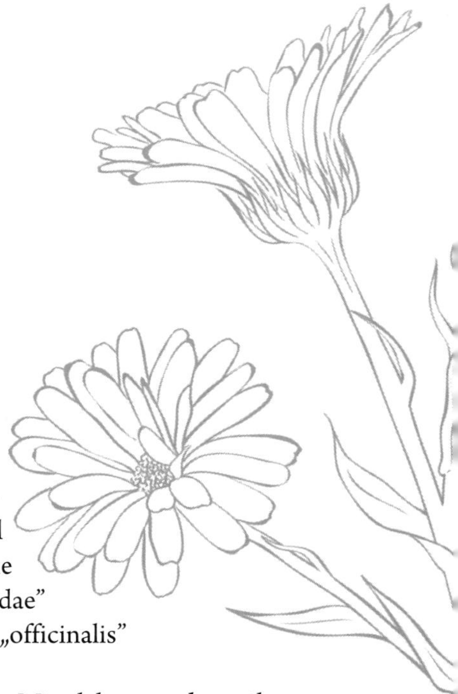

Ringelblume (*Calendula officinalis*)

Die Ringelblume ist einjährig, gehört der Familie der Korbblütler (Asteraceae) an und ist in unserer Gegend nicht wild wachsend. Sie lässt sich aber problemlos in Ihrem Garten anpflanzen und blüht schnell und üppig, je häufiger Sie sie ernten. Der botanische Name „Calendula" rührt her vom lateinischen „calendae" = Monate, weil die Ringelblume viele Monate blüht, „officinalis" bezeichnet Pflanzen mit einer arzneilichen Wirkung.
Die Ringelblume wird in Mitteleuropa schon seit dem Mittelalter angebaut, ihren Ursprung vermutet man in Nordwestafrika.
Die Ringelblume erreicht eine Höhe bis 50 cm, hat weich behaarte, etwas klebrige spatelförmige, würzig duftende Blätter und gelbe bis orangerote Zungenblüten. Im halbrunden Kelch sitzen die carotinhaltigen Röhrenblüten. Wenn Sie im Herbst oder im zeitigen Frühjahr die Samen ausstreuen, bedecken Sie diese nicht mit Erde, die Ringelblume braucht Licht zum keimen.
Ihrem ringelförmigen Samen verdankt sie den deutschen Namen. Sie verhaken sich an vorbeistreifenden Menschenbeinen und gelangen so an neue Orte, wo sie dann erneut keimen.
Die Ringelblume enthält hautpflegende ätherische Öle, Carotinoide, Flavonoide, Cumarine und Triterpenalkohole.

Die Sonnenbraut mit Widerhaken

„Sponsa solis", die Sonnenbraut, ist dem Sonnengott Helios gewidmet, welchem sie ihr orangerot- leuchtendes Gesicht zuwendet. Versteckt er sich hinter den Wolken, so schließt sie ihren Blütenkopf und man muß mit Regen rechnen. Die Ringelblume steht im europäischen Volksglauben für treue Liebe und auch für Unvergänglichkeit, weil sie bis in den späten Herbst hinein blüht. Durch Auszupfen der Blütenblätter bekommt man in dem bekannten Spiel „Er liebt mich, er liebt mich nicht ..." rasch Antwort auf diese drängende Frage.
Die Ringelblume ist seit dem Mittelalter für ihre Heilkräfte in erster Linie bei Hautproblemen und als Schönheitsmittel bekannt. Leonhardt Fuchs schreibt in seinem „New Kräuterbuch": *„Die Blum in die Laug gelegt, macht schön gelb Har."* Volksmedizinisch als Salbe berühmt, machen die Ringelblume mit ihren antiseptischen und adstringierenden (zusammenziehenden) Eigenschaften zu einem wirksamen Mittel bei rauer und rissiger Haut, Sonnenbrand und Hautreizungen. Pfarrer Kneipp empfahl sie bei bösartig aussehenden Geschwüren.

Aus den Weltkriegen gibt es Berichte, dass mit Ringelblumenzubereitungen schwere Verletzungen hervorragend geheilt wurden.

Die jeweilige Wirkung hängt von der Zubereitungsform ab. Im Gegensatz zu den öligen Bestandteilen und den isolierten Flavonoiden, die sich gegen die Ausbreitung von Bakterien und Pilzen zu wehren wissen, weisen Alkohol und wäßrige Auszüge eher antivirale als antibakterielle Wirkungen auf.

Indikationen nach Kommission E: betrifft die äußeren Zungenblüten.
Entzündliche Veränderungen der Mund- und Rachenschleimhaut, Wunden mit schlechter Tendenz zur Heilung , Ulcus cruris (äußere Anwendung).

Gegenanzeigen: Keine bekannt.

Nebenwirkungen: Keine bekannt.

Erfahrungsheilkundliche Anwendungen:

Auf Basis unzähliger Erfahrungen aus der therapeutischen Nutzung ist die Ringelblume in Form von Salbe, Öl oder als Tinktur ein bewährtes Arznei- und Hautpflegemittel, das vor allem bei schlecht heilenden Wunden, Entzündungen von Haut und Schleimhaut, venösen Stauungen, Venenentzündungen und zur Vorbeugung und Nachbehandlung von Hautschäden nach Bestrahlungen eingesetzt werden kann.
Innerlich eingenommen, wird die Ringelblume therapiebegleitend bei Verdauungsstörungen, Magen-Darm-Geschwüren, Gallenwegserkrankungen und Menstruationsstörungen eingesetzt.

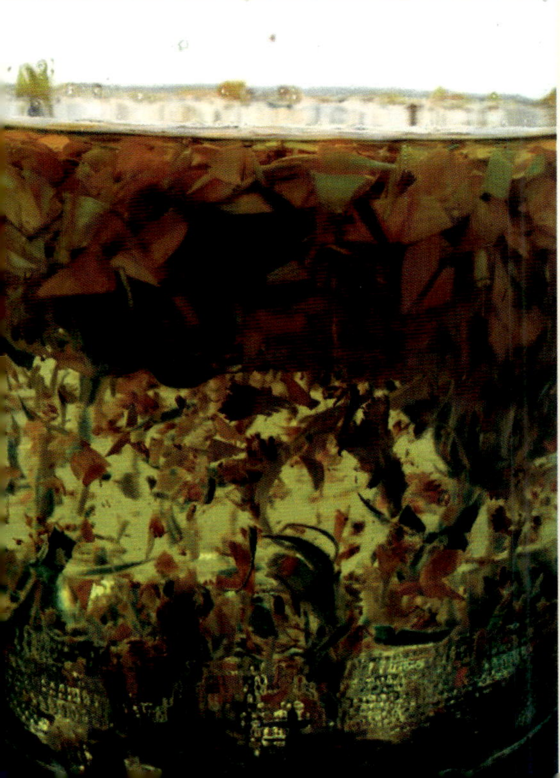

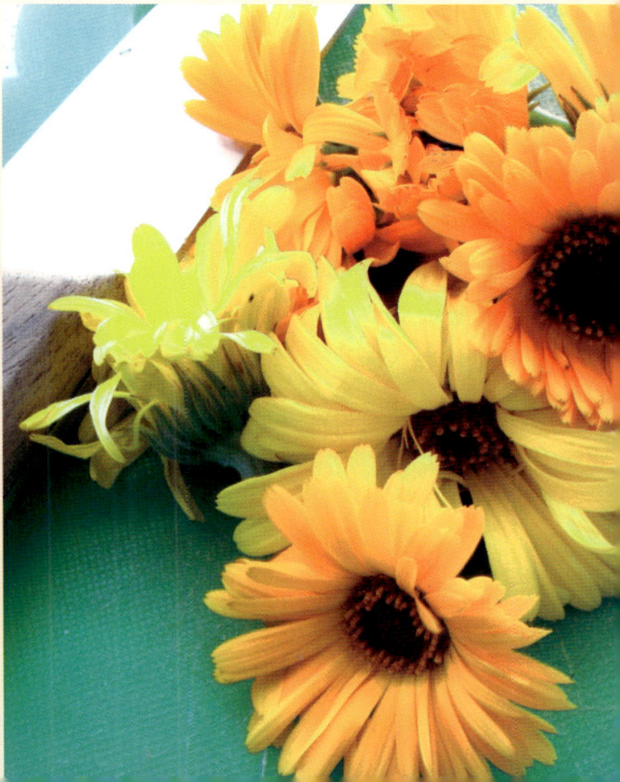

Rezepturen & erlebtes Wissen

Herstellung einer Ringelblumensalbe – Grundsätzliches:

Der pharmazeutisch eingesetzte Pflanzenteil für die Salbenherstellung sind die äußeren, vollständig entwickelten und getrockneten Zungenblüten.
Diese müssen nach festgeschriebenen Qualitätsanforderungen im Europäischen Arzneibuch einen Mindestgehalt an Flavonoiden von 0,4% aufweisen.

Aber auch die anderen Pflanzenteile dürfen nicht außer Acht gelassen werden. Zum Beispiel befinden sich in den Röhrenblüten wertvolle ätherische Öle und dem Blütenkelch werden durch den hohen Allantoinanteil besonders hautpflegende Eigenschaften zugeschrieben. Eine renommierte deutsche Naturkosmetikfirma macht sich dies zu Nutzen und verwendet hauptsächlich Kelchanteile in ihren Ringelblumen-Pflegeprodukten.

Die hier vorgestellten Salbenrezepturen sind für den Hausgebrauch bestimmt und umfassen die kompletten Blütenköpfe und somit den gesamten Wirkstoffkomplex der Pflanze. Falls Sie leicht zu Allergien tendieren, dann verwenden Sie nur die außenstehenden Zungenblüten. In den grünen Kelchblättern befinden sich die potentiellen allergenen Inhaltsstoffe.

Sammeln Sie an einem sonnigen Tag um die Mittagszeit die Blütenköpfe und lassen Sie sie über Nacht anwelken, um den Wassergehalt zu dezimieren und einer Schimmelgefahr entgegenzuwirken.

Die traditionelle Ringelblumensalbe wird seit jeher mit Schweineschmalz, Ziegenfett oder Hammeltalg als Grundlage zubereitet. Diese tierischen Fette sind dem menschlichen Hautfett ähnlich und ziehen gut in die oberen Hautschichten ein. Sie haben zudem den Vorteil, dass keine weiteren Zutaten zur Konsistenzbestimmung notwendig sind.
Es ist eine Frage der Ethik und Ihres Geruchsempfindens, ob Sie diese auf Ihrer Haut „ertragen" möchten.
Beachten Sie bitte, dass gewöhnliches Schweineschmalz aus dem Supermarkt von „medizinisch betreuten" Schweinen aus Massentierhaltung stammt und Ihre Haut nebenbei mit Antibiotika, Schwermetallen und Hormonen „verwöhnt".
Beziehen Sie also das Schweineschmalz oder andere tierische Fette vom Metzger Ihres Vertrauens!

„Schneide das ab was weich am Speck ist, und schneide auch die Schwarte des Specks ab. Nimm das harte vom Speck und zerstoße dies mit der Ringelblume im Mörser. Damit salbe oft den Kopf, und die Kopfhaut wird wieder schön werden."
Hildegard von Bingen

Herstellung einer Ringelblumensalbe mit Schweineschmalz

In althergebrachten Rezepturen wird das Schmalz stark erhitzt. Dies kann zur Folge haben, dass die Pflanzenware regelrecht verbrennt. Halten Sie die Hitze deshalb klein, allenfalls ein leises Köcheln ist erlaubt. Beachten Sie auch, dass beim Hineingeben das ein oder andere Pflanzenteil explodieren und Brandspuren auf Ihren Armen oder Händen hinterlassen kann.

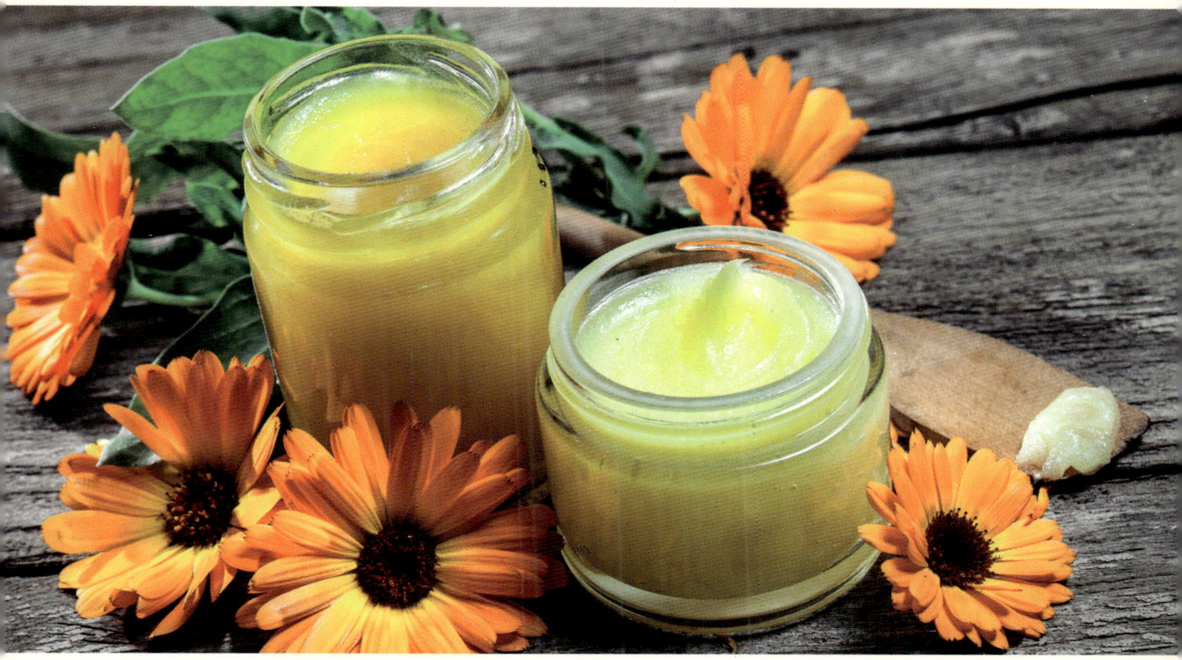

Zur Herstellung von ca. 150 gr Ringelblumensalbe benötigen Sie
150 gr Schweineschmalz, bevorzugt das weiße Schmer (Bauchfettgewebe) und eine gute Handvoll angewelkte, kleingeschnittene Ringelblumenköpfe.

Das Schmalz in einer Stielkasserolle mit Ausguß (das erleichert das Abfüllen in die Salbendöschen) verflüssigen und die Ringelblumen unter Rühren 10 Minuten leise köcheln und auf der ausgeschalteten Herdplatte 30 Minuten ziehen lassen. Sollte sich das Schmalz in dieser Zeit schon verfestigen, wird es auf der Herdplatte nochmal kurz verflüssigt. Anschließend passieren Sie die Masse durch einen Kaffeefilter in ein Gefäß und drücken sie mit einem kleinen Löffel gut aus.
Die Salbentiegel befüllen und bis zum Erkalten mit einem Küchentuch bedeckt stehen lassen. Die Tiegel verschließen, beschriften mit Inhalt und Datum im Kühlschrank aufbewahren. Schweineschmalz ist schnell verderblich und die Haltbarkeit ist auf maximal ein Dreivierteljahr im Kühlschrank begrenzt.

Herstellung einer Ringelblumensalbe mit Kokosfett

100 gr (naturreines) Kokosfett im Wasserbad bis 50°C schmelzen. Mindestens 20 gr leicht welke oder 10 gr getrocknete und zerkleinerte Ringelblumenköpfe unter Rühren 30 bis 45 Minuten bei gleichbleibender Hitze kurz unter dem Siedepunkt ausziehen und noch flüssig durch einen Kaffeefilter in vorbereitete Salbentiegel abfüllen. Nach kurzer Zeit wird das Kokosfett fest und darf nicht über 25°C gelagert werden, weil es sich sonst wieder verflüssigt. Im Kühlschrank hält sich die Salbe über 2 Jahre.

Herstellung einer Ringelblumensalbe mit Pflanzenöl und Bienenwachs

Für gut 150 gr fertige Ringelblumensalbe benötigen Sie eine gehäufte Handvoll angewelkte Ringelblumenköpfe

150 gr Pflanzenöl
15 gr zerbröckeltes Bienenwachs

Das Öl mit den Blütenköpfen in einem Topf oder einer Stielkasserolle unter Rühren erwärmen bis Bläschen aufsteigen. Die Hitze reduzieren und 20 Minuten sanft ausziehen lassen. Das heiße Öl durch einen Kaffeefilter in einen anderen Topf passieren und die Ringelblumen mit einem kleinen Löffel ausdrücken.
Dem Auszugsöl das Bienenwachs hinzufügen und in der Restwärme der Herdplatte vollständig schmelzen.
Den Topf vom Herd nehmen, die Masse kurz durchrühren und rasch in die sauberen Tiegel abfüllen.
Bedecken Sie die Tiegel bis zur Erkaltung mit einem Küchentuch, um die Restfeuchtigkeit verdunsten zu lassen.
Danach wird die fertige Salbe mit Datum und Inhalt beschriftet und kühl und dunkel gelagert. Die Haltbarkeit beträgt zwei Jahre.

Mit Hilfe der Ringelblume den Liebsten zurückholen

Einige getrocknete Ringelblumenblüten werden mit Honig und Essig zu einer Salbe verarbeitet, die man sich vor dem Zubettgehen auf das Gesicht streicht. Im Traum erscheint alsbald der zukünftige Liebste. Wird man von seinem Liebsten verlassen, helfen Ringelblumensamen, die man in seine Fußspuren streut. Hier ist ländliches Wohnen von Vorteil.

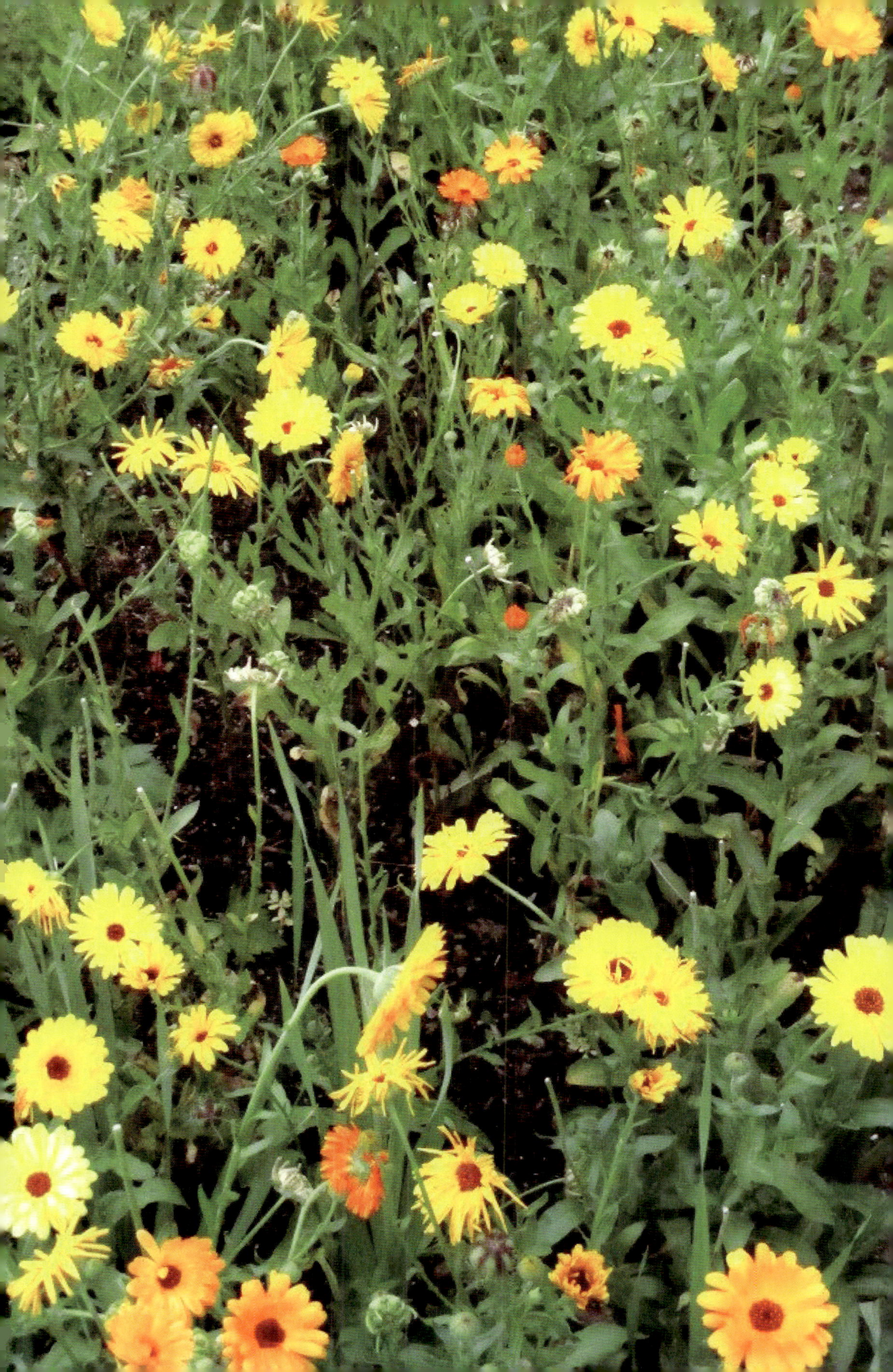

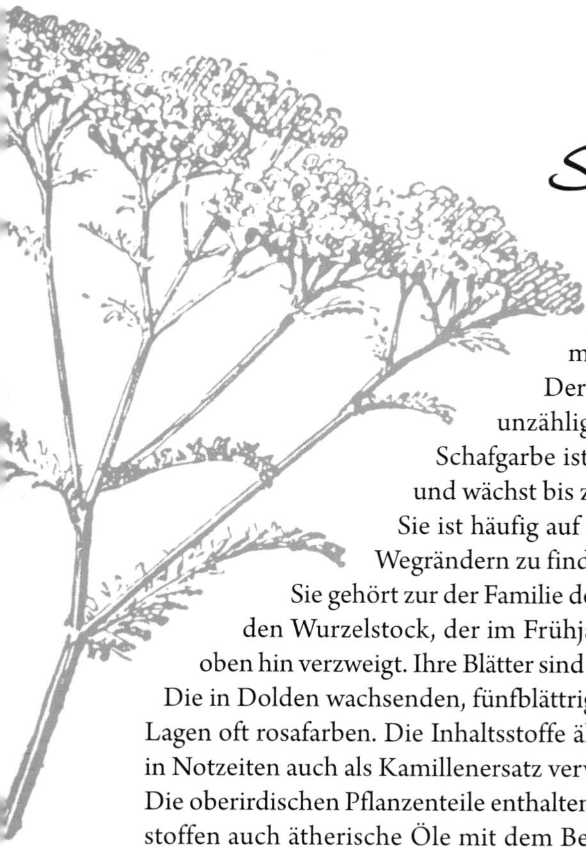

Schafgarbe *(Achillea millefolium)*

Ihr lateinischer Name erinnert an Achilles, den „schönsten und tapfersten Krieger vor Troja“, der mit der Schafgarbe seine Verwundungen geheilt hat. Der Artname millefolium, „Tausendblatt”, weist auf die unzähligen,verästelten Blättchen der Schafgarbe hin. Die Schafgarbe ist eine ausdauernde und widerstandsfähige Pflanze und wächst bis zu einem Meter hoch.
Sie ist häufig auf unseren trockenen, sonnigen Wiesen, Äckern und Wegrändern zu finden.
Sie gehört zur der Familie der Korbblütler (Asteraceae) und hat einen kriechenden Wurzelstock, der im Frühjahr austreibt. Der aufrechte, zähe Stängel ist nach oben hin verzweigt. Ihre Blätter sind länglich, „tausendfach” gefiedert und grundständig. Die in Dolden wachsenden, fünfblättrigen, gelblich-weißen Blüten erscheinen in höheren Lagen oft rosafarben. Die Inhaltsstoffe ähneln denen der Kamille. Schafgarbe wurde daher in Notzeiten auch als Kamillenersatz verwendet.
Die oberirdischen Pflanzenteile enthalten neben Gerbstoffen, Flavonnoiden, Kalium, Bitterstoffen auch ätherische Öle mit dem Bestandteil Azulen, wodurch es desinfizierend, adstringierend, entzündungshemmend bei Hautirritationen und krampflösend bei Menstruationsbeschwerden wirkt.
Die von Juni bis September blühende Schafgarbe schneiden Sie eine Handbreit über dem Boden ab und sortieren die dicken Stängel aus. Die Ernte sollte unbedingt in der Mittagshitze erfolgen, denn dann sind alle Pflanzenteile mit dem ätherischen Öl stark durchwirkt. Die Schafgarbe enthält das heilkräftige ätherische Öl nicht nur in den Blüten, sondern in der ganzen Pflanze. Das macht sie so wertvoll.

Die „Augenbraue der Venus“ ist ein Bauchweh- Wund- und Frauenkraut.

Den filigran gefiederten Blättern verdankt die Schafgarbe den poetisch angehauchten Namen nach der Göttin der Liebe und Schönheit.

In dem Wort Schafgarbe steckt das althochdeutsche Wort „garwe”, was so viel bedeutet wie „gesund machen”. Schafhirten hatten beobachtet, dass ihre Tiere bei Verdauungsproblemen die Pflanze fraßen oder bei Verletzungen sich in ihr wälzten.

Vom 1. Jahrhundert nach Christus bis in die Zeit des 2. Weltkriegs wurde die Schwester der Kamille (die Heilwirkung betreffend), als „Soldatenkraut” zum „Heil aller Schäden” einge-

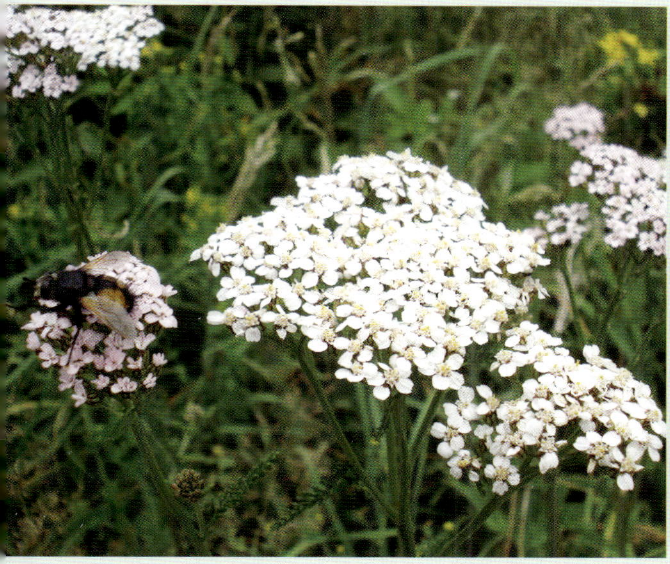

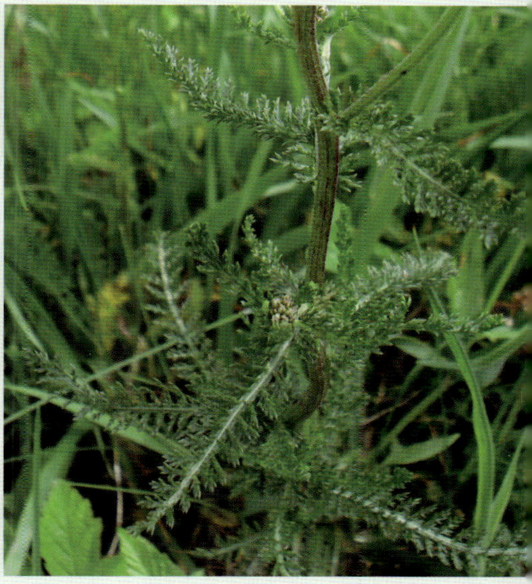

setzt, weil es auf den Schlachtfeldern gedieh und in der Lage ist, innere und äußere Blutungen zu stillen. Auch heute kann die Schafgarbe als „Jod der Wiese" verwendet werden, wenn man sich unterwegs bei einer Wanderung verletzt hat.
Dazu werden die grünen Blätter in der Handfläche solange zerrieben, bis der grüne Pflanzensaft austritt. Dieser kann dann auf die Wunde gestrichen werden. Das ätherische Öl der Schafgarbe verhindert eine Entzündung und beschleunigt die Heilung.

Der kulturelle Stellenwert der Schafgarbe im Elz- und Simonswäldertal zeigt sich darin, dass sie neben anderen Heilpflanzen im traditionellen Kräuterbüschel am Maria-Himmelfahrts-Tag auf den Hörnleberg zur „Gritterwih" getragen wird.

Indikationen nach Kommission E: Appetitlosigkeit, leichte, krampfartige Beschwerden im Magen- Darm-Bereich (innere Anwendung), Sitzbäder bei schmerzhaften Krampfzuständen psychovegetativen Ursprungs im kleinen Becken der Frau (Pelvipathia vegetativa).

Gegenanzeigen: Überempfindlichkeit gegen Schafgarbe oder andere Korbblütler.

Nebenwirkungen: Selten Kontaktallergie.

Erfahrungsheilkundliche Anwendungen:

Man könnte sie als „bittere Kamille" betiteln, denn durch den Anteil an Gerb- und Bitterstoffen ist ihr Hauptagitationsgebiet Verdauungsstörungen.
Die Schafgarbe ist auch ein beliebtes Kraut in der Frauenheilkunde, da sie bei allerlei Frauenleiden Linderung verschafft, besonders wenn sie im Zusammenhang mit der Menstruation stehen.

Getreu dem Sprichwort: *„Schafgarbe im Leib, tut wohl jedem Weib"*, sah Kräuterpfarrer Künzle die Schafgarbe als ein besonderes Frauenmittel:
„Und wirklich sollte jede Frau sich einen Vorrat an Schafgarbe anlegen, denn die Heilkräfte der Schaf-

garbe stärken die Eingeweide, die inneren Schleimhäute und die Mutterschaftsorgane, sie beheben Krämpfe, zu starken Blutfluss, Weißfluss und regulieren die Periode, vorausgesetzt, dass der Stuhlgang in Ordnung ist. In Frauenleiden ist deshalb eine längere Kur mit Schafgarbentee angezeigt, die tägliche Dosis betrage zweimal eine halbe Tasse."

Rezepturen & erlebtes Wissen

Ein Leberwickel entkrampft

Ein Forschungsprojekt des Unizentrums für Naturheilkunde in Freiburg konnte zeigen, dass ein feuchtwarmer Leberwickel zu einer verbesserten Entgiftungsleistung der Leber führt. Durch die wärmebedingte Gefäßerweiterung wird die Durchblutung der Leber angeregt, gespeicherte Giftstoffe ausgeschieden und der Stoffwechsel aktiviert.

Einen Leberwickel legen Sie nach dem Mittagessen oder vor dem Zubettgehen an.
Sie benötigen:

Ein Außentuch aus Molton
Ein Innentuch
Ein Wringtuch (Geschirrtuch)
Schüssel und heißgefüllte Wärmflasche
500 ml heißen Schafgarbentee (6 EL Schafgarbe, 10 min ziehen lassen), der mit 1 L heißem Wasser verdünnt wird.

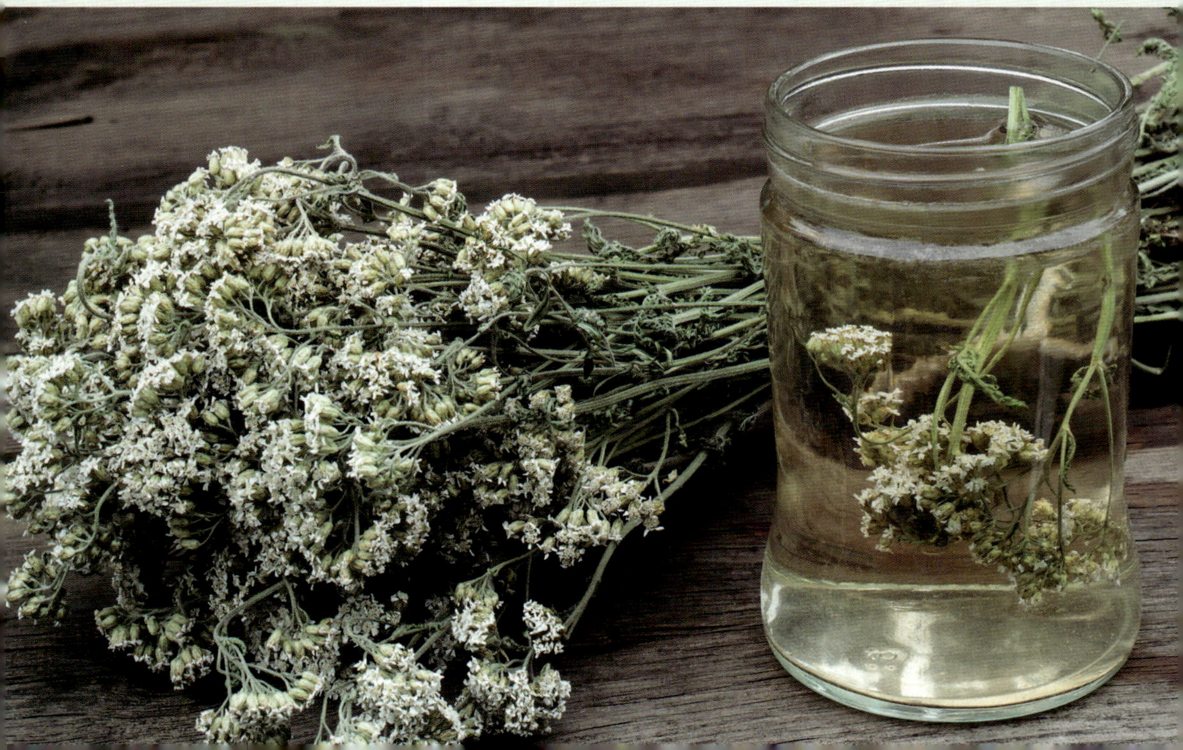

Die zu behandelnde Person legt sich ins Bett oder aufs Sofa, auf dem das Außentuch in Höhe des Leibes ausgebreitet ist. Das Innentuch falten Sie auf Lebergröße und rollen es in das Wringtuch ein. Diese Rolle halten Sie über eine Schüssel oder das Spülbecken und gießen den heißen Schafgarbentee darüber. Die Tuchrolle fest auswringen und ein wenig geöffnet auf die Leber (rechter Oberbauch) anlegen (je heißer, desto besser). Zügig mit dem Molton umwickeln und die Wärmflasche drauflegen.
Nach 20 min entfernen Sie die feuchten Innentücher und lassen den Patienten mindestens 15 min trocken nachruhen.
Die Anwendung sollte einmal täglich über eine bis drei Wochen erfolgen.

Zum Glück gibt's Pech für raue (Männer-) Hände

Bereiten Sie aus 50 gr Schafgarbenölauszug, 4 gr Bienenwachs und 3 gr Kakaobutter eine Salbenbasis. Nach einer kurzen Abkühlzeit geben Sie 5 gr Lärchenterpentin*, 2 gr Sanddornfruchtfleischöl und 5 Tropfen ätherisches Lavendelöl (Lavandula angustifolia) dazu und rühren mit dem Stabmixer kräftig durch.
Regelmäßig die Hände dünn eincremen. Eine Balsamauflage kann helfen, Splitter aus der Haut zu lösen.

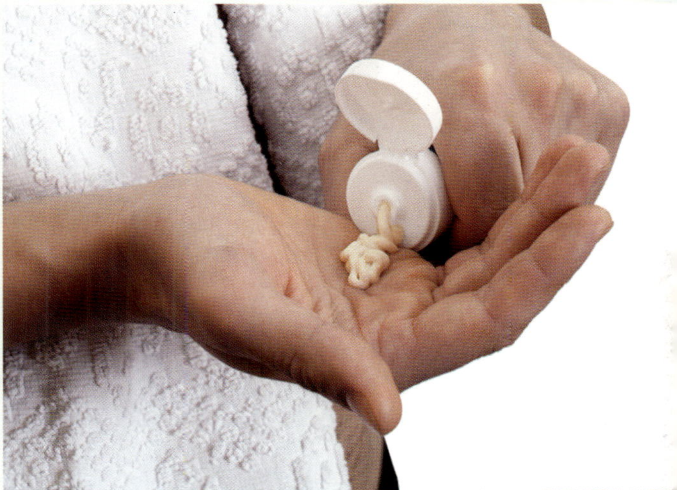

**Lärchenterpentin oder -harz ist berühmt ist für seine desinfizierende und wundheilende Eigenschaft und dient zur Pflege verletzter Haut durch Schnitte, Schrunden und Splitter. Desweiteren ist Lärchenharz bei stark beanspruchten Händen, kleinen Abszessen und Furunkeln zu empfehlen.*

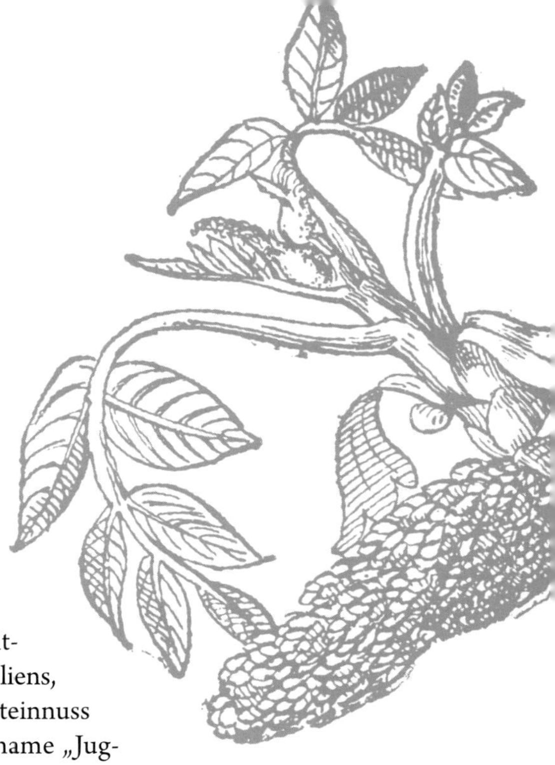

Walnussbaum, echter

(Juglans regia)

Der Walnussbaum ist ein Laubbaum aus der Familie der Walnussgewächse (Juglandaceae). Der Name Walnuss stammt von „Welsche Nuss“ (die „Welschen“ ist die altdeutsche Bezeichnung für die Bewohner Galliens, also Frankreichs). Weitere Namen waren Steinnuss und Christnuss. Der botanische Gattungsname „Juglans“ stammt aus dem Lateinischen und bedeutet soviel wie „dem Jupiter geweihte Frucht”, denn in der Antike wurden die Nüsse des Walnussbaums als Götterspeise betrachtet. Der Artname „regia“ heißt „königlich“ und weist wohl auf die mächtige Gestalt des ausgewachsenen Baumes hin.
Der Walnussbaum findet seinen Ursprung am Ende der Kreidezeit. Damit gehört er zu den ältesten Bäumen, die der Menschheit bekannt sind. Obwohl der Walnussbaum einen damaligen Klimawandel überstanden hat, ist er heutzutage kälteempfindlich. Wenn Anfang Mai noch einmal Frost hereinbricht, können viele Triebspitzen absterben. Das hat zur Folge, dass weniger Nüsse geerntet werden können.

Der Walnussbaum stammt ursprünglich aus Mittelasien und kam mit den Römern nach Europa, wurde in Gallien kultiviert und gelangte so auch in unsere Heimat. Erst seit dem 18. Jahrhundert ist die Walnuss unter ihrem heutigen Namen bekannt. Dort brachten spanische Missionare den Baum nach Amerika, wo seitdem die kommerzielle Nutzung erfolgt. Zwei Drittel der weltweiten Walnussernte kommen heute aus Kalifornien. Es gibt über 60 Arten und acht Gattungen der Walnussgewächse. Der Baum kann eine stattliche Höhe bis zu 25 Metern erreichen. Erst mit 60 bis 80 Jahren ist das Wachstum beendet, er kann dann zwischen 150 und 160 Jahre alt werden. Mit seinen tiefen Pfahlwurzeln ist er fest im Boden verankert. Die Rinde eines jungen Baumes ist grau und glatt, ist er älter, bekommt sie eine dunkel- bis schwarzgraue Farbe mit tiefen Rissen. Sein Holz gilt als eines der hochwertigsten und edelsten.
Der Walnussbaum besitzt männliche und weibliche Blüten. Die weiblichen Blüten sind kugelförmig und unscheinbar und hängen zu zweit oder zu dritt an den Enden der Zweige, während die männlichen im Frühjahr lange dicke Kätzchen ausbilden. Bestäubt werden sie durch den Wind. Die bis zu 30 cm großen ovalen Blätter sind erst rötlich, später grün und riechen würzig, wenn man sie zerreibt. Sie sind unpaarig gefiedert und haben, je älter sie werden, einer lederartige Textur. Sie werden im Juni und Juli gesammelt. Im Frühjahr blüht der

Walnussbaum als letzter und im Herbst ist er einer der ersten, der die Blätter abwirft.
Die wohlschmeckenden Walnusssamen, die Sie als Walnusskerne kennen, werden durch eine hellbraune verholzte Schale geschützt. Umgeben wird diese durch die grüne, später braune, weiche Fruchtschale. Als Zeichen der Reife bricht die Fruchtschale zwischen September und November auf und die Nüsse fallen auf den Boden.
Der Walnussbaum duldet außer seinesgleichen keine anderen Baumarten in seiner Nähe. Die im Herbst abfallenden Blätter, Fruchtschalen und Wurzeln des Walnussbaumes geben an den Boden das ungiftige Hydrojuglon ab, welches durch Mikroorganismen in Juglon, einen giftigen Gerbstoff, umgewandelt wird. Dieser hemmt die Keimung vieler Pflanzen außer Gräsern und Brombeeren in unmittelbarer Nähe des Baumes.
Daher rührt vermutlich der Spruch her: *„Was unterm Nussbaum wächst, taugt nichts"*.
Bislang zählte die Walnuss zu den Steinfrüchten. Nach neuesten botanischen Erkenntnissen wird sie zu den Nussfrüchten gezählt. Die Früchte bilden sich erst ab einem Alter von 10 bis 20 Jahren aus. Und erst ab dem vierzigsten Jahr liefert der Baum eine ertragreiche Ernte, die dann mit zunehmenden Alter wieder zurück geht.
Die medizinisch interessanten Wirkstoffe des Walnussbaums befinden sich in seinen Blättern. Neben dem hohen Gerbstoffgehalt (ca. 11%) sind Flavonoide, Glycoside und wenig ätherisches Öl (Juglandiol) enthalten. Die Samenkerne sind reich an B-Vitaminen, ungesättigten Fettsäuren, Kohlehydraten und Ballaststoffen.

Es gab in vergangener Zeit zahllose Bräuche rund um den Walnussbaum, von denen sich einige in abgewandelter Form heute noch finden lassen: Beispielsweise war es bei den alten Griechen ein Hochzeitsbrauch, am Abend vor der Vermählung geräuschvoll Nüsse in das Schlafgemach zu schütten, um der Braut Fruchtbarkeit zu wünschen, was in gewisser Weise unserem Polterabend gleicht.

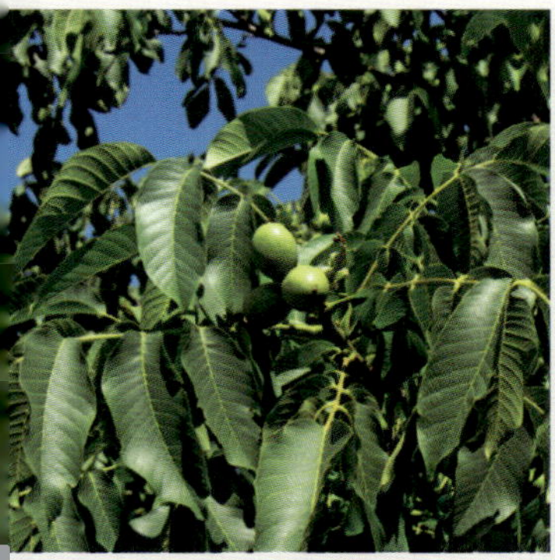
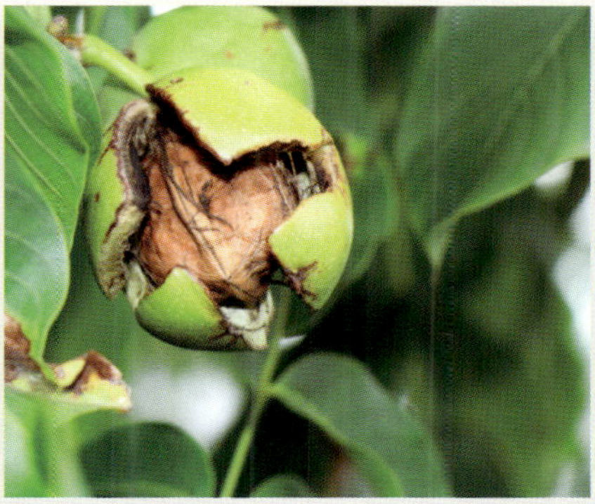
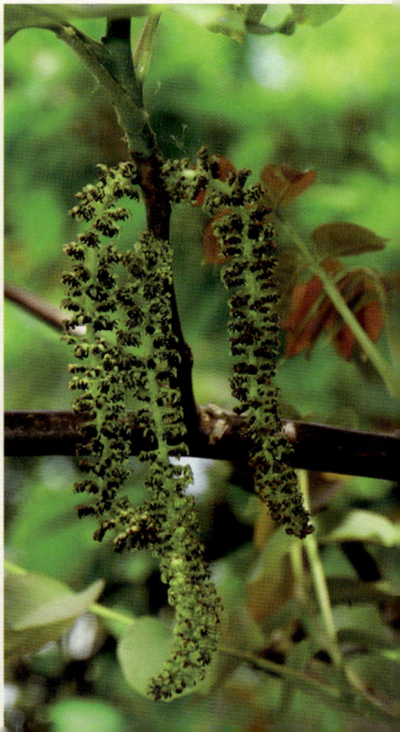
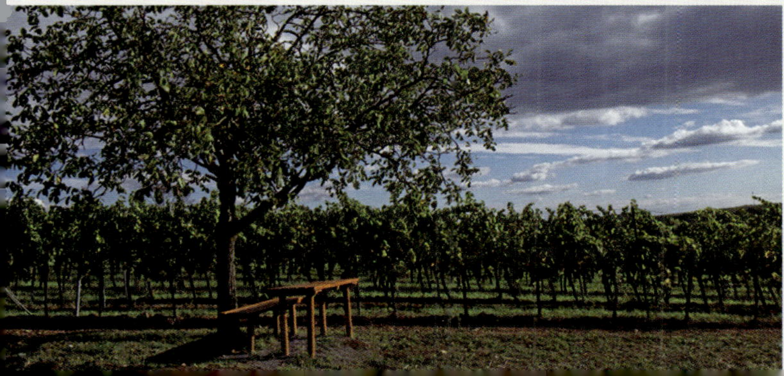

Walnüsse galten sowohl als Fruchtbarkeitssymbol als auch der Empfängnisverhütung. So tritt er zum Beispiel als Lebensbaum in Erscheinung, der bei der Geburt eines Kindes gepflanzt wird. Um keine Kinder zu empfangen, musste sich eine Frau am Tag ihrer Hochzeit geröstete Walnüsse ins Mieder stecken. Die Anzahl der Walnüsse war hier gleichbedeutend mit den Jahren, für die sie keine Kinder kommen sollen.
Auch würde er, so glaubte man früher, keine Früchte tragen, wenn man ihn nicht paarweise pflanzte.
Die Ausdünstung der Blätter vertreibt Mücken und Fliegen, weshalb früher Pferde mit Wanussblättern eingerieben wurden um Ungeziefer von ihnen fernzuhalten. Aus diesem Grund steht der Walnussbaum an landwirtschaftlichen Betrieben gern direkt neben dem Misthaufen.
Die grünen Außenschalen galten zu Zeiten Tabernaemontanus' als Pfefferersatz:
„An etlichen Orten dörret man die grünen Nussschalen oder das junge braunrothe Laub und machet es zu Pulver und gebraucht es an statt des Pfeffers in die Speis."

Kräuterpfarrer Künzle stellte aus grünen und auch dürren Blätter Nusswein her, der gegen Rheumatismus, Zuckerkrankheit und Gelbsucht helfen sollte.
Nussöl wurde bei Schussverletzungen, bei Geschwüren, als Nervenheilmittel (*„bei zerstossenen und verwundeten Nerven"*), bei Feigwarzen, und als Nahrung verwendet.
Walnusskerne wurden früher aufgrund ihrer Ähnlichkeit mit dem menschlichen Gehirn gegen Gehirnerkrankungen eingesetzt und genießen heute noch als gedächtnisstärkendes Mittel („Studentenfutter") Ansehen.

Indikationen nach Kommission E: gültig für die Blätter
Leichte, oberflächliche Entzündungen der Haut, Hyperhidrosis, z.B. der Hände und Füße

Gegenanzeigen: Keine bekannt

Nebenwirkungen: Keine bekannt

Erfahrungsheilkundliche Anwendungen:

Neben den eiweiß- fett- und vitaminreichen Samenkernen hat die Verwendung der jungen Blätter in der Volksheilkunde eine lange Tradition. Durch den hohen Gehalt an Gerbstoffen wirken sie auf der Haut adstringierend, also das Gewebe zusammenziehend, entzündungshemmend und blutstillend.

Die äußerliche Anwendung von Blättertee und -tinkturen in Form von Umschlägen, Bädern und Waschungen bei Erkrankungen der Haut und Schleimhäute ist wissenschaftlich belegt. Besonders in der Kinderheilkunde (Milchschorf, chronische Ekzeme) haben sich Teilwaschungen bewährt. Auch Erwachsene, die unter Fuß- und Handschweiß leiden, profitieren davon.
Für die innerliche Anwendung werden Abkochungen aus Blättern zubereitet, die bei kleineren Geschwüren, Gelenkschmerzen und Drüsenleiden als Stärkungs- und Blutreinigungsmittel gelten.

Tees oder Tinkturen aus den Nusskämben, den holzigen Trennwänden zwischen den Nusshälften, stärken das Herz und werden begleitend bei der Behandlung von Herzrhythmusstörungen eingesetzt.

Abgeraten wird häufig davor, Walnussblätter mit anderen Heilpflanzen zu mischen, da sich ihre heilenden Substanzen nicht kooperieren.

http://www.lwf.bayern.de/mam/cms04/wissenstransfer/dateien/w60-der-walnussbaum-nuetzlich-fuer-pharmazie-und-medizin.pdf

Kernenergie wie sie sein soll

Die Walnusskerne halten ein erstaunlich großes Repertoire an Inhaltsstoffen bereit, die ein breites Spektrum des menschlichen Bedarfs abdecken.
Der regelmäßige Verzehr von 30 gr Walnüssen täglich trägt dazu bei, die Elastizität der Blutgefäße zu verbessern. Dank ihres hohen Gehalts an alpha-Linolensäure, einer pflanzlichen Omega-3-Fettsäure, wird der Cholesterinspiegel im Blut auf einem normalen Niveau gehalten. Darüber hinaus enthalten Walnüsse einen großen Anteil an Mineralstoffen und Vitaminen. Sie tragen sie zum Schutz der Nervenzellen bei und gelten daher als ausgesprochene „Gehirnnahrung".

Eine klinische Studie am biomedizinischen Forschungsinstitut August Pi i Sunyer (IDIBAPS) in Barcelona zeigt, dass sich die durch den Genuss von Walnüssen die Dehnbarkeit der Arterien verbessern und sogar wieder herstellen lässt. Walnüsse verringern zudem die Zahl schädlicher Moleküle, die am Entstehen einer Atherosklerose (Verhärtung der Gefäßwände) beteiligt sind.

http://www.medizinauskunft.de/artikel/diagnose/alternativ/01_04_walnuss.php

Rezepturen & erlebtes Wissen

Herz- und Kreislaufstärkung

12 Kämben (Trennwänden zwischen den Kernen) 3 Minuten kochen und 10 Minuten ruhen lassen. Durch ein Sieb seihen und schluckweise trinken. Der Geschmack kann mit etwas Honig und Zitrone aufgepeppt werden.

Eine ausgesprochene Delikatesse und fast vergessene Spezialität: „Gschdupfdi Niss"

Die grünen unreifen Walnüsse werden traditionell bis zum 24. Juni (Johannitag) geerntet, solange die harte Schale noch nicht ausgebildet ist. In hohen Lagen oder bei kühlem Früh-

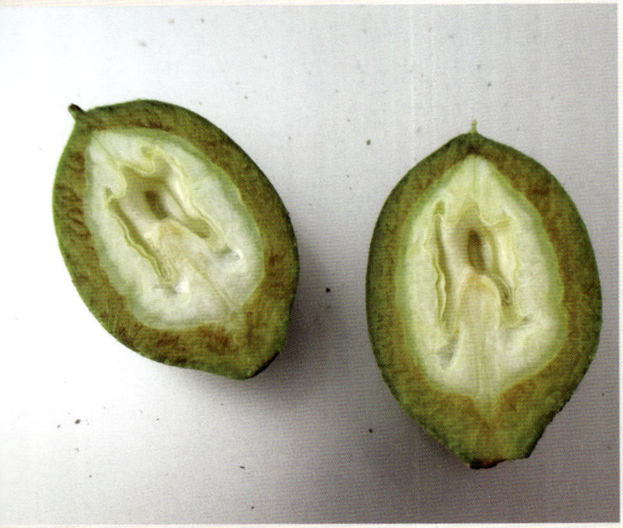

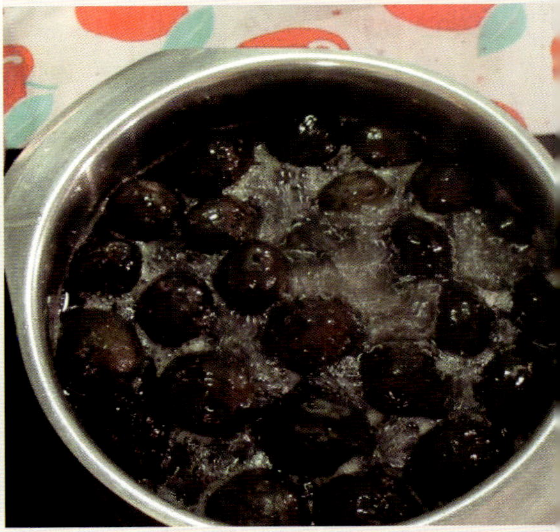

jahrswetter eventuell auch ein bis zwei Wochen später. Sie sind dann innen noch saftig und zart. Der richtige Reifegrad lässt sich feststellen, wenn sich die Nuss widerstandslos mit einer Strick- oder Stopfnadel durchstechen lässt.

Gummihandschuhe anziehen (der austretende Saft kann färben) und 1 kg grüne Walnüsse mit einer Stricknadel mehrmals ringsherum einstechen. Zwei Wochen lang in einem Topf wässern, damit die Gerb- und Bitterstoffe herausgezogen werden.
Das Wasser müssen Sie täglich 1-2 mal wechseln.

Am 15. Tag die Nüsse in kaltem Wasser aufsetzen, aufkochen, Herd ausschalten und etwa 10 Minuten ziehen lassen. Über einem Sieb abschütten, kalt abspülen und abtropfen lassen.

1 kg Rohrzucker mit 500 ml Wasser aufkochen, bei schwacher Hitze köcheln, bis der Zucker sich aufgelöst hat und eine sirupartige Konsistenz entsteht.
Die vorbereiteten Nüsse hineingeben, 10- 15 Minuten kochen und abgedeckt erkalten lassen.

Am 16. und 17. Tag den Sirup ohne die Nüsse in einen anderen Topf abgießen, nochmal aufkochen, lauwarm über die Nüsse gießen und abgedeckt über Nacht stehen lassen.

Am 19. Tag den Sud mit den Nüssen ein letztes Mal aufkochen und die Garprobe machen: Stechen Sie mit einer Gabel in eine Nuss. Rutscht diese runter, so ist der Garpunkt erreicht. Die Nüsse sollen bißfest sein, um sie später leicht in Scheiben schneiden zu können.

Schraubgläser mit heißem Wasser ausspülen.

Geben Sie in jedes Glas jeweils 1 Stück Zimtstange, 1 Stück Vanillestange, 1 Sternanis, 1 Gewürznelke und etwas Orangenschale. Den heißen Sirup mit den Nüssen in die Gläser verteilen, verschließen und auf dem Kopf stehend auskühlen lassen.

Frühestens im Winter hat sich das Aroma entfaltet. Je länger die Lagerung, umso besser der Geschmack.

Die Nüsse essen Sie pur wie Konfekt oder Sie servieren sie in Scheibchen geschnitten als Beilage zu Eis oder Cremes. Sehr gut schmecken sie auch zu Käse und als Beilage zu Wild- oder Geflügelbraten.

Übriggebliebenen Sirup ohne Nüsse „verdünnen" Sie mit Cognac oder Rum zu einem Magenlikör, wie Kräuterpfarrer Künzle ihn empfiehlt.

Stärkungsmittel für Sternsinger: „Malaga"

Früher wurde den Sternsingern nach den Neujahrswünschen anstelle von Süßigkeiten der herbe „Malaga" offeriert.
In einem großen Glasgefäß werden 20 grüne, geviertelte Walnüsse, 1 Pfund Zucker, 2,5 Liter Badischer Rotwein und ein Viertelliter Branntwein mindestens 40 Tage in der Sonne stehen gelassen, dann abgeseiht. Täglich ein Likörglas trinken (und die Sternsinger nicht vergessen).

Gegen „männliches Unvermögen" und für mehr Standfestigkeit

Eine kleine Schüssel Walnüsse (75 gr) täglich verzehrt sorgt dafür, dass bei jungen gesunden Männern die Qualität ihrer Spermien hinsichtlich Anzahl, Beweglichkeit, Form und Größe zunimmt und somit ihre Fruchtbarkeit erhöht, berichten Forscher der „University of California" in Los Angeles (UCLA). Walnüsse bieten dem Körper bestimmte Mikronährstoffe, die relevant für die Reifung und die Funktion der Samenzellen sind, erklären die kalifornischen Wissenschaftler in der Fachzeitschrift „Biology of Reproduction". Noch unklar ist, ob ihre Forschungsergebnisse auch Männern helfen können, die mit der Zeugungsfähigkeit Probleme haben.

http://www.gesundheitundwissenschaft.com/2013/05/walnusse-machen-spermien-munter.html

Auch hierzulande hat man sich bezüglich dieser Thematik Gedanken gemacht und empfiehlt eine Tinktur aus Walnussrinde und -schalen. Das Mischverhältnis ist maßgebend für den Erfolg, doch leider nirgendwo dokumentiert!

Dem „Kahlschlag auf der Kanzel" vorbeugen

Wenn es eines Tages so weit sein sollte, dass Ihnen allmählich die Haare ausgehen, versuchen Sie Kräuterpfarrer Künzles Rezeptur: eine Handvoll unreifer zerkleinerter Nüsse mit 300 gr kleingeschnittenem Speck eine halbe Stunde lang gut durchbraten. Das Fett durch ein Tuch passieren und erkalten lassen. Zweimal täglich auf die Kopfhaut schmieren – und bloß nicht schwitzen.

IV. Mixen, brauen, staunen:

Die Kunst, gute Heilmittel herzustellen

Medizinisch wirksame Herstellungsverfahren
und deren Grundrezepturen

Zubereitung medizinisch wirksamer *Tees*

Heißer Aufguß, überbrühen mit heißem Wasser (Infus):

→ **für Blüten, Blätter, weiche Wurzeln und Rinden**
→ **für Pflanzen mit gut wasserlöslichen Wirkstoffen (Saponine, Bitterstoffe, ätherische Öle)**

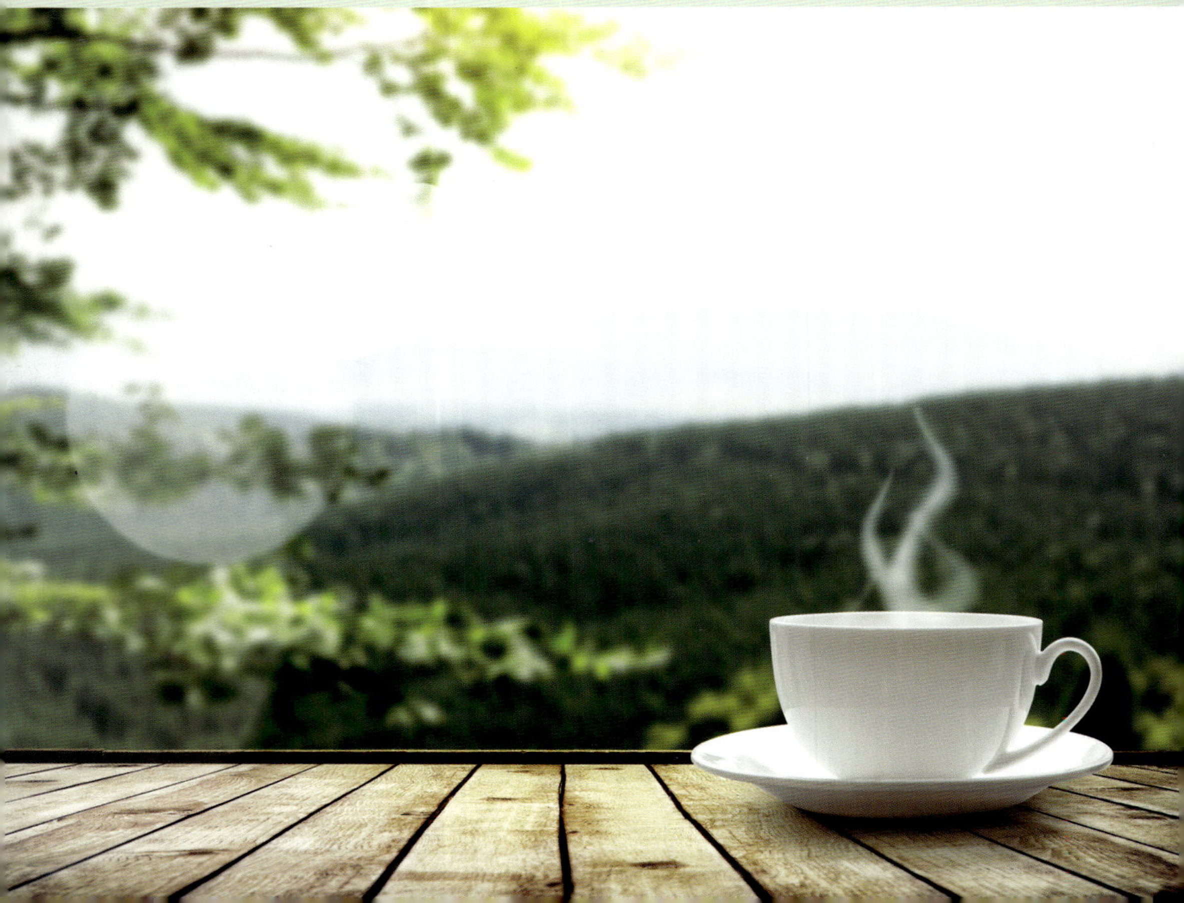

Der heiße Aufguss ist die bekannteste und häufigste Art der Teezubereitung.
Die Kräuter werden mit nicht mehr sprudelnd kochendem Wasser übergossen und bei geschlossenem Deckel 15 Minuten ziehen gelassen, um dampfflüchtige Inhaltsstoffe zu bewahren.
Bei frischen Kräutern ist eine zweite Überbrühung möglich, da noch genügend Wirkstoffe von der Erstüberbrühung vorhanden sind.

Kaltauszug (Mazerat):

→ **Zum Herauslösen von Schleimstoffen aus zarten Blüten, die durch Hitzeeinwirkung unwirksam würden**
→ **Zur Vermeidung von Freisetzung unerwünschter Inhaltsstoffe, z.B. Gerbstoffe**

Die Droge mit kaltem Wasser übergießen und 5 Stunden unter gelegentlichem Umrühren zugedeckt ziehen lassen, danach abseihen und auf bedarfsweise auf Trinktemperatur erwärmen.
Der Nachteil dieser Methode ist eine mögliche Keimbelastung, je nachdem, aus welcher Quelle Ihr Wasser durch den Hahn läuft. Sie können alternativ auf abgekochtes, 50°C abgekühltes Wasser zurückgreifen mit einer verkürzten Ziehzeit von 20 Minuten.

Abkochung (Dekokt):

→ **Zum Aufschließen harter Wurzeln, Hölzer und Rinden, z.B. Eichenrinde, teilweise auch Gerbstoffen, z.B. Heidelbeere.**

Die Droge wird mit kaltem Wasser aufgesetzt und zugedeckt 7 Minuten gekocht, 10 Minuten stehen gelassen und abgeseiht. Beim Ackerschachtelhalm ist eine 30 minütige Abkochung erforderlich, um die enthaltene Kieselsäure zu lösen.

Eine weitere wichtige Zutat ist eine Prise Ihres gesunden Menschenverstandes. Beobachten Sie, wie Ihnen die Zubereitungen der Heilkräuter bekommen. Bei Abneigung oder auftretenden Beschwerden nehmen Sie bitte Abstand. Nehmen Sie Heilkräuter nicht maßlos, sondern allenfalls kurmäßig über einen Zeitraum von mindestens 4 Wochen bis höchstens 12 Wochen ein.

Zubereitung medizinisch wirksamer alkoholischer Auszüge

Tinktur:

Sortieren Sie alle welken und optisch nicht mehr einwandfreien Teile aus. Frische Pflanzen lassen Sie einen Tag anwelken, da sie dann nicht mehr soviel Wasser beinhalten. Zerkleinern Sie die Pflanzen anschließend, unabhängig davon, ob sie frisch oder getrocknet sind. Kleinere Pflanzenteile bedeuten mehr aufgebrochene Zellen, die dem Lösungsmittel sofort zugänglich sind. Zudem kann das Lösungsmittel in das Innere der Zellen gelangen, um die dort befindlichen Zellinhaltsstoffe herauszulösen.

Die Kräuter geben Sie in ein helles Schraubglas und bedecken sie vollständig mit Alkohol. Man nimmt 100 gr frische oder 50 gr getrocknete Pflanzen auf 500 bis 750 ml Alkohol. Das Glas stellen Sie nun verschlossen auf den Fenstersims bei idealen 25° bis 30°C. Direkte Sonneneinstrahlung ist nicht nötig. In der aktuellen Fachliteratur wird von einem zu warmen und hellen Standort abgeraten, da sich Substanzen unter Licht- und Wärmeeinfluss enzymatisch zersetzen. Schütteln Sie das Glas einmal täglich, um die enthaltenen Wirkstoffe an ihre Aufgabe zu erinnern – nämlich sich aus dem Pflanzenmaterial zu lösen und in den Alkohol überzugehen.

Die Extaktiondauer beträgt 5 bis maximal 7 Tage, dann ist die Lösung gesättigt und Sie können abseihen.

Tun Sie das zunächst durch ein Haarsieb, anschließend durch ein Kaffeefilterpapier. So sind alle sichtbaren Schwebeteile entfernt. Das Endgefäß soll eine entsprechend große Braunglasflasche sein, die Sie beschriftet, kühl und dunkel aufbewahren. Bei Bedarf und zur einfacheren Dosierung können Sie geringe Mengen in kleinere Braunglasflaschen mit Tropfverschluß umfüllen.

Tinkturen und Essenzen reifen im Laufe der Zeit nach und halten sich, je nach Alkoholkonzentration, bis zu vier Jahren ohne nennenswerten Wirkstoffverlust.

Für Eilige : Die Turboextraktion:

Wer's rasant haben will, der langt nach einem hohen Plastikrührbecher, dem Stabmixer und hält diesen 3 Minuten lang mit Höchstgeschwindigkeit und ohne abzusetzen in den Ansatz hinein. Eine bequeme Alternative ist die Küchenmaschine einer Staubsaugerfirma.
Nach dem Rührvorgang lassen Sie die Mixtur einen halben Tag abgedeckt stehen, bis sich ein Sediment bildet. Das erleichtert das Abfiltern.
Nach Aussage des bekannten Heilpflanzenexperten Rudi Beiser liefert diese unromantische Version weitaus bessere Ergebnisse als mehrwöchige Verfahren durch Stehenlassen auf dem Fenstersims.

Für *spituell* angehauchte Gruppen: Die handarbeitliche Bewegungsmazeration

Die kleingeschnittenen Pflanzen werden bei abnehmendem Mond in einen Mörser gegeben und mit Alkohol übergossen. Den Beginn und das Ende der Prozedur kündigt der Gong an eine Klangschale an. Jetzt wird 20 Minuten lang zerquetscht und zerrieben im Rhythmus eines netten Canons mit moderatem Tempo. Die Mörserschüssel wird dabei weitergereicht. Der Letzte stellt den Ansatz 30 Minuten beiseite und übernimmt das fachgerechte Umfüllen.

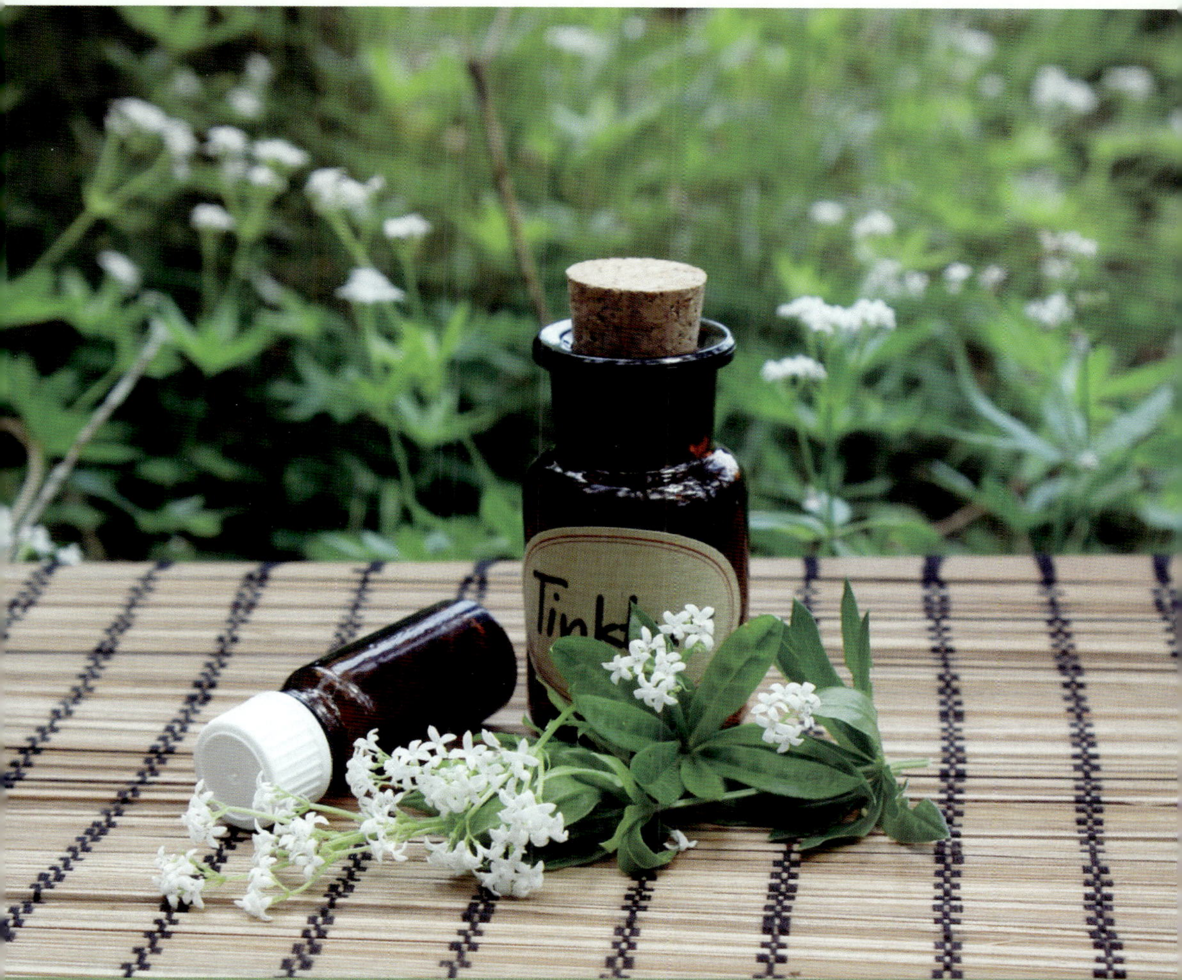

Wichtig: **Beachten Sie bitte, dass medizinisch-alkoholische Mixturen außerhalb der Reichweite von Kindern und unzurechnungsfähigen Personen aufzubewahren sind!**

Zubereitung von Frischpflanzensäften & Smoothies

Wenn Sie Teil einer Großfamilie sind und von nun an 2 bis 3 mal im Jahr sich und Ihrem Anhang eine echte Frischpflanzensaft-Kur gönnen wollen, und auch sonst gern Säfte aus Früchten oder Gemüse bereiten, dann lohnt sich die Anschaffung eines hochpreisigen Walzenentsafters, der im Gegensatz zu einem zentrifugalen Entsafters durch eine spezielle Technik und wenigen Umdrehungen das Pressgut schonend aber gründlich verarbeitet. (z.B. von „Greenpower").

Eine andere Wahlmöglichkeit ist das Zerkleinern der Pflanzen mit einem Stabmixer unter der Zugabe von Wasser. Nach 2 Stunden „Ziehzeit" wird das Ganze entweder mit einen Haushaltsrohentsafter oder durch ein Tuch auspresst und ist verzehrbereit.

Auch machbar wäre diese Variante in Handarbeit:
3 El Wildkräuter mit einer Karotte oder einem Apfel im Mixer pürieren oder die Kräuter winzig klein schneiden und mit Wasser oder Buttermilch trinken.

Frischpflanzensäfte konsumiert man kurmäßig und wohldosiert

Frischpflanzensaft zersetzt sich bei Raumtemperatur schnell und sollte deshalb vor jedem Verzehr frisch zubereitet werden. Die Aufbewahrung im Kühlschrank für maximal einen Tag ist möglich.

Man beginnt mit einer Tagesgabe von 3 Esslöffeln frischem Saft, vorzugsweise aus Brennnesseln oder Löwenzahn. Aber auch andere Wildkräuter wie Giersch und Gundermann sind natürlich geeignet.
Jeden dritten Tag wird die Dosis um einen Eßlöffel gesteigert, bis man bei 10 Eßlöffeln angelangt ist. Nun verringert man die Dosis jeden dritten Tag um einen Eßlöffel bis zu drei Eßlöffeln und hat das Ende der Kur erreicht.

Der Saft soll verdünnt im Verhältnis 1:5 mit Wasser oder Buttermilch eingenommen werden, denn der Geschmack gleicht mitunter einem „Gaumen-Graus" und empfindlichen Personen winkt schnell der „Verleider", der das Kurverfahren womöglich abbrechen lässt.
Eine Saftkur kann mehrmals im Jahr durchgeführt werden.

Bei Smoothies ist die Kombination entscheidend

Ein grüner Smoothie ist eine Mischung aus Obst, grünem Blattgemüse in Bioqualität und Wasser. An grünem Blattgemüse wird Spinat, Grünkohl, Kopf- und Feldsalat bevorzugt. Beliebt sind auch Wildpflanzen, meist Nährstoffbomben wie Brennnessel, Löwenzahn, Spitzwegerich und Co., die Vitalstoffe und Chlorophyll in großen Mengen enthalten. Sie wachsen zudem auf nicht industriell aufbereitetem Boden und sind kostenlos zu haben.

Ein grüner Smoothie kann durchaus als eine Mahlzeit wahrgenommen werden. Dafür sorgt zum einen der sättigende Obstanteil (u.a. Bananen) und zum anderen die Faser- und Ballaststoffe der Blattgemüse und Wildkräuter. Nicht zuletzt lässt einen der „fremde", um nicht zu sagen, bittere Geschmack von einem zweiten Glas erstmal absehen.
Ein Smoothie ist kein Getränk, das Sie runterkippen können wie Wasser. Sie müssen sich die Zeit nehmen, es gründlich einzuspeicheln und schluckweise genießen. Gehen Sie nicht gleich in die Vollen. Von heut auf morgen eine Ernährungsumstellung mit Frischpflanzen anzustreben kann, nicht nur bildlich gesprochen, in die Hose gehen. Die plötzliche Anflutung von Nähr- und Vitalstoffen im Übermaß überfordert Ihr Verdauungssystem. Das äußert sich von bestenfalls einem Blähbauch mit daraus resultierendem Windabgang bis schlimmstenfalls mehreren akuten Toilettenbesuchen.

Beispielrezept eines *Wildkräuter-Smoothie*

Erfahrungsgemäß schmeckt ein Smoothie nur eiskalt. Deshalb sollte mindestens eine Zutat im gefrorenen Zustand verwendet werden. Hierfür eignet sich die Banane am besten.

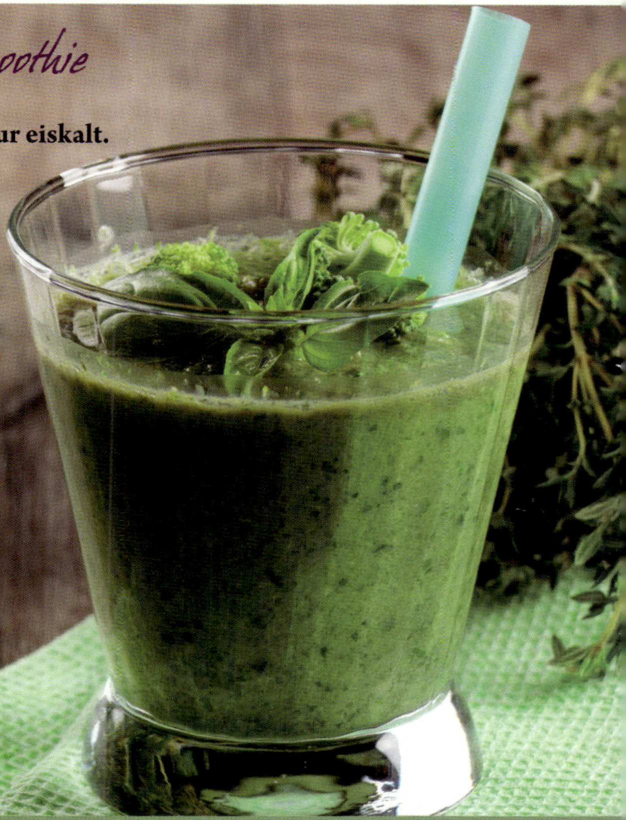

1 Handvoll Wildkräuter
(z.B. Brennnessel, Taubnessel, Giersch)
1 kleine Handvoll Feldsalat
1 El Brennnesselsamen
1 Banane
1 Apfel
1 Orange ohne Schale,
aber mit ein paar Zesten
100 ml Wasser
evtl. Eiswürfel

Nacheinander grob geschnittenes Obst, Wildkräuter, Salat und Brennnesselsamen in den Mixbehälter geben. Mit Wasser auffüllen und mixen bis eine sämige Konsistenz entsteht. Sie können den Smoothie löffeln und „kauen" oder Sie fügen bis zur Trinkfähigkeit nochmal wenig Wasser hinzu.

Zubereitung medizinisch wirksamer *Ölauszüge*

Kaltmazeration

Rezepturen für Heilzwecke erfordern frische Pflanzenteile, z. B. Ringelblumenköpfe für Salben oder Johanniskrautblüten für das bekannte „Rotöl". Das häufigste Auszugsverfahren ist die Kaltmazeration, das heißt, das Pflanzenöl wird thermisch nicht verändert, also nicht erhitzt.

Die Vorbereitung der Kräuter entspricht der des alkoholischen Auszugs: die Pflanzenteile müssen sauber und frei sein von braunen oder angeknabberten Stellen.

Frische Pflanzen lassen Sie einen Tag ausgebreitet liegen, um eine Wasserverdunstung zu ermöglichen. Damit das Öl mehr Ansatzfläche findet, müssen Sie sie stark zerkleinern oder anmörsern um die Zellwände der Pflanze aufzubrechen.

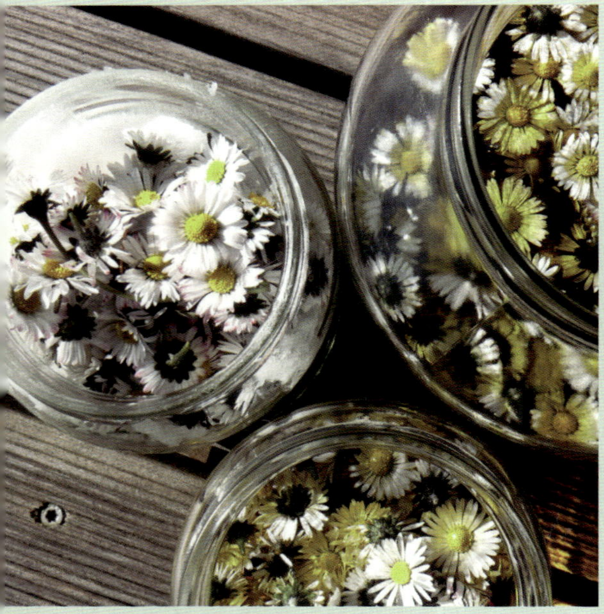

Sie nehmen nun Ihre vorbereiteten Kräuter und geben diese in ein helles sauberes Schraubglas. Darüber gießen Sie im Verhältnis 1:10 (1 Teil Kraut – 10 Teile Öl) das Pflanzenöl Ihrer Wahl und verschließen das Glas.

Dies ist eine grobe Richtungsweisung. Gern dürfen Sie den Pflanzenanteil auch erhöhen.

Bevor Sie zur Flasche greifen, überlegen Sie bitte, ob das nativ gepresste Olivenöl aus Ihrem letzten Toskanaurlaub genauso hervorragend auf Ihrer Haut „schmeckt" wie auf dem gerösteten Weißbrot.

Zur Geruchskorrektur können Sie dem Olivenöl auch einen Teil Jojoba oder Mandelöl hinzufügen.

Achten Sie bitte darauf, dass alle Pflanzenteile stets bedeckt sind. Stellen Sie das Gefäß auf den Fenstersims in einen hellen, warmen Raum ohne direkte Sonneneinstrahlung. Nach 10 bis 14 Tagen und täglichem Schütteln filtern Sie zunächst durch ein Haarsieb und anschließend durch einen Kaffeefilter ab. Bewahren Sie das fertige Auszugsöl in sauberen Braunglasflaschen kühl, dunkel und beschriftet mit Inhalt und Datum auf. Die Heilwirkung bleibt Ihnen so ein Jahr erhalten. Nach Ablauf der „Frist" können Sie das Öl trotzdem noch zur Hautpflege verwenden.

Sonderbehandlung für den Beinwell:
Nach eigener Erfahrung gilt für frische Beinwellwurzeln eine gesonderte Praktik, da das Öl wegen des hohen Schleimgehaltes der Beinwellwurzel während der Ausziehphase schnell „kippen" kann. Verwenden Sie ein oxidativ stabiles Öl, z. B. Mandelöl.

Ein Stück (ca. 50 gr) frische Beinwellwurzel wird unter fließendem Wasser gebürstet, die schwarze Rinde bleibt dabei erhalten.
Das Wurzelstück trocken tupfen und fein raffeln, auf ein mit Backpapier ausgekleidetes Backblech geben und im Backofen mit offener Tür bei 50° C Umluft 30 min erwärmen.
Mit 96%igem Alkohol die Wurzelstückchen benetzen, bis sie sich feucht anfühlen. Das Blech nochmal für 30 min unter gelegentlichem Schütteln bei 50° C zurück in den Backofen stellen.

Die Wurzelstückchen in ein Schraubglas geben, mit 100 ml Olivenöl auffüllen und im Wasserbad auf der Herdplatte bei niedriger Flamme so lange erhitzen, bis das Restwasser und der Alkohol verdampft sind (ca. 15 min).
Anschließend vom Herd nehmen und 50 ml Mandelöl hinzufügen. 10 Tage auf dem warmen Fenstersims mit einem Tuch abgedeckt stehen lassen, danach filtern und in einer dunklen Flasche aufbewahren.

Heißmazeration (Herstellung eines Ölauszuges auf der Herdplatte)

Bei dringendem Gebrauch eines Heilöls oder zur Extraktion von harten Pflanzenteilen stellen Sie einen Topf auf den Herd. Da hinein positionieren Sie ein Marmeladenglas mit der gewünschten Menge an vorbereitetem Pflanzenmaterial und Öl. Füllen Sie nun soviel Wasser in den Topf, dass das Glas wackelfrei steht. Heizen Sie, bis das Wasser leise köchelt. Heftiges Wasserwallen gefährdet den Stand des Glases und außerdem können Wasserspritzer in den Ölansatz hinein gelangen.
Die Temperatur des Öls soll 60°C bis maximal 65°C erreichen und muss 3 Stunden unter gelegentlichem Rühren auf diesem Level von Ihnen gehalten werden. Wenn Sie über eine zuverlässige Heizquelle verfügen, können Sie diese auch mal unbeachtet „arbeiten" lassen. Verlassen Sie sich bei der Temperatur nicht auf Ihre Einschätzungen und von der Fingerprobe wird nicht nur aus hygienischen Gründen abgeraten. Zur Überprüfung der Temperatur ist also ein Thermometer unverzichtbar. Dieses dient gleichzeitig auch als Rührstab.

Verfahren Sie beim Filtern und Abfüllen wie beim Kaltauszug.

Wichtig: **Für eine Gelinggarantie ist sauberes Arbeiten oberstes Gebot. Reinigen Sie, bevor Sie loslegen, sich selbst, Ihre Hände, alle Gegenstände und die Arbeitsfläche mit einem Desinfektionsmittel oder hochprozentigen Schnaps aus Ihrer Hausbar, um eine Keimreduzierung zu gewährleisten.**

Herstellung einer *einfachen Salbe* mit Öl und Bienenwachs

Für die Salbe benötigen Sie einen Ihrer selbst zubereiteten Ölauszüge und Bienenwachs, welches Sie sich bei einem einheimischem Imker besorgen, zwei kleine Kochtöpfe, Kunststoffkochlöffel, exakte Küchenwaage, Marmeladengläser oder hitzefeste Gefäße, die Sie direkt auf die Herdplatte stellen können, z. B. kleine Weck- oder Laborgläser und - optimal - ein Zuckerthermometer.
Zum Einfüllen des Endprodukts Salbentiegel oder andere kleine Schraubgefäße. Plastikschüsseln sind wegen der schlechten Wärmeleitung nicht geeignet.

Das Mischverhältnis von Öl und Bienenwachs ist verantwortlich für die Konsistenz der Salbe. Für eine feste Beschaffenheit mischen Sie 1:7 (1 Teil Bienenwachs, 7 Teile Ihres Auszugsöls), für die weichere Variante 1:10.

Sie starten mit einer sehr **einfachen Fettsalben-Rezeptur,** die sich schon seit Jahrhunderten bewährt hat:
Geben Sie Bienenwachs und Ihr Auszugsöl in ein Marmeladenglas und stellen Sie dieses in das heiße, aber nicht kochende Wasserbad. Ein hitzefestes Gefäß können Sie direkt auf die Herdplatte stellen.

Warten Sie, bis das Bienenwachs klar geschmolzen ist und rühren Sie gelegentlich um. Tropfen Sie eine kleine Menge der heißen Flüssigkeit auf einen Teller und nach ein paar Sekunden können Sie feststellen ob eine gewünschte Konsistenz erreicht ist. Ihr Eindruck entscheidet, ob das Hinzufügen von Bienenwachs oder Öl zur Korrektur nötig ist.
Wünschen Sie eine duftende Salbe, so fügen Sie ein paar Tropfen ätherisches Öl, z.B. Lavendel, hinzu. Dafür sollte die Mischung etwas abgekühlt, aber immer noch gut fließfähig sein.

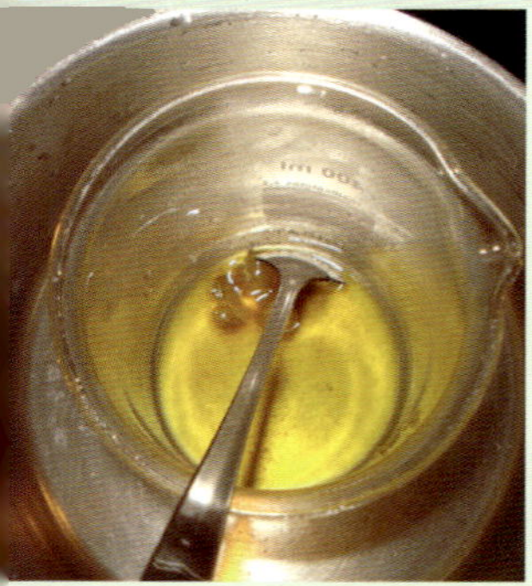
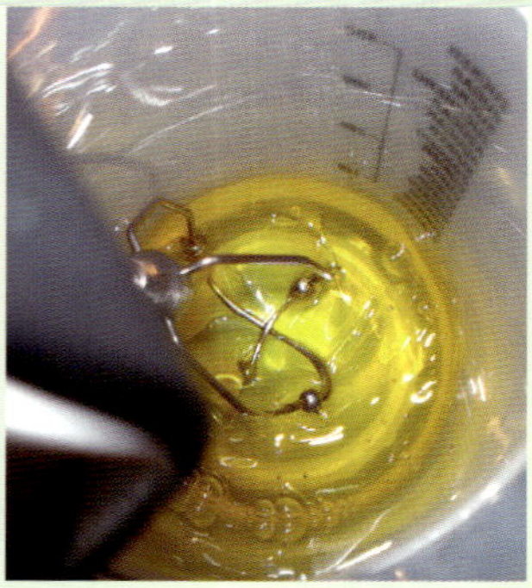
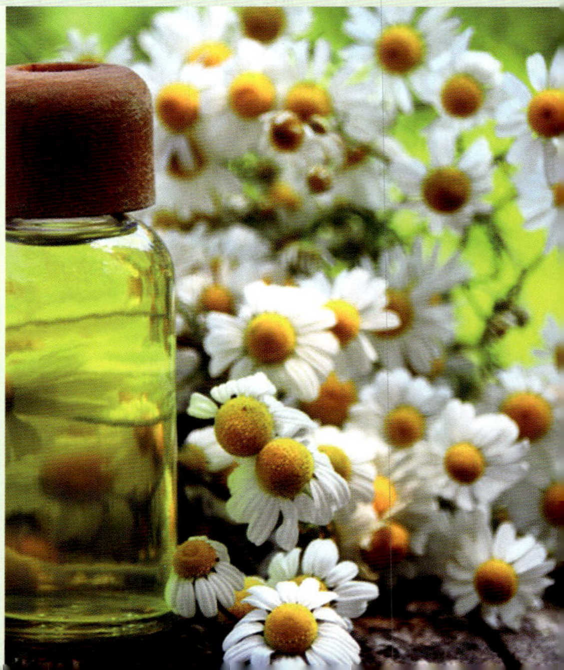
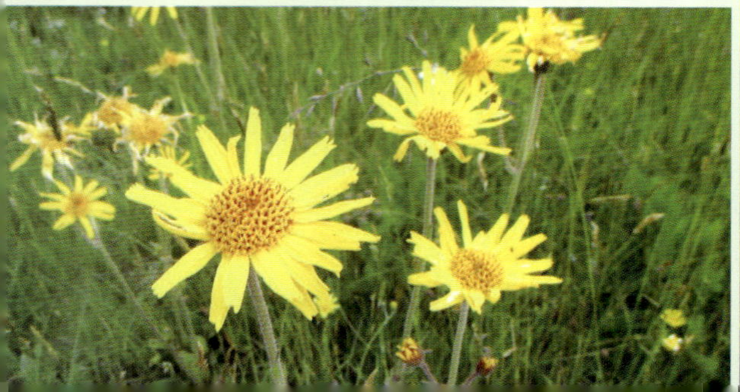

Wenn Sie mit der Konsistenz zufrieden sind, gießen Sie die flüssige Salbe in die Tiegel und lassen Sie sie zum „Ausschwitzen" offen stehen. Arbeiten Sie zügig, denn bei einer geringen Menge kann sich die Masse schon während des Ausgießens verfestigen.
Nach dem Erkalten werden die Tiegel verschlossen, mit Datum und Inhalt beschriftet und kühl gelagert.
Um Wachsreste zu entfernen, wischen Sie die Utensilien unmittelbar nach Gebrauch mit einem Küchentuch ab. Gegebenenfalls erhitzen Sie die Gefäße noch einmal. Flüssiges Wachs läßt sich damit leicht lösen. Danach von Hand mit Spülmittel auswaschen.

Das „Ruck-Zuck"-Verfahren, wenn's pressiert

Achten Sie hier auf eine gemäßigte Temperatur. Wenn Sie das Öl zu stark erhitzen, gehen wertvolle Inhaltsstoffe verloren und das Pflanzenmaterial wird bestenfalls frittiert und schlimmstenfalls verbrannt. Beide Varianten sind nicht verwertbar und müssen verworfen werden.

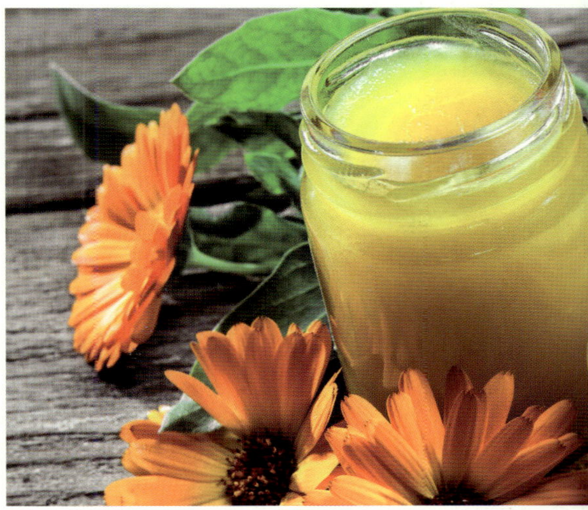

Geben Sie Öl mit kleingeschnittenen Pflanzen in einen kleinen Kochtopf oder ein anderes hitzebeständiges Gefäß (kleines Weckglas, Laborglas). Erhitzen Sie die Masse unter Rühren solange, bis Bläschen aufsteigen. Halten Sie die Hitze für 20 Minuten konstant unter dem Siedepunkt, indem Sie die Herdplatte auf die niedrigste Stufe zurückschalten. Anschließend passieren Sie das heiße Öl durch einen Kaffeefilter in einen anderen Topf und drücken die Pflanzenteile mit einem kleinen Löffel aus.
Diesen Topf stellen Sie auf die Herdplatte zurück, geben das zerbröckelte Bienenwachs hinein und lassen es vollständig schmelzen. Füllen Sie die flüssige Masse rasch in kleine Salbentöpfchen oder Gläschen mit Schraubverschluß. Bedecken Sie die Tiegel bis zur Erkaltung mit einem Küchentuch, um die Restfeuchtigkeit verdunsten zu lassen. Danach beschriften Sie die fertige Salbe mit Datum und Inhalt. Die Haltbarkeit beträgt bei kühler und dunkler Lagerung zwei Jahre, allerdings müssen Sie nach einem Jahr mit einem Wirkstoffverlust rechnen.
Wenn Sie dem Bienenwachs die gleiche Menge Lanolin beifügen, erhält die Salbe eine weichere Konsistenz.

Herstellung eines *einfachen Balsams* mit Kokosfett oder Kakaobutter

Für den Balsam benötigen Sie naturbelassenes, unraffiniertes Kokosfett. Dieses erhalten Sie in Bioläden oder im Drogeriemarkt. Es duftet angenehm und kann auch zum Braten und Backen verwendet werden. In raffiniertem Kokosfett aus dem Supermarkt, welches Sie unter dem Namen „Palmin" kennen, sind nur noch wenige wertvolle Bestandteile enthalten. Es hat einige chemische Prozesse durchlaufen, riecht und schmeckt neutral.
Kokosfett schmilzt sofort bei Hautkontakt. Alternativ zu beiden eignet sich auch Kakaobutter, von der Ihnen einer unserer Bäcker mit Sicherheit eine kleine Menge abgeben wird.
Gehen Sie vor wie bei der Salbenzubereitung.

Der Einfachheit halber sollten Sie sich hier an das vorgegebene Mischverhältnis halten:

20 gr Ihres Ölauszuges
20 gr Fett (Kokosfett oder Kakaobutter)
5 gr Bienenwachs

Herstellung eines *weichen Balsams mit Wollwachs und Wasser*

Für gut 50 gr fertigen Balsam benötigen Sie

2 gr Bienenwachs
10 gr Wollwachs (Lanolin anhydrid)
20 gr Ihres Ölauszuges
2 gr Kakaobutter oder Kokosfett
30 gr abgekochtes Wasser
ggf. 10 Tr. ätherisches Öl
*ggf. 12 Tropfen Rokonsal BSB**

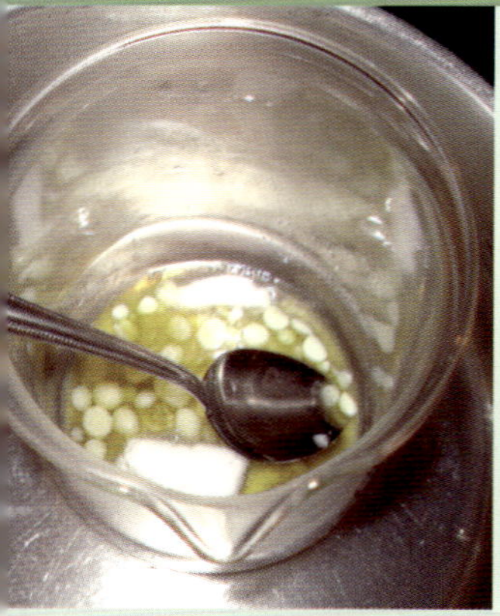
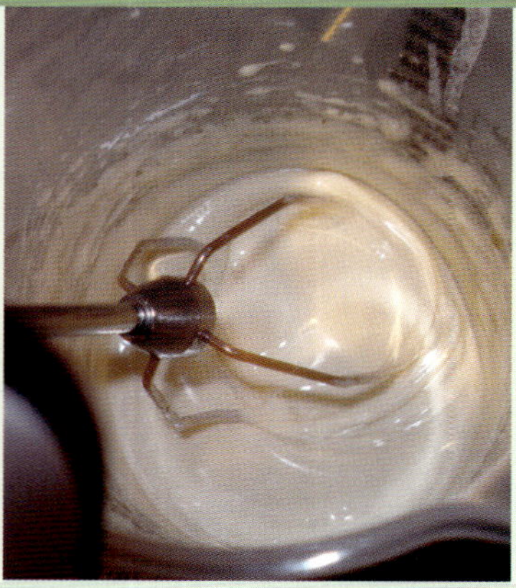
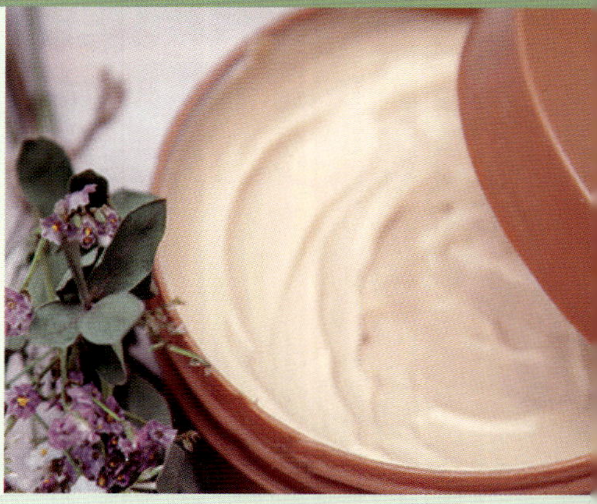

Durch den Wasseranteil wird der Balsam besser von der Haut aufgenommen und Sie verschaffen der Fettmasse etwas Leichtigkeit. Weiter haben Sie die Möglichkeit, das Wasser durch Tinkturen oder Tee zu ersetzen und somit die Heilwirkung zu erhöhen. Durch die Zugabe von wasserfreiem (=anhydrid) Wollwachs (=Lanolin) gewinnt der Balsam an Geschmeidigkeit. Wollwachs ist in unserer Apotheke erhältlich.

Das Wäßrige muss ins Ölige...oder umgekehrt

Durch mittel- bis hochtouriges Rühren über einen längeren Zeitraum verbinden sich beide Komponenten zu einer viskösen, cremigen Einheit. Diese erreichen Sie durch den Einsatz des elektrischen Quirls. Die Entscheidung, ob die Fettmasse dem Wasser oder das Wasser dem Fett zugeführt werden soll, obliegt Ihnen.
Wählen Sie die Größe und Form eines der Behältnisse so aus, dass mindestens ein Rührstab des Quirls problemlos darin rotieren kann, ohne Fettspritzer in der Küche zu verteilen.
In diesem Behältnis entsteht Ihr Endprodukt.

Schmelzen Sie die festen Fette im Wasserbad oder in einem hitzefesten Glasbehälter (Weckglas, Laborglas) direkt auf der Herdplatte klar.
Nehmen Sie die Fettmischung aus dem Wasserbad bzw. vom Herd, stellen Sie sie auf ein feuchtes Tuch und rühren Sie dann kurz von Hand den Ölauszug unter.
Kochen Sie in parallel einem separaten Gefäß oder im Wasserkocher das Wasser sprudelnd auf und lassen Sie es kurz abkühlen. Falls Sie eine Tinktur verwenden, wird diese nur erwärmt.
Wasser und Fett sollten die gleiche Temperatur von 60° – 70°C haben.

Beginnen Sie nun, beide Komponenten zusammenzuführen.
Dazu geben Sie unter Rühren schluckweise oder in einem dünnen Strahl entweder die Fettmasse in das Wasser oder das Wasser in die Fettmasse. Um eine Emulsion zu erzielen, müssen beide Flüssigkeit vollständig emulgieren, damit nach und nach eine stabile Masse entsteht.

Rühren Sie zunächst mindestens 5 Minuten auf mittlerer Stufe. Dann machen Sie 5 Minuten Pause und stellen das Gefäß kühl. Verfahren Sie so weiter, bis die Masse handwarm ist. Wenn der Balsam allmählich an Festigkeit gewinnt, fahren Sie mit einem kleinen Gummispatel den unteren inneren Rand des Gefäßes ab, damit Sie eventuell entstandende Klümpchen, die der Quirl nicht erfaßt hat, glattrühren können.
Zum Schluß tropfen Sie das ätherische Öl und das Konservierungsmittel hinein, rühren nochmal eine letzte Minute und füllen in bereitgestellte Salbentiegel ab.
Ihr Balsam ist nun fertig.

Wenn Ihnen der Aufwand für so eine geringe Menge zu hoch erscheint, Sie sich bevorraten, ihre Verwandtschaft oder die Gymnastikgruppe mit selbstgerührter Salbe beglücken möchten, dann wagen Sie sich bitte an das nächste Rezept. Es ist praktisch gelingsicher und kann ohne Probleme auch vervielfacht werden. Lassen Sie den Quirl im Schrank und übergeben Sie das Rührgeschäft Ihrer Küchenmaschine oder dem Mixer. Gießen Sie das heiße Wasser oder die erwärmte Tinktur in den Rührtopf und fügen Sie über die Einfüllöffnung nach und nach das flüssige Fett hinzu.

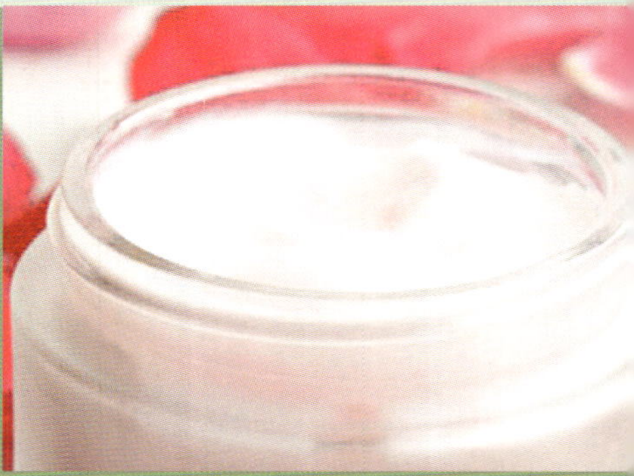

Für gut 200 gr fertigen Balsam benötigen Sie:

10 gr Bienenwachs
20 gr Wollwachs (Lanolin anhydrid)
70 gr Ihres Ölauszuges
10 gr Kakaobutter oder Kokosfett
110 gr abgekochtes Wasser
ggf. 10 Tropfen ätherisches Öl
*ggf. 21 Tropfen Rokonsal BSB**

Füllen Sie den Balsam in mehrere kleine Tiegel ab, versehen mit Datum und Inhalt. Um einer Verkeimung vorzubeugen, lagern Sie nicht benötigte Mengen im Kühlschrank oder verschenken Sie sie.
Verwenden Sie diesen Balsam sparsam und nicht unbedingt im Gesicht, es sei denn, sie verfügen über eine robuste Haut. Kokosfett und Lanolin können bei empfindlichen Personen zu Unreinheiten im Gesicht führen.
** Konservierungsmittel, siehe nachstenden Artikel*

Konservierung empfehlenswert

Balsame und Lotionen sind, bedingt durch den Zusatz von Wasser, keimanfällig. Deshalb ist die Zugabe eines Konservierungsmittels anzuraten.
Rokonsal BSB ist ein gut verträgliches, für Naturkosmetik zugelassenes Konservierungsmittel und hemmt das Wachstum von Bakterien sowie von Hefen und Schimmelpilzen. Es hat einen dezent mandel- bis rosenartigen Eigengeruch, der sich gut mit ätherischen Ölen überdecken lässt. Bei sehr sauberer Arbeitsweise und der empfohlenen Dosierung kann eine Haltbarkeit bis zu sechs Monaten erreicht werden. Eine höhere Dosierung bewirkt keine längere Haltbarkeit. Rokonsal erhalten Sie in der Apotheke oder im Internethandel.

Wer den mandelartigen Geruch von Rokonsal BSB als unangenehm empfindet, verwendet reinen Weingeist (96% vol.). Für eine Haltbarkeit von mindestens 6 Wochen ist eine Einsatzkonzentration von 12 % erforderlich, die auch für trockene Haut gut verträglich ist. Sie ersetzen 12% des Wassergehalts durch den Alkohol, geben diesen in die fertige, handwarme Emulsion und emulgieren noch einmal gut auf.

Herstellung eines *Medizinalweines*

Wurzelwein – Leib- und Seelentröster

Die nachfolgende Rezeptur aus meist einheimischen Pflanzen können Sie leicht selbst herstellen. Der Wurzelwein tonisiert, kräftigt und fördert die Verdauung.

Sie benötigen je ein fingerlanges Stück Wurzel von Löwenzahn, Blutwurz, Arznei-Engelwurz oder der schwächer wirksamen Wald-Engelwurz. Von der Echten Goldrute und dem Wasserdost je ca. 10 Wurzelfäden, ausserdem ein 4 cm langes Stück Ingwerwurzel.
Die Wurzeln säubern, sehr klein schneiden und in ein helles Schraub- oder Weckglas geben. Mit einer Flasche Portwein oder Malaga (ca. 18% vol.) auffüllen. Zwei Wochen an einem hellen Ort stehen lassen und täglich schütteln. Dann wieder in die Flasche zurück filtern.
2 mal täglich ein Likörglas vor dem Essen einnehmen.

In unserer Gegend kommt häufig der Ruf nach dem „Verrisserle", der hochprozentigen Absolution nach einem üppigen Gelage. Da hier in der Regel ein „Topi" oder „Willi" gemeint ist, entsteht das wohlig-warme Bauchgefühl eher durch den Alkohol.
Nur „richtiger" Kräuterschnaps mit bitteren Zutaten lässt die Säfte fließen und regt nachweislich die Verdauung an.

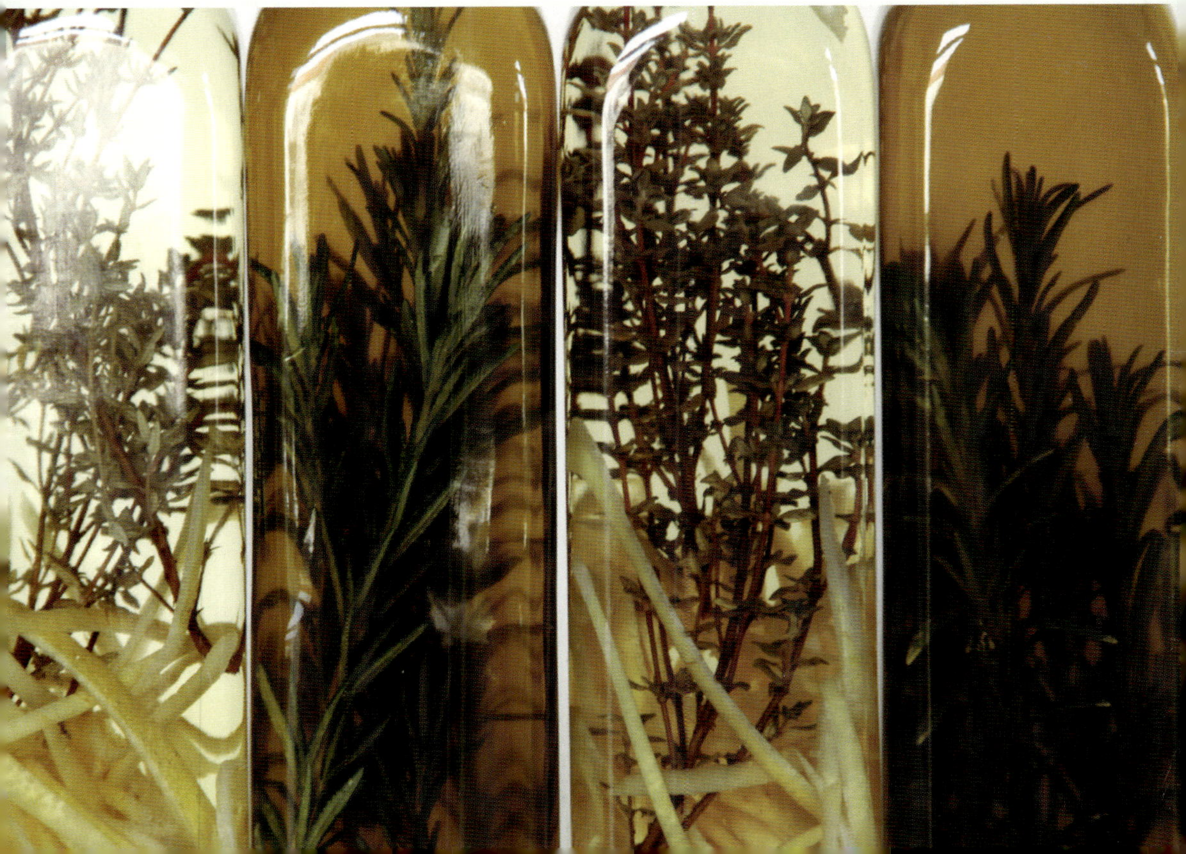

Herstellung eines Bitterelixiers

Tinctura sacra – die heilige Tinktur mit Breitbandwirkung

Bewährte Rezeptur eines Bittertonikums, welches eine gelungene Kombination einander ergänzenden Heil- und Gewürzpflanzen bietet. Alle Drogen sind in der Apotheke oder in speziellen (Internet)Versandhäusern erhältlich.

20 gr Arznei-Engelwurzwurzel (Angelica archangelica)
→ stärkt Nieren und Verdauungsorgane
20 gr Kalmus *→ kräftig bittere Magenarznei*
10 gr Eberwurz *→ stoffwechselfördernd*
10 gr Enzianwurzel *→ aromatisches Bittermittel*
10 gr Ringelblumenblüten *→ entzündungshemmend und gallenflussfördernd*
5 gr Kardamom *→ verdauungsfördernd und keimhemmend*
5 gr Zimtrinde *→ wärmend und durchblutungsfördernd, steigert die Magensaftsekretion*
5 gr Muskatnuss oder -blüte *→ gärungshemmend und brechreizlindernd*
dazu noch die ***dick geschälten Schalen einer Bio-Zitrone und zweier Bitterorangen.***

Alle Zutaten zerkleinern und zusammen mit 750 ml Schnaps in einem Weckglas ansetzen. Zwei Wochen an einem warmen Ort unter täglichem Schütteln ausziehen lassen. Die Flüssigkeit durch ein Haarsieb in eine dunkle Flasche filtern. Das Kräutermaterial zurück in das Weckglas geben, mit weiteren 500 ml Schnaps übergießen und zwei Wochen stehen lassen. Durch die Zugabe von „neuem“ Schnaps werden nochmals Inhaltsstoffe aus dem Kräuteransatz gelöst. Nach dem Filtern werden beide Extrakte miteinander gemischt und in eine dunkle Flasche gefüllt.
Als Kur zur Steigerung des Wohlbefindens werden über 6 Wochen 3 mal täglich 1 Tl in Wasser oder Tee eingenommen.

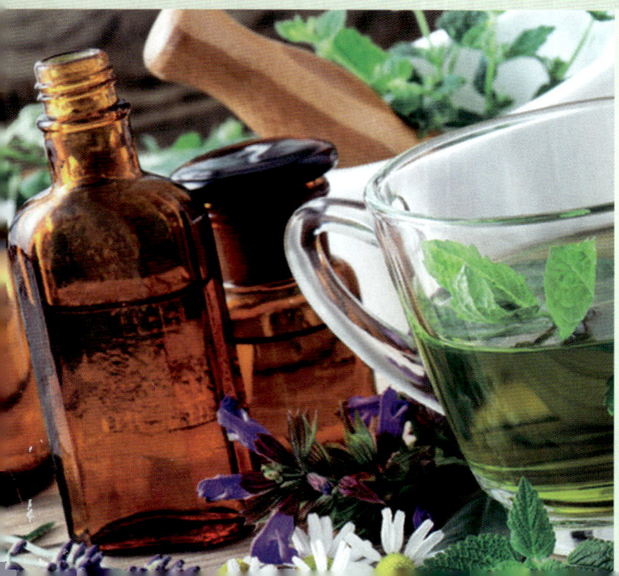

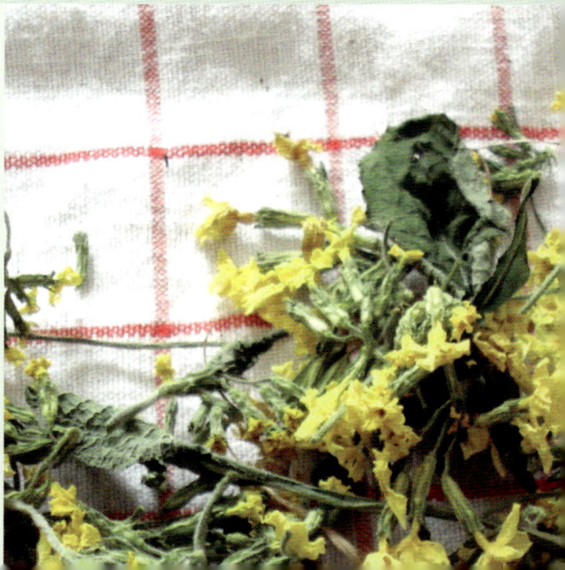

Hinweis in eigener Sache

Bitte beachten Sie!

Natürliche Wirkstoffe haben zwar im allgemeinen den Vorteil, dass sie keine oder zumindest wenig Nebenwirkungen auslösen, doch sie sind keineswegs harmlos.
Halten Sie sich bitte an die empfohlenen Dosierungen und die Anwendungsdauer.

Therapeutisch wirksame, hochdosierte Pflanzeninhaltsstoffe, z. B. in Pulverform, können die Wirksamkeit von Medikamenten beeinflussen und sollten deshalb in einem zweistündigem Abstand eingenommen werden.

Bei falscher Verabreichung oder zu hoher Dosierung können sich mitunter unangenehme bis folgenschwere Begleiterscheinungen zeigen. Vergessen Sie deshalb schnell die weitverbreitete Meinung, „rein pflanzlich" kann medizinisch nichts bewirken. Diese Annahme trifft auch im gegenteiligen Fall zu, also bei zu niedriger Dosierung oder zu kurzer Anwendung einer Zubereitung. Deshalb ist eine Kontinuität der Einnahme – wenn nicht anders angegeben - von mindestens 4 bis 6 Wochen unabdingbar.
Wenn sich bei Ihnen bei der Anwendung eines Krautes Unverträglichkeiten zeigen, so setzen Sie dieses natürlich ab! Für Schwangere, Schwerkranke und Kinder sind andere Maßstäbe geltend!

Ich bin weder Ärztin noch Heilpraktikerin und möchte darauf hinweisen, dass der Inhalt dieses Buches mit größter Sorgfalt von mir erstellt wurde, und trotzdem kann ich keine Gewähr für die Richtigkeit, Vollständigkeit und Aktualität der Daten geben.

Bitte bedenken Sie auch, dass ich nicht für Personen-, Sach-, oder Vermögenschäden hafte, die aufgrund der in diesem Buch bereitgestellten Informationen zustande kommen könnten. Dies betrifft vor allem die traditionellen und geschichtlich überlieferten Anwendungsmethoden!

Die von mir empfohlenen Rezepturen gelten volksmedizinisch als vielfach bewährt und wirksam und sind teilweise aus persönlicher Erfahrung entstanden.
Die wissenschaftlich belegten medizinischen Wirkungen und Einsatzgebiete der vorgestellten Wildpflanzen durch die Kommission E entnehmen Sie dem entsprechenden Passus in den Pflanzenportraits.

Die Informationen können und sollen nicht den Weg zum Arzt oder Heilpraktiker ersetzen. Bei Unsicherheit über Ursache oder Behandlung Ihrer Beschwerden konsultieren Sie bitte Ihren Arzt oder Heilpraktiker.
Lassen Sie sich trotz aller Vorbehalte nicht daran hindern, sich gründlich über unsere wild wachsenden Heilpflanzen zu informieren und sich selbst zu helfen.

Kommission E
Die Kommission E ist eine selbständige wissenschaftliche Kommission des ehemaligen Bundesgesundheitsamtes (BGA), das heutige Bundesinstitut für Arzneimittel und Medizinprodukte (BfArM). In den Jahren von 1980 bis 1994 bestand die Aufgabe der Kommission E darin, wissenschaftliches und erfahrungsheilkundliches Material zu erwünschten und uner-

wünschten pflanzlicher Drogen zusammenzutragen, auszuarbeiten und zu bewerten. Daraus entstanden die bis heute gültigen Monographien, die als Grundlage für die Neuzulassung und Nachzulassung pflanzlicher Arzneimittel gelten.
Die Mitglieder der Kommission E sind Sachverständige mit besonderen Kenntnissen der wissenschaftlichen und/oder praktischen Phytotherapie. Die Kommission ist interdisziplinär zusammengesetzt und enthält Experten für Toxikologie, experimentelle Pharmakologie, Biometrie, pharmazeutische Biologie sowie Ärzte und Heilpraktiker, die Phytopharmaka praktisch einsetzen. Die Mitglieder der Kommission E werden alle 3 Jahre neu berufen.

mit freundlicher Genehmigung: Jürgen Wehner, www.medizinfo.de/arzneimittel/recht/kommission_e.shtml

Bei der Arzneimittelkommission E handelt es sich um eine deutsche Expertengruppe, die sich mit der Wirksamkeit und Sicherheit von Arzneipflanzen befasst. Sie wurde vom Gesetzgeber eingerichtet, um den medizinischen Sachverstand pflanzlicher Arzneimittel in die Arbeit des Bundesinstituts für Arzneimittel und Medizinprodukte einzubringen.

Phytopraktikerin
zertifiziert nach Ursel Bühring

Manuela Milesi, Jahrgang 1964, lebt in Simonswald. Sie arbeitet als Krankenschwester, Phytopraktikerin und Aromapflege-Expertin.
Fast täglich erwandert sie die Höhenlagen ihrer Heimat, um immer wieder staunend festzustellen, wie unsere Natur – Wiesen und Wälder – dem Lauf der Jahreszeiten folgt.

Dabei stellt sich ihr die Frage, weshalb das Pflanzenleben in der Natur so einfach „geht", während sich dieses im eigenen Gemüsebeet mitunter so kompliziert darstellt?
Warum schafft es das zierliche Gänseblümchen, sich immer wieder aufzurichten, obwohl die Kuh es niedertritt?
Weshalb durchbricht der kleine Huflattich die harte Schneedecke während der Kohlrabi im Beet nicht wurzelt?
Und wie bringt es der hohle Stängel des Löwenzahn fertig, sich durch eine Mauerritze zu zwängen, während der Kopfsalat zur wohlschmeckenden Nahrung von Schnecken verkommt?

Wiesenpflanzen scheinen wahre Wunderpflanzen zu sein.

Darüber – und über ihre heilkräftigen Eigenschaften – hat sich die Autorin über Jahre selbst Kenntnisse angeeignet und ließ sich an der Freiburger Heilpflanzenschule umfassend in Theorie und Praxis zur Phytopraktikerin ausbilden.

Nun kann sie das Grün um sich herum benennen und den Bärlauch vom Maiglöckchen unterscheiden.

Bildnachweis

Titelbild© eflstudioart, fotolia.com

Rückseite	Landschaft, © Manuela Milesi
U2	Simonswald, © Klaus Epple, fotolia.com
U3	Simonswald, © Klaus Epple, fotolia.com
Paginierung	Mörser, © svetavo, fotolia.com
Hintergrund	Illu Kräuter, © tatiana_davidova.fotolia.com
Seite 6	Bild Kuh, © Manuela Milesi
	Biene, © PhotoSG, fotolia.com
	Tee, © PhotoSG, fotolia.com
	Mörser, © Sonja Birkelbach, fotolia.com
	Portrait, © Manuela Milesi
	Ölfläschen, © daffodilred, fotolia.com
Seite 8	Briefmarke Hildegard, © laufer, fotolia.com
Seite 9	Klostergarten Lioba, © Christa Rinklin
Seite 10	Schlüsselblumen, © Manuel Milesi
Seite 12	Fichtennadeln, © Manuela Milesi
	Frauenmantel, © Gabriele Rohde, fotolia.com
Seite 13	Holunder, © Manuela Milesi
	Kastanien, © cochise110, fotolia.com
	Mädesüß, © Manuela Milesi
	Kamille, © Manuela Milesi
Seite 14	Spitzwegerich, © Manuela Milesi
	Gändeblümchen, © Manuela Milesi
	Weide, © Roland Labenz, fotolia.com
	Strauß, © goldbany, fotolia.com
Seite 21	getr. Kräuter, © HandmadePictures, fotolia.com
	getr. Rosen, © chamillew, fotolia.com
	Pflanzenauszug, © smspsy, fotolia.com
Seite 23	Tinktur, © behewa, fotolia.com
Seite 24	Smoothy, © karepa, fotolia.com
	Fruchtsäfte, © Dar1930, fotolia.com
Seite 25	Kräuteröl, © Barbara Pheby, fotolia.com
Seite 27	Creme, © olezzo, fotolia.com
Seite 28	Creme, © Anna_ok, fotolia.com
	Likör, © Comugnero Silvana, fotolia.com
	Tee, © PhotoSG, fotolia.com
Seite 30	Illu Ackerschachtelhalm, © Juulijs, fotolia.com
Seite 31	Ackerschachtelhalm li, © Manuela Milesi
	Ackerschachtelhalm re, © Manuela Milesi
Seite 33	Smoothy, © aidart, fotolia.com
Seite 34	IlluBeinwell, © Juulijs, fotolia.com
Seite 35	Beinwell, © Manuela Milesi
Seite 39	Garten, © Christa Rinklin
Seite 40	Illu Birke, © Juulijs, fotolia.com
	Birkenlaub, © Manuela Milesi
	Birkenrinde, © Manuela Milesi
Seite 44	Birkenöl, © Maren Winter, fotolia.com
Seite 46	Illu Brennessel, © Juulijs, fotolia.com
	Trio Brennessel-Bilder, © Manuela Milesi
Seite 50	Brennesseltee, © Magdalena Kucova, fotolia.com
Seite 52	Grüne Suppe, © ji_images, fotolia.com
Seite 54	Illu Frauenmantel, © Juulijs, fotolia.com
	Foto Frauenmantel, © Manuela Milesi
Seite 57	Schwanger, © cirquedesprit, fotolia.com
Seite 58	Mutter und Kind, © drubig-photo, fotolia.com
Seite 59	Altersflecken, © fpic, fotolia.com
Seite 60	Illi Gänseblümchen, © Juulijs, fotolia.com
Seite 61	Gändblümchen, © Manuela Milesi
Seite 63	Salat, © Johanna Mühlbauer, fotolia.com
Seite 64	Illu Giersch, © Juulijs, fotolia.com
Seite 65	Giersch m. Biene, © Silvia Hahnefeld, fotolia.com
	Giersch Blatt, © Manuela Milesi
Seite 66	Massage, © Monet, fotolia.com
Seite 67	Suppe, © juefraphoto, fotolia.com
Seite 68	Illu Gundermann, © Juulijs, fotolia.com
Seite 69	Fotos Gundermann, © Manuela Milesi
Seite 70	Wiesen-After Eight, © Christa Rinklin
Seite 72	Illu Hagebutte, © unbekannt
Seite 73	Hagebutte, © Manuela Milesi
Seite 74	Rosenöl, © victoria p., fotolia.com
Seite 76	Hagebuttenmus, © xiquence, fotolia.com
Seite 78	Sissi, © Anja Kaiser, fotolia.com
Seite 79	Rosencreme/-Öl, © Anna_ok, fotolia.com
Seite 80	Illu Heidelbeere, © Juulijs, fotolia.com
Seite 81	Fotos Heidelbeere, © Manuela Milesi
Seite 83	Heidelbeereis, © juliasudnitskaya, fotolia.com
Seite 84	Illu Holunder, © Juulijs, fotolia.com
	Fotos Holunder, © Manuela Milesi
Seite 88	Sirup, © Food-Xperts_MG, fotolia.com
Seite 92	Illu Johanniskraut, © elenabsl, fotolia.com
Seite 93	Fotos Johanniskraut, © Manuela Milesi
Seite 95	Bilder unten, © Manuela Milesi
Seite 96	Tee, © LianeM, fotolia.com
Seite 97	Samenkapseln, © Manuela Milesi
Seite 98	Illu Kamille, © Juulijs, fotolia.com
Seite 99	Fotos Kamille, © Manuela Milesi
Seite 103	Kamillenöl, © goldbany, fotolia.com
Seite 104	Illu Löwenzahn, © Morphart, fotolia.com
Seite 105	Fotos Löwenzahn, © Manuela Milesi
Seite 108	Löwenzahnhonig, © minadezhda, fotolia.com
Seite 110	Illu Mädesüß, © Morphart, fotolia.com
Seite 111	Fotos Mädesüß, © Manuela Milesi
Seite 113	Süße Creme, © Viktor, fotolia.com
Seite 114	Illu Ringelblume, © Marta Jonina, fotolia.com
Seite 115	Fotos Ringelblumen, © Manuela Milesi
Seite 117	Ringelblumensalbe, © Alexander Raths, fotolia.com
Seite 119	Ringelblumenfeld, © Manuela Milesi
Seite 120	Illu Schafgarbe, © Morphart, fotolia.com
Seite 121	Fotos Schafgarbe, © Manuela Milesi
Seite 122	Sud Schafgarbe, © 13smile, fotolia.com
Seite 123	Salbe, © kuchina, fotolia.com
Seite 124	Illu Walnuss, © Morphart, fotolia.com
Seite 125	Walnussblätter, © M. Schuppich, fotolia.com
	Walnuss, © Annett Seidler, fotolia.com
	Walnussblüte, © etfoto, fotolia.com
	Walnussbaum, © foto50, fotolia.com
Seite 128	Nüsse gekocht, © Manuela Milesi
Seite 130	Tee, © robert, fotolia.com
Seite 133	Tinktur, © behewa, fotolia.com
Seite 135	Smoothy, © Olena Mykhaylova, fotolia.com
Seite 136	Ölauszug, © kraeuterundgeist, fotolia.com
Seite 138	Zubereitungsfotos, © Manuela Milesi
	Blumenbild, © Manuela Milesi
	Kamillenöl, © goldbany, fotolia.com
Seite 139	Ringelblumensalbe, © Alexander Raths, fotolia.com
Seite 140	Zubereitungsfotos, © Manuela Milesi
	Creme, © olezzo, fotolia.com
Seite 142	Creme, © Anna_ok, fotolia.com
Seite 143	Käuterlikör, © jh Fotografie, fotolia.com
Seite 144	Tee, © PhotoSG, fotolia.com
	Schlüsselblumen, © Manuela Milesi

Quellenverzeichnis

Bücherquellen:
Kathrin Ruegg, Werner O. Feisst „Was die Grossmutter noch wusste", Jahr unbekannt
Ursel Bühring, „Alles über Heilpflanzen" Verlag Eugen Ulmer, Auflage 2., neu bearbeitete Aufl. (2011)
Ursel Bühring, „Lehrbuch der modernen Heilpflanzenkunde" Verlag Haug; Auflage 3, unveränderte Auflage (2011)
Schilcher / Kammerer / Wegener, „Leitfaden Phytotherapie",Urban & Fischer Verlag/Elsevier GmbH, Aufl. 4 (2010)
Siegfried Bäumler, „Heilpflanzenpraxis heute", Urban & Fischer Verlag/Elsevier GmbH, (2006)
Peter Kaufhold, „Phytomagister" Basisband, Pflaum, R; Auflage 1, Aufl. (2002)
Rudi Beiser, Unsere essbaren Wildpflanzen", Franckh Kosmos Verlag, Auflage 1 (2014)
Schwester Bernhardines Naturapotheke, Sonderausgabe von Weltbild-Bücherdienst (1982)
Roger Kalbermatten / Hildegard Kalbermatten, „Pflanzliche Urtinkturen", AT-Verlag, 2. Auflage 2007

Internetquellen:
Ein kurzer Einblick in die Geschichte der Heilpflanzenkunde:
www.vis-naturae.de
http://www.badische-zeitung.de/bildung-wissen-1/die-heilkuenste-der-schimpansen
http://www.agoro.de/heilpflanzen/geschichte
http://de.wikipedia.org/wiki/Pedanios_Dioskurides#Die_Materia_Medica
http://de.wikipedia.org/wiki/Klostergarten
http://de.wikipedia.org/wiki/Hildegard_von_Bingen
http://www.pflanzenforschung.de/de/journal/journalbeitrage/pflanzenvielfalt-wirkt-heilpflanzen-und-ihre-bedeutung-10103
http://www.dr-gumpert.de/html/heilkrauter-heilpflanzen.html
http://www.wissen.de/bildwb/heilpflanzen-kraeuter-gegen-vieles
Einblick in die Inhaltsstoffe:
http://www.fh-erfurt.de/lgf/fileadmin/GB/Dokumente/Forschung/Bioaktive_Substanzen_im_Gemuese.pdf
www.pflanzenforschung.de
www.olionatura.de
Sonstige sind an den entnommenen Textpassagen angegeben

Heilquellen:
Siehe Bücher- und Internetquellen, mündliche Überlieferungen, selbst kreeiert und probiert

Rezeptquellen:
Wenn nicht anders am Rezept angegeben: mündliche Überlieferungen, selbst kreeirt und probiert

Menschenquellen:
Bardo Petry von der Werbeagentur Petry & Schwamb, Freiburg
Marie-Theres Merbold, Apothekerin, Simonswald

Verwendete Kamera:
Ein Lob an die Sony Cyber-Shot Digicam mit unglaublichen 7 Megapixel.

Impressum:

Konzept, Text, Redaktion: Manuela Milesi

Gestaltung: ce-bra – atelier für werbung
Annette Pfau, Bötzingen

Fotografie: (siehe Bildnachweis)

Gesamtherstellung: LAVORI VERLAG, Freiburg i. Br. 2016

Druck: Druckerei Weis GmbH, Haus zur Medienwirtschaft, Freiburg i.Br.